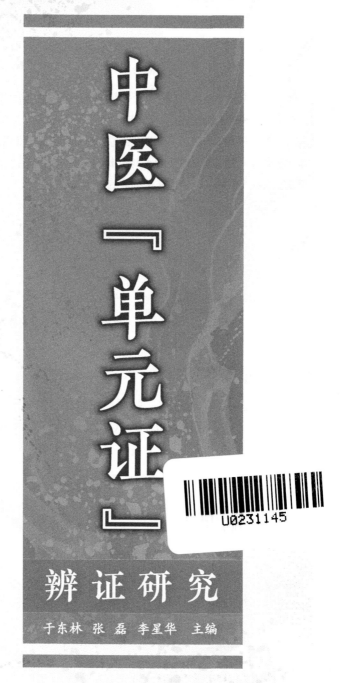

中医「单元证」

辨证研究

于东林 张 磊 李星华 主编

U0231145

化学工业出版社

·北京·

内容简介

本书以中医历代医案数据库为研究对象，介绍中医证候理论的研究现状、单元证假说的提出、心系统等5个系统单元证常见症状的统计分析，以及心、肝、脾、肺、肾系统单元证的临床表现形式，表格形式一目了然，力求找到每个单元证在医案数据库中所能表达的所有生命状态，从而为建立起具有普适性的证候诊断标准研究提供新的思路。本书还附有2750个症状及其频数、383个证候与证候原文及频数的对应关系。

本书适合中医师阅读参考。

图书在版编目（CIP）数据

中医"单元证"辨证研究 / 于东林，张磊，李星华
主编 . —北京：化学工业出版社，2022.10（2024.10重印）
ISBN 978-7-122-42455-6

Ⅰ.①中…　Ⅱ.①于…②张…③李…　Ⅲ.①辨证
论治　Ⅳ.① R241

中国版本图书馆 CIP 数据核字（2022）第 199697 号

责任编辑：戴小玲　　　　　　　　　　文字编辑：翟　珂　陈小滔
责任校对：张茜越　　　　　　　　　　装帧设计：张　辉

出版发行：化学工业出版社
　　　　　（北京市东城区青年湖南街 13 号　邮政编码 100011）
印　　装：北京科印技术咨询服务有限公司数码印刷分部
710mm×1000mm　1/16　印张 24½　字数 481 千字　2024 年 10 月北京第 1 版第 2 次印刷

购书咨询：010-64518888　　　　　　　售后服务：010-64518899
网　　址：http://www.cip.com.cn

定　　价：98.00 元　　　　　　　　　　　　　版权所有　违者必究

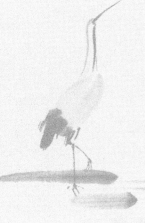

编写人员名单

主　编　于东林　张　磊　李星华

副主编　燕　珊　郝　青　陈思馨　刘亚楠

编　者（排名不分先后）

丁宝刚（滨州医学院）

王义国（中国中医科学院医学实验中心）

王斌胜（滨州医学院）

李　岩（烟台市中医院）

杨　杰（中国中医科学院中医药数据中心）

郑　红（山东中医药大学）

姜　侠（滨州医学院）

梁　艳（滨州医学院）

童宏选（中国中医科学院中医基础理论研究所）

于东林（滨州医学院）

张　磊（中国中医科学院中医药数据中心）

李星华（滨州医学院）

燕　珊（滨州医学院）

郝　青（滨州医学院）

陈思馨（滨州医学院）

刘亚楠（滨州医学院）

主　审

刘孟安（滨州医学院）

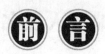

前 言

在中医发展的历史长河中，由于辨证方法的多样性，病、证、症、病机等概念常存在混用现象，对证候的描述随意性较强，关联词使用不规范，学术流派纷呈，证候内涵界定不清等原因，从而造就了纷繁复杂的证候。证候表述方式的多样性不但丰富了中医药的知识库，还可以使临床应用更为灵活多变，成为传承至今的中医药宝贵遗产。然而，在术语规范化和标准化已成为国际大趋势的今天，证候表述方式的多样性显然不利于中医药学的发展。

证候诊断系统是一个非线性的、多维多阶的、可以无限组合的复杂巨系统。因此，降维升阶是解决证候间多重共线性和非线性关系，实现证候表述规范化的重要突破口。基于此，朱文锋教授[1]和王永炎院士[2]分别撰文提出了证素和证候要素的概念。证素和证候要素是证候的最小组成单位，证素和证候要素的提出起到了降维升阶的作用，从理论上解决了证候的高维性难题，为中医证候规范化研究提供了新思路，从而在学术界产生了重要影响，是证候表述规范化研究的重要里程碑。

然而，随着研究的不断深入，证素和证候要素研究的局限性也在不断凸显。证候是对人体生命状态的概括，每个证候都代表着人体的某一类生命状态，而证素和证候要素不能在临床独立出现，故

---

[1] 朱文锋.创立以证素为核心的辨证新体系[J].湖南中医学院学报，2004, 24(6):38-39.

[2] 王永炎，张启明，张志斌.证候要素及其靶位的提取[J].山东中医药大学学报，2006, 30(1):6-7.

不能独立反映人体的生命状态。因此，限制了其推广应用。

借鉴证素和证候要素的研究理念，能否找到在临床独立出现的证候最小组成单元呢？如果在明确界定证候内涵的基础上，找到内涵最小、能够在临床上独立出现的证候最小组成单元，通过其组合，就能够反映人体的复杂生命状态，既达到了降维升阶的目的，又避免了证素和证候要素研究的不足，不失为证候表述规范化研究的新思路。基于这一设想，我们提出了单元证的概念。

单元证是指内涵最小的、有特异性临床表现的独立证候。其中，内涵最小是指证候不能再继续拆分更小的证候；有特异性临床表现是指每个单元证都有区别于其他单元证的诊断要点；独立是指每个单元证都不依赖于其他单元证而独立存在。单元证是介于证候要素和临床常见证候的中间环节，既达到了降维升阶、执简驭繁的效果，又避免了证候要素在组合过程中的不确定性，可望为证候的规范化研究奠定良好的基础。

基于这一设想，本研究在中国博士后基金（2019M650982）的资助下，以中医历代医案数据库为研究对象，采用 Φ 相关分析等统计方法，从数据库中筛选出了 36 个单元证：肝气郁结、肾阴虚、肝火炽盛、肝风内动、肝阴虚、肾气虚、肾阳虚、脾气虚、肺热、心火炽盛、脾阳虚、胃火炽盛、湿邪困脾、肺阴虚、胃阴虚、心气虚、风热犯肺、胃气上逆、肺气虚、痰湿阻肺、肝胆湿热、肝血虚、心阳虚、心血虚、风寒犯肺、胃阳虚、肾精虚、肝气上逆、心脉痹阻、心阴虚、痰迷心窍、胞宫血瘀、胆火、宫寒、风邪犯肺、水气凌心，并在此基础上找到了每个单元证在医案数据库中所能表达的所有生命状态，从而为建立起具有普适性的证候诊断标准研究提供新的思路。

于亚辉

2022 年 3 月

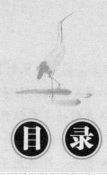

目 录

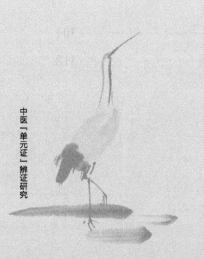

第 一 章
中医证候理论的研究现状

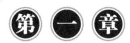

　　建立学术界公认的证候辨证体系是中医证候理论研究的核心问题，也是制约中医药发展的关键问题之一[1]。当前中医证候理论研究的重大问题有证候的物质基础、证候的方剂配伍规律和证候的疗效评价等，而证候内涵的明确性是开展证候相关研究的前提[2]。

　　近些年来，众多学者围绕证候名称的规范、证候诊断标准的建立及证候的分子生物学基础等方面开展了大量的工作，并取得了一定成绩。在证候名称的规范方面，提出了证候名称规范的方法，并出版了《中医药学名词》等学术专著；在证候诊断标准研究方面，在文献研究的基础上，借鉴了统计学及现代医学对疾病诊断标准的研究思路，各专业学会颁布了不同疾病的证候诊断标准，国家也出台了一系列国标，并出版了《中医证候鉴别诊断学》《中医证症病三联诊疗》等学术专著；在证候的分子生物学基础方面，某些证候的分子生物学基础正在被逐渐阐明[3,4]。然而，至今没有实质性突破[5,6]。有学者对国家标准、行业标准、医学百科全书及知名学者所编著的中医证候相关的书籍中近1700个常用证候名称进行统计，发现各书中使用统一表述的证候名称不到10%[7]，能够用以诊断证候的分子生物学指标也非常之少。因此，梳理证候内涵，研究存在的具体问题，具体表现为中医证候命名、中医证候诊断、中医疗效评价及中医证候认知特点等，分析导致这些问题的根源，并揭示证候研究发展应努力的方向，从而为证候理论研究问题的解决提供有益的借鉴。

第一节　中医证候命名的研究现状

证候命名的规范是中医证候规范化研究的首要问题，目前学术界对规范的证候名称的认识很不一致。因此，本节梳理证候命名规范化研究中存在的问题，并阐明解决这些问题的思路，可望对中医证候命名规范化有所裨益。

一、中医证候命名研究存在的问题

1. 中医辨证方法多样

由于历史的原因，中医学衍生出了多种辨证方法，常见的辨证方法有八纲辨证、精气血津液辨证、经络辨证、脏腑辨证、六经辨证、卫气营血辨证、三焦辨证等。辨证方法不同，辨证结果也不相同。毋庸置疑，辨证方法的多样性使中医辨证更加灵活，可以根据不同的病种来探寻合适的辨证方法，拓展了临床辨证的思路，但也造就了纷繁复杂的证候名称，不同的证候名称之间还存在复杂的内涵交叉及重复关系，不利于中医证候名称的规范。

2. 病、证、症混用

古代文献中，病、证、症三者并不作严格区分[8]，在古代病案及文献中将其混用的情况比比皆是。新中国成立后，在许多学者的努力下，逐步界定并区分了这三个概念的内涵，使中医病案书写逐步走向规范。然而，在临床应用中仍存在混用的情况：①证候与症状混用，如"气闭神昏证""虚寒便血证"等；②证候与疾病混用，如"阴虚便秘证""阳虚胸痹"；③疾病与证候混淆，如"淋证"虽然冠以"证"字，但实际上是病名，类似的还有"喘证""痹证"[9]"虫扰腹内"[10]等。

3. 对证候的描述过于随意

由于医者所处的年代不同，生活地域不同，语言表达习惯不同，导致同一证候存在多种表述方式。如"肺胃火热"在中医历代医案数据库[11]中就有"肺胃蕴热""肺胃郁热""肺胃热盛""肺胃有热""肺胃积热""热蕴肺胃"等不同的说法。虽然这些证候名称的含义有细微差别，具有语言表达较为灵活、体现不同学术流派的特色等优势，但临床使用过于随意，不利于中医术语的标准化和规范化，有必要在准确界定证候内涵的基础上加以统一。

4. 关联词使用不规范

证候名称大多由病因、病位、病性和关联词组成[12]。如"风寒犯肺"由病因"风寒"、病位"肺"和关联词"犯"组成,"肝阳上亢"由病位"肝"、病性"阳亢"和关联词"上"组成。关联词起连接作用,可以连接病位、病性和病因,具有一定的临床意义[13]。在某些情况下关联词甚至不可或缺,如"肝火炽盛"和"肝火上炎"的内涵就具有较大区别。然而,在多数情况下,关联词只是起到连接作用,不具有显著的临床意义。如"风寒犯肺"就有"风寒客肺""风寒扰肺""风寒袭肺""风寒束肺"等不同表述方式。因此,在能明确表达证候内涵的前提下,应逐步规范关联词的使用。

5. 证候内涵不清晰

规范的证候名称应能够准确地反映证候的内涵。然而,在证候的应用过程中存在大量不能够准确表述证候内涵的名称,如"肝脾失调""脾胃不和""脾肾两虚"等。事实上,之所以存在这些内涵不清晰的证候名称,可能与没有全面搜集患者的临床信息,或没有进行深入分析,以及存在辨证不准确、不深入等情况有一定关系。

6. 单一证候与复合证候并存

单一证候是指一个病位及一个病性或病因的证候,复合证候是指两个以上病位或两个以上病因及病性的证候。单一证候和复合证候之间常存在内涵的交叉及包含关系,如"脾气虚"和"脾气下陷""脾不统血"之间存在交叉关系,"肝肾阴虚"与"肝阴虚""肾阴虚"之间存在包含关系。此外,复合证候的组合形式不规范,随意性较强[14],也是造成证候名称繁多的原因之一。

由于中医证候诊断系统是一个非线性的、多维多阶的、可以无限组合的复杂巨系统,只有通过证候的降维升阶处理才能解决证候间的多重共线性和非线性关系[15]。证素[16]和证候要素[17]的提出的确能够起到降维升阶的作用,在学术界产生了重要的影响,但将证候拆分为证素和证候要素的过程中破坏了证候的完整性[18],且证素和证候要素不能够在临床独立出现,因而限制了其临床应用。

有学者提出在明确界定证候内涵的基础上,找到内涵最小、能够在临床上独立出现的证候[19],通过其组合,就能够表达复合证候,既达到了降维升阶的目的,又避免了证素和证候要素研究的弊端,不失为证候规范化研究的新思路。

7. 证候诊断与病机分析并存

证候和病机是两个完全不同的概念,证候是对疾病发展过程中某一阶段病因、病位、病性的概括,而病机是指病因与证候之间、证候与证候之间、证候与症状之间因果关系的理论解释[20]。在临床应用过程中，常存在证候诊断与病机分析并存的情况，甚至以病机分析代替证候诊断。如"风寒束表，肺失宣降"，"风寒束表"是证候诊断，"肺失宣降"是病机分析；又如"肾水不足不能涵养肝木"就不是证候诊断，而是病机分析。

二、解决中医证候命名问题的对策

1. 探索建立基于不同辨证方法的证候名称的规范

由于中医辨证方法的多样性，造就了纷繁复杂的证候名称。针对这一问题，应首先梳理中医所有的辨证方法，建立基于不同辨证方法的中医证候的规范名称。在此基础上，界定这些辨证方法之间的关系，阐释每个辨证方法中辨证结果内涵之间的相关性，从中找到中医辨证的主线。脏腑辨证既是临床上应用最多的辨证方法，也是在运用八纲辨证、精气血津液辨证等辨证方法的基础上进一步发展的结果。因此，可以脏腑辨证为线索，首先进行脏腑辨证中规范中医证候名称。有学者指出，在五脏系统的基础上，将不同的辨证方法有机地结合起来，形成证候系统辨证[21]，可作为一种方法学上的借鉴。

2. 明确界定证候的内涵

规范的证候名称应能够准确反映证候的内涵。因此，界定证候的内涵是规范证候名称的前提，也是中医证候命名规范化的难点。目前常通过证候的病因、病机及临床表现来反映证候的内涵。证候名称不同，病因、病机及临床表现基本相同，就可以认定为一个证候。

例如，《中医证候鉴别诊断学》将肝阴虚证定义为"肝阴虚证，指肝之阴血不足，濡润失职、筋脉失养，或阴不制阳、虚热内生而产生的一组临床症状。多因失血过多，久病耗损，劫夺肝阴所致[22]"。这种定义方法就是通过对证候的病因及病机进行界定的结果。

又如，《中医症证病三联诊疗》将瘀阻脑络定义为"本证因血气并逆于上，脑内络阻血溢所致，以表情痴呆、健忘、神昏失语、耳目昏聩、偏瘫为主要表现[10]"。这种定义方法就是通过对证候的病机及临床表现进行界定的结果。

通过这种方法得到的结论较为客观，可靠性高，但不同权威著作对证候的病因、病机及临床表现的界定仍存在较大分歧[23]。界定证候内涵的关键在于证候的临床表现，有学者认为，通过梳理古代及近现代医案，运用数理统计方法确定证候的内涵，结果较为客观，避免了主观认识的偏倚[24]，值得深入探讨和借鉴。

参考文献

[1] 郭蕾，韩俊莉，刘宁.论现代医学架构下中医证候临床疗效评价体系的瓶颈 [J].中华中医药杂志，2017，32(08)：3357-3360.

[2] 孙安会，袁肇凯，夏世靖，等.中医证候系统生物学研究的现状和展望 [J].中华中医药杂志，2016，31(1)：200-204.

[3] 李梢.中医证候生物分子网络标志的构想与研究 [J].中医杂志，2009，50(09)：773-776.

[4] 陈可冀，李连达，翁维良.血瘀证与活血化瘀研究 [J].中西医结合心脑血管病杂志，2005，(01)：1-2.

[5] 杜武勋，朱明丹，姜民，等.中医证候及证候物质基础研究的思考 [J].辽宁中医杂志，2010，37(08)：1497-1499.

[6] 赵明地.中医证候物质基础研究路径的思考 [J].中国医药指南，2017，15(14)：201.

[7] 张志斌，王永炎.证候名称及分类研究的回顾与假设的提出 [J].北京中医药大学学报，2003，26(2)：1-5.

[8] 李明，包含飞，周强，等.基于本体的证候命名规范研究 [J].上海中医药大学学报，2014，28(5)：22-24.

[9] 周仲瑛.中医内科学 [M].北京：中国中医药出版社，2003.

[10] 欧阳锜.中医症证病三联诊疗 [M].北京：人民卫生出版社，1998.

[11] 张启明，王永炎，张志斌，等.中医历代医案数据库的建立与统计方法 [J].山东中医药大学学报，2005，29(4)：298-299.

[12] 王笑丹，张培彤.关于证候规范化的思考 [J].中华中医药杂志，2017，32(8)：3573-3576.

[13] 刘中华.脏腑辨证证候名称中关联词的研究 [D].济南：山东中医药大学，2012.

[14] 岳振松，潘战宇，于春泉，等.以单证为基础兼及复合证候和证候要素的证候命名分类新系统 [J].辽宁中医杂志，2015，42(4)：694-696.

[15] 魏华凤，季光，郑培永.证候诊断规范化研究的现状分析 [J].中西医结合学报，2007，5(2)：115-121.

[16] 朱文锋.创立以证素为核心的辨证新体系 [J].湖南中医学院学报，2004，24(6)：38-39.

[17] 王永炎，张启明，张志斌.证候要素及其靶位的提取 [J].山东中医药大学学报，2006，30(1)：6-7.

[18] 于东林，丁宝刚，孙喜灵，等.关于证素和证候要素研究的思考 [J].中华中医药杂志，2016，31(6)：2051-2053.

[19] 赵晖，吴崇胜，陈家旭.中医证候诊断标准研究的方法学探讨 [J].上海中医药大学学报，2008，22(4)：47-50.

[20] 于东林，张启明，张磊，等.中医病机的内涵探讨 [J].中医杂志，2014，55(6)：537-538.

[21] 吴承玉.统一、规范中医辨证体系——证候辨证系统研究 [J].中国中医基础医学杂志，2001，7(4)：25-27.

[22] 赵金铎，张镜人，张震，等.中医证候鉴别诊断学 [M].北京：人民卫生出版社，1987.

[23] 张志斌，王永炎，封静.现代证候规范研究述评 [J].中国中医基础医学杂志，2005，11(9)：641-644，649.

[24] 李方玲，梁嵘.对中医证候规范化研究的探讨 [J].辽宁中医杂志，2006，33(4)：386-387.

第二节 中医证候诊断标准的研究现状

证候诊断标准研究是中医证候规范化研究的核心问题。然而，由于研究方法不同，对证候特点的认知不完全相同，造成研究结果存在一定差异，不利于成果的推广应用。本节梳理了证候诊断标准的研究方法及其存在的问题，并阐明了中医证候的认知特点，明确了证候诊断标准研究的发展方向，希望这一工作对建立公认的证候诊断标准有所借鉴。

一、中医证候诊断标准研究方法

目前常采用的表达证候诊断标准的方法有叙述法、主症＋次症法和计分法等。

1. 叙述法

叙述法是指列出证候常见的临床表现来界定证候的方法。这种方法比较常见，在教科书及权威著作中应用较为广泛。如心血虚证常表现为"心悸，失眠，多梦，健忘，头晕眼花，面色淡白或萎黄，唇舌色淡，脉细无力[1]"。

叙述法源于专家临床经验的总结，通过理解证候的常见症状，就能够很好地把握证候的临床特点，并与其他证候进行鉴别，较为感性、直接，适用于初学者。然而，在临床应用中存在很多不确定因素，如：是否用以诊断心血虚证的这些临床表现同时出现才能够诊断心血虚证呢？答案显然是否定的。那么具备哪些症状就可以诊断为心血虚证呢？教科书及权威著作没有给出明确结论。

2. 主症＋次症法

主症＋次症法是指列出证候的主要症状及次要症状来界定证候的方法。如中华中医药学会内科分会肺系病专业委员会制订的慢性阻塞性肺病中医证候诊断标准中总结了慢性阻塞性肺病常见的 9 种基础证[2]。以肺气虚证为例，其主症为咳嗽，乏力，易感冒；次症为喘息，气短，动则加重，神疲，自汗，恶风，舌质淡，舌苔白，脉细、沉、弱。并将这些症状分为 4 组：①咳嗽或喘息、气短，动则加重；②神疲、乏力，或自汗；③恶风，易感冒；④舌质淡、苔白，或脉沉细或细弱。并指出，具备①、②、③、④中的 3 项即可诊断为肺气虚证。

这种方法是受到现代医学对疾病诊断标准研究模式影响下的产物，许多学术机构常采用这种方法，多用于病证结合的模式。与叙述法相比，这种表述方法较为客观，主症和次症的判定都有其统计学依据，常用的统计方法有频率描述、Logistic回归分析、聚类分析，以及专家的认定结果等[3]，且具有较强的可操作性。只要将临床表现与诊断标准进行比较，符合诊断标准的要求就可以诊断为该证候，否则就不能诊断。然而，这种诊断模式形式略显机械化和简单化[4]，与临床实际存在一定的差距，无法概括所有疾病中证候的发展变化情况。如果证候伴随的疾病不同，其主症与次症也随之而发生动态改变[5]，并不存在恒定的主症与次症。

3. 计分法

计分法是指将用以诊断该证候的症状进行量化分级并赋分，当各症状所赋分数的总积分达到了某证所规定的标准分值时，即可诊断为该证候[6]。计分法常用于病证结合的研究模式，常用的赋分方法有100mm标尺法、分级赋分法、赋权值法、症状加权积分法等[7]。

与叙述法及主症+次症法相比，前者属于定性诊断，而计分法属于半定量诊断，将症状的轻重程度作为权重因素体现在证候诊断中去，无疑是符合临床实际的，具有一定的理论意义和临床应用价值。然而，由于证候本身具有模糊性和不确定性，在用以诊断证候的症状尚未完全确定的情况下进行证候的半定量诊断，就不符合证候的特点[3]。此外，计分法采用的量化赋分方法具有较强的主观性及随意性[7]，一旦疾病发生变化，赋分值也要随之发生改变，不具有普适性。

总之，近些年来，证候诊断标准研究借鉴了现代医学对疾病诊断标准的研究思路，虽然取得了一定的成绩，但也存在一些值得商榷的问题。究其原因，可能与尚未全面体现中医对证候的认知特点有关。因此，中医证候诊断标准研究不应削足适履，探索符合证候认知特点的研究方法势在必行。

二、中医证候的认知特点

1. 证候是对人体多种生命状态的概括

尽管不同权威著作对证候数量的记载存在较大差别，但多数学者认可证候数量的有限性，而人体的生命状态数量近乎无限，用有限的证候来反映近乎无限的生命状态，说明一个证候应能够反映人体的多个生命状态。因此，证候的诊断标准应是对证候所反映的所有生命状态的概括，只有找到每个证候所反映的人体的所有生命状态，才能界定证候的诊断标准。

假定用以诊断某证候的症状有 n 个，且每个症状只有出现和不出现两种可能，那么，从理论上而言，n 个症状就可以反映人体的 2^n 个生命状态，然后再通过临床病例验证这些生命状态的真实性[8]。如果这些生命状态真实存在，且能够被诊断为该证候，就可以作为该证候所能够反映的一种生命状态。

以脾气虚证为例，脾气虚证在临床上常见的症状有"纳差，腹胀，便溏，神疲乏力，少气懒言，肢体倦怠，或浮肿，或消瘦，或肥胖，面色萎黄，舌淡苔白，脉缓或弱[1]"等，理论上脾气虚证应能够反映 $2^{12}=4096$ 种生命状态。然而，有些从理论上推演出的生命状态在临床上未必真实存在。有学者通过研究发现，脾气虚证在真实世界中存在 608 种不同的生命状态[9]，出现每一种生命状态都可以独立诊断为脾气虚证。

在证候的分子生物学基础研究方面，之所以目前绝大多数证候尚未找到特异性较强的生物学指标，其原因之一可能在于证候是对人体多种生命状态的概括，只有找到证候所反映的人体某一具体生命状态，才有可能在其对应的分子生物学基础方面有所突破。在证候的方剂配伍规律研究方面，有学者提出"同证异治"的诊疗理念[10]，其理论依据也是同一证候可以反映人体的多个生命状态，生命状态不同则治疗方药也不同。

2. 证候存在动态演变规律

目前，证候诊断依据的研究多数仍停留在证候的静态方面[11]。事实上，证候的发生并非一蹴而就，而是存在从无到有、由简单到复杂的演变规律[12]。在证候发生的初期，证候的临床表现较为简单，且缺乏特异性，证候诊断存在一定的困难。到了证候演变的中后期，临床表现越来越复杂，特异性症状越来越多，证候诊断就比较容易。在证候的演变过程中呈现出了多种生命状态[13]，每种生命状态都是证候的表现形式之一。证候的演变过程是一个有机整体，而证候所反映出的不同生命状态是这一有机整体的组成部分，只有阐明证候所反映的人体所有生命状态的演变规律，才能把握作为整体的证候的演变过程，从而全面阐明证候的内涵。

3. 证候的"诊断标准"与"诊断依据"

在证候诊断研究中，最常用的表述方式是证候的"诊断标准"，而"诊断标准"这一表述方式并非源于中医学的传承，可能与受到现代医学对疾病的诊断模式有关。现代医学对疾病诊断的主要依据是理化检查结果，由于理化检查数据具有客观、准确、可定量化等特点，加之采用流行病学的研究方法，通过对海量数据的统计分析以界定正常值及异常值，并最终确定疾病诊断。因此，疾病诊断存在"金标准"，回答的是疾病的"是"与"否"的问题。如高血压病主要诊断依据是血压指标[14]，糖尿病主要诊断依据是血糖指标[15]，从理论上而言，只要血压和血糖指标符合高血压病及糖尿病的诊断，就可以诊断为高血压病及糖尿病，否则就不能诊断，界限非常明确。

与现代医学相比，中医证候主要诊断依据是症状，由于症状属于软指标，具有主观性强、难以定量等特点，且在证候演变的初期，由于缺乏特异性症状，证候之间的界限较为模糊，对证候进行准确界定存在较大难度。因此，证候诊断不存在界限明确的"是"与"否"的问题，只存在证候诊断可能性的"大"与"小"的问题。也就是说，用以诊断某证候的症状出现得越多，则诊断该证候的可能性越大，不存在明确的"是"与"否"的界限。基于以上认知，用证候"诊断标准"这一表述方式似乎并不符合中医学的特点，以证候的"诊断依据"这一表述方式更为妥当。

4. 证候诊断应脱离"病证结合"模式的窠臼

现代医学借助于各种理化检查手段，用疾病来表达人体的异常生命状态，其优点在于疾病的诊断标准非常客观，疾病的演变规律较为清晰，且能够明确判断预后，临床应用的可操作性较强，容易达成共识，不足之处是未能考虑到患者的个体化特点。中医学借助于望闻问切等诊察手段，用证候来表达人体的异常生命状态，其优点在于诊断方式非常灵活，体现出了患者的个体化特点，其不足之处在于证候诊断依据不客观，难以达成共识，且不能判断预后。

在西学东渐的大背景下，病证结合模式由于体现了疾病共性规律与患者个性特征的有机结合[16]，既考虑到了疾病的特异性，又体现了辨证的灵活性，证候的演变规律更加清晰，临床预后也比较明确[17]，并为中医药的疗效评价提供了有益的借鉴[18]，因此，逐渐成为中医证候研究的重要科研范式，并得到学术界的认可。

然而，尽管病证结合模式具有其巨大优势，但现代医学的疾病是对人体生命状态的概括，中医的证候也是对人体生命状态的反映，中医对证候的诊断与现代医学对疾病的诊断并不存在依赖关系。因此，证候诊断依据的建立不应依赖于现代医学对疾病的诊断，而要在不受现代医学对疾病诊断影响的前提下，构建中医证候诊断依据体系。

总之，中医证候诊断依据的规范化研究是一项复杂而艰巨的系统工程，需要文献研究专家、临床医务工作者、数理统计专家等多领域的专家在认识到中医认知规律的基础上共同协作，才有可能得出令人信服的结论。

参考文献

[1] 李灿东. 中医诊断学 [M]. 北京：中国中医药出版社，2016.

[2] 中华中医药学会内科分会肺系病专业委员会. 慢性阻塞性肺疾病中医证候诊断标准(2011
版) [J]. 中医杂志，2012，53(2)：177-178.

［3］李建生，余学庆，王至婉．病证结合模式下证候诊断标准建立的关键环节［J］.中医杂志，2013，54(15)：1261-1264.

［4］赖世隆，杨小波，温泽淮，等．证候宏观诊断标准基本框架的探讨［J］.中国中西医结合杂志，2005，25(6)：552-555.

［5］尹必武．证候临床诊断标准规范刍议［J］.中国医药学报，2000，15(3)：6-10.

［6］焦宏官，崔蒙．证候规范化方法研究进展［J］.中国中医药信息杂志，2008，15(10)：101-105.

［7］刘国萍，王忆勤．症状量化方法研究的回顾与展望［J］.江苏中医药，2008，40(10)：124-126.

［8］王智瑜，王天芳．建立中医证候诊断标准体系思路的探讨［J］.中华中医药杂志，2009，24(5)：634-637.

［9］孙喜灵，张晓林，刘琳，等．中医学证候理论内蕴的拓扑结构研究［J］.山东中医药大学学报，2010，34(5)：383-388.

［10］严石林，汤朝晖，鲁法庭，等．从"一证多方"探讨"同证异治"［J］.中华中医药学刊，2008，26(7)：1384-1385.

［11］胡金亮，李建生，余学庆．中医证候诊断标准研究背景与现状［J］.河南中医学院学报，2005，20(3)：77-79.

［12］孙喜灵，郑秋生，王振华，等．关于中医证候动态演化规律的关键科学问题研究［J］.世界科学技术-中医药现代化，2014，16(9)：2042-2046.

［13］孙喜灵，姜伟炜，张晓林，等．中医学证候动态演化规律研究与证候判定诊断标准科学内涵的阐释［J］.中医中药，2012，9(25)：127-129.

［14］Williams B, Mancia G, Spiering W, et al. 2018 ESC/ESH Guidelines for the management of arterial hypertension［J］. Eur Heart J, 2018, 39(33)：3021-3104.

［15］钱荣立．关于糖尿病的新诊断标准与分型［J］.中国糖尿病杂志，2000，8(1)：5-6.

［16］王天芳，杜彩凤，王庆国，等．基于证候要素及病证结合建立证候诊断标准的思路［J］.中西医结合学报，2009，7(10)：901-906.

［17］陈可冀，宋军．病证结合的临床研究是中西医结合研究的重要模式［J］.世界科学技术-中医药现代化，2006，8(2)：1-5.

［18］于东林，丁宝刚，王斌胜，等．关于中医疗效评价若干问题的思考［J］.中华中医药杂志，2017，32(6)：2372-2375.

第三节　中医疗效评价的研究现状

随着全球医学体系的确定，现代医学逐步成为当今的主流医学，中医药的疗效也越来越多地受到质疑和挑战。构建国际医学界公认的、符合中医药诊疗特点的疗效评价体系，已成为关系到中医药生死存亡的重大课题。本节试从中医药疗效评价的指标及评价模式的构建进行探讨，以期对客观、公正地评价中医药的疗效有所裨益。

一、中医药疗效评价的指标

中医药的疗效评价主要包括基于主诉症状的疗效评价、基于证候的疗效评价、基于生物学指标的疗效评价及基于患者生活质量和生存期的疗效评价四个方面。

1. 基于主诉症状的疗效评价

主诉症状是患者就诊时最痛苦的症状，主诉症状的变化应是评价中医药疗效的重要指标，也是任何一种医学体系都认可的治疗目标之一。然而，由于症状多数具有主观性强、难以客观化与定量化的特点，因此，得出的结论难以让人完全信服。目前，学术界在症状的客观化与定量化方面开展了大量的工作，并取得了一定的成绩。

有学者提出运用症状赋分、等级划分[1,2]等方法以实现症状的定量或半定量化，然后借助于各种数据处理方法进行统计分析，以评价中医药疗效，在一定程度上解决了难以对中医药的疗效进行数字化处理的问题。然而，中医药的疗效评价是基于患者诊疗前后的纵向比较[3]，而不是不同患者之间的对比。此外，在症状赋分和等级划分过程有一定的主观性[2]，导致研究结果与临床实际存在偏倚。

随着现代电子技术、计算机的推广应用，舌诊仪、脉诊仪[4]等辅助诊断仪器的诞生，以及面诊、闻诊相关仪器的探索性研究[5]，实现了中医体征类信息的客观化与定量化，可望为定量评价中医药的疗效发挥一定的作用。如将舌诊仪、脉诊仪、面诊仪、声诊仪等应用于冠心病中医证候的识别中，取得了较好的识别效果[6]。然而，在头痛、腰酸等主观症状的客观化方面尚未找到理想的检测方法，而主诉症状多为主观症状。因此，主观症状的客观化成为该研究领域中的难点。

在主观症状的客观化方面，有学者[7]提出，找到症状对应的正常生命现象，有利于提高主观症状的可信度；在主观症状的疗效评价方面，于明珠[8]通过分析中医古代复诊医案中疗效评价的指标，认为可以从时间指标、范围指标、诱发因素指标等以评价症状的变化。

总之，基于主诉症状的疗效评价是传统评价方法的主要指标，而症状具有主观性强、难以定量化和客观化的特点，故其疗效受到现代医学的质疑。尽管学术界在症状的客观化方面做了很多工作，然而，并未完全解决症状的客观化问题，仅从症状入手对评价中医药的疗效难以得到国际医学界的公认。

2. 基于证候的疗效评价

辨证论治是中医药的重要特点之一，证候是对患者当前所处状态的概括，基于证候的疗效评价已成为中医药疗效评价中不可或缺的内容[9]，并已基本取得共识。然而，基于证候的疗效评价也存在一些不容回避的问题。

首先，基于证候的疗效评价需要以构建公认的证候诊断标准为前提。证候的诊断标准不明确，证候的疗效评价指标就不清楚，基于证候的疗效评价就无从谈起。因此，证候的诊断标准研究是中医证候基础研究领域中的核心问题，目前尚未形成公认的证候诊断标准，许多专家在这方面开展了大量有益的探索。

多数专家以病证结合作为证候诊断标准研究的出发点[10,11]，采用文献研究、临床调研和专家问卷调查相结合的研究思路[12,13]，运用数据挖掘及数理统计方法，最终得出了不同表述方式的证候诊断标准，如"叙述法""主症＋次症法""计分法"等。

"叙述法"即列出证候常见的症状，如《中医诊断学》列出了脾气虚证候常见的症状有"不欲食，纳少，脘腹胀满，食后胀甚，或饥时饱胀，大便溏稀，肢体倦怠，神疲乏力，少气懒言"[14]等。而临床实际情况是，患者一般不会同时出现上述所有症状。那么，出现哪些症状才可以诊断为脾气虚呢？教材中没有给出明确答案。因此，这一证候诊断模式与临床实际存在一定差距。"主症＋次症法"以及"计分法"在一定程度上解决了这一问题，但仍存在机械化、模式化的倾向[15]。

事实上，中医诊断证候的思维过程非常复杂[15]，证候的表现形式也非常多，很难简单地用上述方法进行描述。有学者提出了证候结构特征的理念[16,17]，即通过拓扑结构的理论和方法，展现出证候复杂多变的全貌，阐明证候动态演化过程中所有的子集合及其衍生规律[18]，呈现出证候所有可能的存在形式，比较贴近临床实际。如通过计算，脾气虚证有608种不同的存在形式[19]，这608种存在形式从理论上涵盖了所有疾病中脾气虚证候的表现形式，从而使中医的证候诊断摆脱了必须置于西医疾病之下的窠臼，可望为证候诊断标准的建立提供方法学参考。

其次，虽然证候的诊断指标与疗效评价指标基本相同，但同一指标用于证候诊断和用以证候疗效评价的敏感性、特异性存在差异[20]。如"牙齿脱落"是诊断肾虚证特异度较高的指标，但用以评价肾虚证的疗效时灵敏度较差[21]。由于公认的证候诊断标准尚未建立，因此，在这方面开展的研究较少，有待于进一步探索。

3. 基于生物学指标的疗效评价

生物学指标是现代医学疾病诊断的主要依据，与症状及证候相比，生物学指标具有客观、定量、可重复的优点，是现代医学最重视的疗效评价指标之一。因此，生物学指标的改善与否可以作为评价中医疗效的依据之一。然而，在很多情况下，中医药对生物学指标的改善较为有限，甚至还会出现症状减轻、生物学指标加重的情况[22]。

如中医药在提高恶性肿瘤患者的生活质量，适当延长患者的生存期方面具有一定的优势，但在杀死癌细胞、缩小肿瘤体积方面效果较差[23]。现代医学通过手术、放疗、化疗等方法，可以使肿瘤体积显著缩小，但患者的生活质量明显降低，生存期缩短。

在这种情况下，应该如何客观看待中医药的疗效？将生物学指标作为评价疾病疗效的重要甚至是唯一指标是否是妥当的呢？

中医学和现代医学都致力于解除患者的痛苦，提高患者的生活质量，延长患者的寿命。将患者生活质量和生存期作为主要结局指标，应该是两种医学体系所公认的[24,25]。不同的是，中医学认为，通过症状及证候的改善就可以达到这一目标，而现代医学坚信，通过生物学指标的改善必能达到这一目的。问题是这两种因果关系是否都存在。只有解决这一问题，才能找到最合适的疗效评价指标。

中医药学尚不能对这个问题做出肯定的回答，而随着医学模式的转变，现代医学在结局指标的选择上也发生了重大变化，逐步认识到传统结局指标的弊端，不再仅将特异性生物学指标的改善作为疗效评价的唯一指标，而将着眼点由单纯的生物学指标转变为远期预后和生活质量与前者并重[26]，强调从人体对干预措施的整体反应去选择有关结局指标，并提出了主要结局指标与次要结局指标，重视主要结局指标在临床疗效评价中的作用[27]。如在高血压的疗效评价上，不但要观察药物的降压效果，更要注重对重要器官的保护，如心、脑、肾等重要器官并发症是否减少，生活质量是否改善，寿命是否延长等问题[26]。

因此，我们应该客观看待生物学指标在中现代医学疗效评价中的意义和价值，尽管生物学指标客观、可重复性高，但在很多情况下仅是替代指标而已[21]。现代医学开展的很多研究也在逐步修正既往的错误认识。我们不应照搬过去生物医学模式的疗效评价模式，盲目追求生物学指标的改善，使中医的疗效评价失去其内涵和特色[28]。

4. 基于患者生活质量、生存期的疗效评价

中医药在提高患者的生活质量，避免疾病的反复发作，提高患者的生存期等方面具有优势，在慢性迁延性疾病方面尤为突出。因此，将患者的生活质量、生存期等指标纳入中医疗效评价体系中，能够凸显中医药的优势，且研究结论较易为中医学和现代医学两种医学体系所接受[29]，因而得到学术界的广泛认同。然而，由于开展这方面的研究周期较长，耗费大量的人力、物力和财力，并需要多个部门、多领域的专家协同配合，在一定程度上限制了这类研究的实施。

在生活质量的评价方面，基于患者报告的临床结局（clinical outcome）研究所设计的量表既包括了中医的四诊信息，又体现患者的生活质量等指标[30,31]，在学术界产生了重要影响，逐步建立和完善符合中医理论体系特点的临床结局量表已成为新的发展趋势[32]。在生存期的研究方面，已有学者提出基于患者生活质量和生存期的中医药辅助治疗肿瘤"二维一体"（Two-in-One，TIO）评价方

法，值得借鉴[33]。

因此，应加大对中医临床基础研究的支持力度，在前期充分论证的基础上，能够理解和包容短期内难以产生显著研究成果的基础性研究，力争得出让国际医学界认同的、凸显中医诊疗优势的疗效评价成果。

二、病证结合是构建中医疗效评价体系的有效途径

中医的主要诊疗模式为辨证论治，而由于证候的内涵不明确，没有形成公认的诊断标准，而且中医过于强调个体化诊疗，证候演变规律难以把握[34]。因此，忽视患者的现代医学疾病诊断，仅考虑患者的证候诊断，以证候的改善与否来评价中医药的疗效难以得到国际医学界的认同。因此，在现代医学的疾病模式下，在不干预中医药个体化诊疗的前提下，以患者的生活质量、生存期等指标评价中医药的疗效，不失为一种有效的研究思路[35～37]，其优势主要表现在以下几方面。

（1）病证结合可以最大限度地结合两种医学体系的优点。中医学强调对人体功能的整体调节，重视"以人为本"，以整体观念和辨证论治为特色，但中医的证候不能判断疾病的发展与转归；而现代医学认为，不同的疾病有着不同的发展过程和截然不同的临床预后。如食欲不振常为脾虚证的表现，既可以见于单纯的消化不良，又可以见于肺癌早期，其预后却有天壤之别，病证结合就可以结合两种医学体系的优点。

（2）中医的个体化诊疗属于典型的复杂干预[38]，其特点是不易重复、难以找到同质的对照组、试验条件也难以控制。现代医学认为，只要疾病诊断相同，在大样本的前提下进行随机分组，获得的不同组别之间都可以看作同质人群，而现代医学有着国际通用的疾病诊断标准，从而可以在不干预个体化诊疗的前提下，运用临床流行病学、循证医学等方法，客观评价中医学的疗效，有利于提升研究成果的国际认可度。

（3）病证结合模式可以更有效地找到疾病的主要结局指标。通过患者生活质量及生存期与症状、证候、生物学指标之间的相关性分析就可以找到真正反映疗效的主要结局指标，从而为客观、公正地反映两种医学体系的疗效提供最有说服力的证据。

总之，中医药的疗效评价指标有症状、证候、生物学指标及生活质量、生存期等，基于患者生活质量、生存期的疗效评价研究既符合中医药的诊疗特点，研究结论又较易被国际医学界认可。在病证结合的模式下，在不干预中医药的个体化诊疗的前提下，以患者的生活质量、生存期等指标作为中医药疗效评价的主要指标，应是构建中医药疗效评价体系的重要导向。

参考文献

[1] 王志国. 基于症状变化的中医疗效评价方法探讨 [J]. 中华中医药学刊，2009，27(1)：33-35.

[2] 王天芳，王庆国，薛晓琳，等. 中医症状规范化研究的现状与思路 [J]. 北京中医药大学学报，2005，28(4)：19-22.

[3] 谢雁鸣，徐桂琴. 纵向数据分析方法在中医临床疗效评价中的应用浅析 [J]. 中国中医基础医学杂志，2007，13(9)：711-713.

[4] 杨冰，牛欣，王玉来. 脉诊仪的研制及分析方法的研究进展 [J]. 北京中医药大学学报，2000，23(6)：68-70.

[5] 王忆勤，李福凤，燕海霞，等. 中医四诊信息数字化研究现状评析 [J]. 世界科学技术-中医药现代化，2007，9(3)：96-101.

[6] 王忆勤，郭睿，许朝霞，等. 中医四诊客观化研究在冠心病诊断中的应用 [J]. 中医杂志，2016，57(3)：199-203.

[7] 张伟，张启明，张磊，等. 中医症状单元对应的正常生命现象 [J]. 北京中医药大学学报，2011，34(1)：23-26.

[8] 于明珠. 中医症状单元减轻的判定依据研究 [D]. 济南：山东中医药大学，2010.

[9] 刘保延，李洪皎，何丽云，等. 证候疗效评价的研究进展 [J]. 中医杂志，2009，50(5)：397-399，421.

[10] 吴秀艳，王天芳. 中医证候诊断标准的研究思路 [J]. 新中医，2007，39(3)：1-4.

[11] 王天芳，杜彩凤，王庆国，等. 基于证候要素及病证结合建立证候诊断标准的思路 [J]. 中西医结合学报，2009，7(10)：901-906.

[12] 李建生，余学庆，胡金亮，等. 中医证候标准建立的思路与方法 [J]. 河南中医学院学报，2004，19(6)：4-6.

[13] 赵晖，吴崇胜，陈家旭. 中医证候诊断标准研究的方法学探讨 [J]. 上海中医药大学学报，2008，22(4)：47-50.

[14] 朱文锋. 中医诊断学 [M]. 北京：中国中医药出版社，2002.

[15] 赖世隆，杨小波，温泽淮，等. 证候宏观诊断标准基本框架的探讨 [J]. 中国中西医结合杂志，2005，25(6)：552-555.

[16] 孙喜灵，姜伟炜，张晓林，等. 中医学证候动态演化规律研究与证候判定诊断标准科学内涵的阐释 [J]. 中医中药，2012，9(25)：127-129.

[17] 孙喜灵，赵岩，刘琳，等. 证候症状构成子集合演变规律的理论推证 [J]. 山东中医药大学学报，2008，32(4)：279-281.

[18] 孙喜灵，张晓林，刘琳，等. 中医学证候理论内蕴的拓扑结构研究 [J]. 山东中医药大学学报，2010，34(5)：383-388.

[19] 孙喜灵. 破解中医证候数学之谜：心脾证候动态演化规律研究 [M]. 北京：人民卫生出版社，2012，8-10，173-186.

[20] 余学庆，李建生. 中医临床疗效评价现状与思考 [J]. 河南中医学院学报，2008，23(1)：16-19.

[21] 郭新峰，赖世隆，梁伟雄. 中医药临床疗效评价中结局指标的选择与应用 [J]. 广州中医药大学学报，2002，19(4)：251-255.

[22] 尹常健. 中医发展需要宏观研究与微观研究的有机结合 [J]. 山东中医药大学学报，2006，30(6)：427-428.

[23] 江锋，叶永安. 关于中医肿瘤临床疗效评价的思考 [J]. 中华中医药学刊，2008，26(3)：525-527.

[24] 胡学军，商洪才，张伯礼，等. 生存质量及其量表在中医药疗效评价中的应用 [J]. 天津中医药，2004，21(3)：191-193.

[25] 林丽珠. 生存质量在中医肿瘤学综合疗效评价中的作用 [J]. 中国肿瘤，2001，10(2)：80-82.

[26] 宋军，陈可冀. 中医药临床疗效评价若干问题思考 [J]. 中国中西医结合杂志，2003，23(8)：564-565.

[27] 赖世隆. 中医药临床疗效评价若干关键环节的思考 [J]. 广州中医药大学学报，2002，19(4)：245-250.

[28] 梁晓春. 中医药临床疗效评价中的问题和思考 [J]. 中华中医药杂志，2006，21(6)：356-358.

[29] 张健，王沛. 生活质量研究与恶性肿瘤的中医疗效评价 [J]. 北京中医药大学学报，2000，23(2)：67-69.

[30] 张艳宏，刘保延，刘志顺，等. PRO与中医临床疗效评价 [J]. 中医杂志，2007，48(8)：680-682.

[31] 段锦绣，刘保延，赵宏，等. 浅谈中医药PRO量表的研制 [J]. 天津中医药，2009，26(6)：519-521.

[32] 刘凤斌，方积乾，王建华. 中医药临床疗效评价的探讨 [J]. 中药新药与临床药理，2004，15(4)：290-292.

[33] 翟静波，任明，曹红波，等. 中医药辅助治疗肿瘤疗效评价新方法：二维一体(TIO)法 [J]. 中国循证医学杂志，2013，13(11)：1280-1282.

[34] 陈可冀，宋军. 病证结合的临床研究是中西医结合研究的重要模式 [J]. 世界科学技术-中医药现代化，2006，8(2)：1-5.

[35] 余学庆，李建生. 病证结合疗效评价研究的思考 [J]. 辽宁中医杂志，2009，36(8)：1284-1286.

[36] 李建生，余学庆，李素云. 病证结合诊疗模式下实现证候疗效评价价值的可行途径 [J]. 中华中医药杂志，2009，24(3)：261-264.

[37] 危北海，刘薇，苑惠清. 构建中医临床疗效评价体系的探讨 [J]. 天津中医药，2006，23(5)：353-357.

[38] 谢雁鸣，支英杰，王永炎. 适合中医临床疗效评价的新法初探：复杂干预措施的临床疗效评价方法 [J]. 中医杂志，2008，49(5)：395-397.

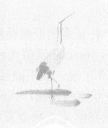

第二章
单元证假说的提出

第一节　内涵最小的独立证候

在中医发展的历史长河中，由于辨证方法的多样性，病、证、症、病机等概念常存在混用现象，对证候的描述随意性较强，关联词使用不规范，学术流派纷呈，证候内涵界定不清等原因[1]，造就了纷繁复杂的证候。证候表述方式的多样性不但丰富了中医药的知识库，还可以使临床应用更为灵活多变，成为传承至今的中医药宝贵遗产。然而，在术语规范化和标准化已成为国际大趋势的今天，证候表述方式的多样性显然不利于中医药的传承与发展[2]，证候术语的规范化势在必行。本节在分析近些年来对中医证候的认知特点的基础上，提出了内涵最小的独立证候——单元证这一理论假说，希望这一工作对证候的规范化有所裨益。

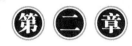

一、中医证候的认知特点

从自然科学角度而言，中医的证候诊断系统是一个非线性的、多维多阶的、可以无限组合的复杂巨系统[3]。因此，降维升阶是解决证候间多重共线性和非线性关系的重要突破口[4]。基于此，朱文锋教授和王永炎院士分别撰文提出了证素[5]和证候要素[6]的概念。证素和证候要素是证候的最小组成单位，证素和证候要素的提出起到了降维升阶的作用，从理论上解决了证候的高维性难题，为中医证候规范化研究提供了新思路，从而在学术界产生了重要影响，是证候规范化研究的重要里程碑。

然而，随着研究的不断深入，证素和证候要素研究的局限性也在不断凸显[7]。证候是对人体生命状态的概括，每个证候都代表着人体的某一类生命状态，而证素和证候要素不能在临床独立出现，故不能独立反映人体的生命状态。例如，证候"心血虚"是人体某类生命状态的概括，当将其拆分为证候要素"心"和"血虚"后，证候要素"心"就不能在临床上独立反映人体的某种生命状态。因此，限制了其推广应用。

借鉴证素和证候要素的研究理念，能否找到能够在临床独立出现的证候最小组成单元呢？如果在明确界定证候内涵的基础上，找到内涵最小、能够在临床上独立出现的证候最小组成单元，通过其组合，就能够反映人体的复杂生命状态[8]，既达到了降维升阶的目的，又避免了证素和证候要素研究的不足，不失为证候规范化研究的新思路[9]。基于这一设想，课题组提出了单元证的概念。

二、单元证假说

1. 单元证的概念

单元证是指内涵最小的、有特异性临床表现的独立证候。其中，内涵最小是指证候不能再继续拆分更小的证候；有特异性临床表现是指每个单元证都有区别于其他单元证的诊断要点；独立是指每个单元证都不依赖于其他单元证而独立存在。

例如，证候"心气血两虚"能够拆分为内涵更小的"心气虚"和"心血虚"，且"心气虚"和"心血虚"都是独立存在的证候。因此，"心气血两虚"不是单元证。

又如，证候"肝阳虚""胆气虚"等证候虽是内涵最小的独立证候，但并不常见，缺乏公认的特异性症状，故不作为单元证。

又如，证候"肝阳上亢"出现的时候往往伴随证候"肝阴虚"的存在，亦即，证候"肝阳上亢"依赖于证候"肝阴虚"而不能独立存在，故"肝阳上亢"不作为单元证。类似的还有"脾气虚"与"脾不统血"等。

2. 单元证的界定原则

由于证候是对病因、病位、病性等信息的综合概括，故制订单元证的界定原则如下：设以 A 表示病位的集合，B 表示病性（病因）的集合，a 为病位集合 A 的子集合，b 为病性（病因）集合 B 的子集合，则由 a 与 b 组合而成的单元证必须同时满足以下几个条件。

（1）单元证为 a 与 b 的组合，a 或 b 都不可以是空集。仅有 a 的情况如"肝"不能在临床独立存在，故不能作为单元证；仅有 b 的情况如"阳虚""痰湿"等虽然能够在临床独立存在，但与"脾阳虚""痰湿阻肺"等证候相比，"脾阳虚""痰湿阻肺"等描述更精准，且若将"脾阳虚""痰湿阻肺"作为单元证的话，由于出现"脾阳虚""痰湿阻肺"的时候必然伴有"阳虚""痰湿"，故拟将"脾阳虚""痰湿阻肺"等作为单元证，则"阳虚""痰湿"不作为单元证。

（2）a 与 b 的组合在生命状态中真实存在。由于单元证是对真实世界中人体生命状态的概括，故不能将在生命状态中不能真实存在的"证候"作为单元证。如病位"脾"与病性"气虚"的组合"脾气虚"在生命状态中真实存在，而病位"肾"与病性"血虚"的组合就不能在生命状态中真实存在。

（3）a 与 b 为单一元素，或虽 a、b 非单一元素，但 a 的任一子集合与 b 的任一子集合进行组合在患者的生命状态中不能真实存在。如病位"肝""胆"与病性"湿""热"所组成的"肝胆湿热"在生命状态中客观存在，且不存在"肝湿""胆热"等真实存在的生命状态，则将"肝胆湿热"为单元证。

（4）单元证应有不同于其他单元证的特异临床表现。如病性"水湿"与"水饮"在生命状态中都能独立存在，若"水湿"与"水饮"有各自不同的特异性临床表现，则"水湿"与"水饮"均为单元证，反之，则"水湿"与"水饮"都不是单元证。

参考文献

[1] 于东林，胡镜清．中医证候命名研究存在的问题及对策［J］．中华中医药杂志，2021，36(06)：3098-3100．

[2] 张志斌，王永炎．证候名称及分类研究的回顾与假设的提出［J］．北京中医药大学学报，2003，26(2)：1-5．

[3] 李梢．从维度与阶度探讨中医证候的特征及标准化方法［J］．北京中医药大学学报，2003，26(3)：1-4．

[4] 魏华凤，季光，郑培永．证候诊断规范化研究的现状分析［J］．中西医结合学报，2007，5(2)：115-121．

[5] 朱文锋．创立以证素为核心的辨证新体系［J］．湖南中医学院学报，2004，24(6)：38-39．

[6] 王永炎，张启明，张志斌．证候要素及其靶位的提取［J］．山东中医药大学学报，2006，30(1)：6-7．

[7] 于东林，丁宝刚，孙喜灵，等．关于证素和证候要素研究的思考［J］．中华中医药杂志，2016，31(6)：2051-2053．

[8] 赵晖，吴崇胜，陈家旭．中医证候诊断标准研究的方法学探讨［J］．上海中医药大学学报，2008，22(4)：47-50．

[9] 于东林，胡镜清．关于中医证候诊断标准研究的思考［J］．中华中医药杂志，2021，36(07)：4110-4113．

第二节　单元证的界定

判定单元证的重要依据是证候的诊断要点，而证候诊断要点的获取来源于临床数据。故本节以中医历代医案数据库[1]为研究资料，以单元证的界定原则为依据，运用 Φ 相关分析等统计方法，从数据库中统计证候的诊断要点，并界定单元证的内涵。

一、中医历代医案数据库的建立

以《全国中医图书联合目录》为线索，筛选宋、元、明、清及近现代 1484 位医家的 51186 条医案建立的中医历代医案数据库为研究资料，并对医案中的症状及证候进行拆分和初步规范，最终获得了 2750 个症状（见附录 1）与证候诊断一一对应的数据库。

二、证候名称的规范

（1）合并内涵比较一致的证候名称，并以《中医诊断学》《中医证候鉴别诊断学》《中国医药学主题词表》等权威著作中所记载的证候名称为依据进行命名。

例如，"心血不足""心血亏损""心血亏虚""心血虚""心血虚少"等证候内涵比较一致，可将其合称为"心血虚"。

（2）病性表述模糊或阙如者暂不研究，以最大限度地减少人为因素的干预。

例如，"心脾两虚"表述不准确，没有体现是气虚还是阳虚，故予以剔除，类似的还有"木旺乘脾""心肾不交""肝木克脾""胃肠疾患"等。

（3）脏腑辨证之外的其他辨证结论不予纳入。由于脏腑辨证是目前最常用的辨证方法，且中医其他辨证方法有其特殊性，故暂不做研究。

通过初步规范，共从中医历代医案数据库中获取了 383 个证候及其出现频数对应表（表 2-1），每个证候与证候诊断原文及其出现的频数的对应关系见附录 2。

表 2-1　383 个证候及其出现频数对应表

序号	证候	频数/次	序号	证候	频数/次	序号	证候	频数/次
1	肝气郁结	1258	31	脾胃阳虚	209	61	水不济火	119
2	脾肾两虚	1002	32	心火炽盛	207	62	肝脾不和	117
3	肝肾两虚	915	33	心肾不交	203	63	风寒犯肺	116
4	脾虚	718	34	肺阴虚	202	64	风邪犯肺	115
5	脾胃两虚	708	35	痰热阻肺	200	65	膀胱湿热	115
6	肝风内动	675	36	水不涵木	197	66	肝气上逆	114
7	肝火炽盛	466	37	肝胃不和	193	67	肝胆郁热	111
8	肾阴虚	464	38	肝郁脾虚	193	68	肝肺火热	109
9	湿热下注	463	39	脾阳虚	177	69	肝火犯肺	107
10	肝肾阴虚	456	40	心脾两虚	176	70	中阳虚	107
11	脾肾阳虚	434	41	肝木乘土	173	71	肺肾阴虚	105
12	肾虚	413	42	肺脾两虚	169	72	下焦湿热	104
13	肺胃火热	395	43	命火不足	167	73	湿热困脾	102
14	肝阳上亢	330	44	胃阴虚	167	74	真阴虚	102
15	肺热	321	45	肝胃火热	162	75	心血虚	101
16	湿邪困脾	315	46	肾水亏虚	152	76	胆火	97
17	肾阳虚	301	47	肝气乘脾	151	77	肝有湿热	97
18	肝郁化火	298	48	肝经火热	146	78	脾胃湿热	97
19	中气虚	292	49	胃肠火热	146	79	心脉痹阻	96
20	肾气虚	288	50	肝脾两虚	143	80	胃阳虚	92
21	肺肾两虚	272	51	心气虚	142	81	肾精虚	90
22	脾气虚	270	52	胃气上逆	141	82	痰火扰心	90
23	脾虚湿困	262	53	肺气虚	140	83	脾胃有热	88
24	肝气犯胃	259	54	肝火上炎	138	84	冲任亏损	87
25	胃火炽盛	254	55	肺气郁闭	133	85	肺虚	87
26	胃肠湿热	237	56	肝胆湿热	131	86	木火刑金	86
27	风热犯肺	228	57	痰浊阻肺	127	87	脾不统血	86
28	肝胆火热	226	58	心肝火旺	123	88	元气虚	86
29	肝阴虚	225	59	肝血虚	122	89	膀胱有热	83
30	心肾两虚	219	60	脾胃气虚	121	90	热极生风	83

序号	证候	频数/次	序号	证候	频数/次	序号	证候	频数/次
91	脾肾气虚	76	121	湿阻中焦	45	151	寒水射肺	30
92	肾不纳气	76	122	脾胃有湿	44	152	真阳虚	30
93	胞宫血瘀	74	123	痰湿阻肺	44	153	肺胃两虚	29
94	痰迷心窍	73	124	上焦有热	43	154	寒湿困脾	29
95	心阴虚	73	125	水气凌心	43	155	肺气阴两虚	28
96	脾胃不和	72	126	冲任虚寒	42	156	肺胃风热	28
97	肝气滞血瘀	68	127	肺胃湿热	42	157	肝胃气滞	28
98	中气下陷	63	128	中焦湿热	42	158	湿浊中阻	28
99	中焦阳虚	60	129	宫寒	40	159	水火不交	27
100	肺胃阴虚	59	130	大肠有热	39	160	心脾有热	27
101	肝胆气滞	59	131	风痰犯肺	38	161	肺脾阳虚	26
102	肝肾精血两虚	59	132	肝经风热	38	162	脾阴虚	26
103	肝阳化风	59	133	脾经湿热	38	163	脾有湿热	26
104	胃有湿热	59	134	湿热中阻	38	164	水枯金燥	26
105	大肠湿热	58	135	水亏木旺	37	165	心脾积热	26
106	肝经湿热	58	136	痰湿中阻	37	166	肺经有热	25
107	脾气下陷	56	137	肝脾失调	36	167	肺有湿热	25
108	脾阳不振	56	138	脾胃气滞	36	168	脾胃气阴两虚	25
109	胃肠有湿	55	139	胃中有痰	36	169	热入心包	25
110	心阳虚	55	140	下焦虚寒	35	170	肝脾湿热	24
111	胃气虚	54	141	肺胃痰热	35	171	木乘土	24
112	肝脾气滞	51	142	心肾阳虚	35	172	胞宫虚寒	23
113	肾阴阳两虚	51	143	风水相搏	34	173	肺津亏	23
114	肺脾气虚	50	144	寒邪犯肺	33	174	脾肾阴虚	23
115	肾气不固	49	145	胃寒	33	175	脾胃积热	23
116	肠有湿热	48	146	胃虚	33	176	心肺阴虚	23
117	肝火犯胃	48	147	心肝血虚	33	177	心脾气虚	23
118	心肾阴虚	48	148	肝胆风热	32	178	肺气上逆	22
119	肺胃津亏	47	149	土不生金	32	179	肝脾气滞血瘀	22
120	心阳不振	47	150	水气犯肺	31	180	肝肾阳虚	22

中医「单元证」辨证研究

序号	证候	频数/次	序号	证候	频数/次	序号	证候	频数/次
181	金水两虚	22	211	中阳不振	16	241	肝肾气虚	11
182	心肺有热	22	212	肺肾气虚	15	242	膀胱有湿	11
183	心气阴两虚	22	213	肝胆气逆	15	243	心气血两虚	11
184	肝虚	21	214	肝胆痰热	15	244	心热移于小肠	11
185	肝郁肾虚	21	215	脑热	15	245	肺胃气阴两虚	10
186	下元阳虚	21	216	热扰心神	15	246	肝气犯肺	10
187	心胃火热	21	217	胃肠津亏	15	247	水湿困脾	10
188	脾肾寒湿	20	218	中焦气滞	15	248	小肠湿热	10
189	心脾阳虚	20	219	中土虚	15	249	真气虚	10
190	燥邪犯肺	20	220	胞宫有寒	14	250	真元虚	10
191	中焦痰湿	20	221	大肠有湿	14	251	胞宫湿热	9
192	脾经有湿	19	222	肝肺气滞	14	252	肺胃有热	9
193	下焦阴虚	19	223	寒痰阻肺	14	253	肝肺气逆	9
194	肠道有湿	18	224	寒邪犯胃	14	254	肝肺有热	9
195	大肠津亏	18	225	胃肠气滞	14	255	肝脾血虚	9
196	湿热困肾	18	226	胃气滞	14	256	肝脾阳虚	9
197	胃有瘀血	18	227	肝胃虚寒	13	257	肝脾有热	9
198	心肺两虚	18	228	寒凝肝脉	13	258	肝肾阴阳两虚	9
199	脾胃寒湿	17	229	痰饮阻肺	13	259	脾气滞	9
200	脾胃阴虚	17	230	胃肠虚弱	13	260	痰蒙清窍	9
201	痰浊中阻	17	231	胃肠阳虚	13	261	胆热犯胃	8
202	心脾阴虚	17	232	元阳虚	13	262	肺肾阳虚	8
203	肺胃有痰	16	233	胆胃湿热	12	263	肺胃阳虚	8
204	肝胃湿热	16	234	肺胃火毒	12	264	肝经气滞	8
205	木侮金	16	235	肝肾气血两虚	12	265	肝肾虚寒	8
206	热邪犯肺	16	236	脾热	12	266	胃肠水停	8
207	心肝阴虚	16	237	胃脘气滞	12	267	胃肠有寒	8
208	心脾气血两虚	16	238	下焦寒湿	12	268	中焦有湿	8
209	心虚	16	239	肝肺阴虚	11	269	肝肾湿热	7
210	中焦有痰	16	240	肝经气滞血瘀	11	270	肝肾血虚	7

序号	证候	频数/次	序号	证候	频数/次	序号	证候	频数/次
271	上焦风热	7	303	胆有湿热	4	335	肝胆有湿	3
272	肾精气两虚	7	304	肺经气虚	4	336	肝火乘脾	3
273	水停于胃	7	305	肺经有痰	4	337	肝经毒热	3
274	心肾气虚	7	306	肺胃气逆	4	338	肝脾气逆	3
275	胞宫寒湿	6	307	肺胃痰湿	4	339	肝脾气陷	3
276	肠道有热	6	308	风燥犯肺	4	340	肝脾气血两虚	3
277	胆气郁结	6	309	肝肺毒火	4	341	寒客下焦	3
278	肺脾气阴两虚	6	310	肝肺两虚	4	342	膀胱蓄水	3
279	肺胃气虚	6	311	肝经虚寒	4	343	膀胱阳虚	3
280	肝肺津亏	6	312	肝经血虚	4	344	脾胃水湿	3
281	肝火扰心	6	313	肝脾气虚	4	345	胃肠痰湿	3
282	肝脾血瘀	6	314	肝肾火毒	4	346	下元阴虚	3
283	肝气虚	6	315	肝胃阴虚	4	347	心肺气阴两虚	3
284	膀胱寒湿	6	316	肝有瘀血	4	348	心肾气阴两虚	3
285	脾经积热	6	317	脾胃痰湿	4	349	中焦水湿	3
286	脾经痰湿	6	318	湿邪阻肺	4	350	中焦水饮	3
287	脾肾阴阳两虚	6	319	痰湿困脾	4	351	胞宫痰湿	2
288	脾胃受寒	6	320	胃肠寒湿	4	352	胞宫血虚	2
289	上焦气虚	6	321	胃肠火毒	4	353	胞宫有湿	2
290	心肺气虚	6	322	胃肠血瘀	4	354	肠道阴虚	2
291	心肝阳虚	6	323	心肝两虚	4	355	大肠气滞	2
292	心阴阳两虚	6	324	心肝气阴两虚	4	356	胆气犯胃	2
293	中焦风热	6	325	心脾气阴两虚	4	357	肺经受风	2
294	中焦寒湿	6	326	心胃气阴两虚	4	358	肺脾阴虚	2
295	胆胃火热	5	327	中焦痰饮	4	359	肺胃风寒	2
296	肺经痰热	5	328	中焦有热	4	360	肺有毒热	2
297	肺胃气津两虚	5	329	胞宫有热	3	361	肝胆两虚	2
298	痰饮阻胃	5	330	大肠痰湿	3	362	肝经气逆	2
299	胞宫气滞血瘀	4	331	大肠虚寒	3	363	肝脾阴虚	2
300	胆气上逆	4	332	肺经湿热	3	364	寒客上焦	2
301	胆气虚	4	333	肺脾有热	3	365	寒客中焦	2
302	胆虚	4	334	肺胃有湿	3	366	膀胱有寒	2

序号	证候	频数/次	序号	证候	频数/次	序号	证候	频数/次
367	肾气阴两虚	2	373	中焦阴虚	2	379	胃气滞血瘀	1
368	胃阴阳两虚	2	374	肠道气滞	1	380	下焦有热	1
369	胃有湿邪	2	375	胆胃气滞	1	381	心胆气虚	1
370	下元精虚	2	376	肺经受寒	1	382	中焦气虚	1
371	心肺阳虚	2	377	肝胆寒湿	1	383	中焦虚弱	1
372	心火犯肺	2	378	脾经阳虚	1			

三、证候相关症状的筛选

本研究采用 Φ 相关以确定症状与证候之间的相关性，并通过 χ^2 检验确认证候与症状之间的相关性是否有统计学意义，取 $P < 0.05$，即 $\chi^2 > 3.84$。

Φ 相关适用于二分类变量之间寻求相关关系，2 个二分类变量之间的关系可用一个 2×2 的列联表表示出来。其计算公式为：

$$\phi = \frac{ad - bc}{\sqrt{(a+b)(a+c)(c+d)(b+d)}}$$

其中，a 代表在数据库中有某一症状并且同时诊断为某一证候的医案频数，b 代表在数据库中没有这一症状但诊断为这一证候的医案频数，c 代表在数据库中有这一症状但没有诊断为这一证候的医案频数，d 代表在数据库中没有这一症状并且没有诊断为这一证候的医案频数。

四、单元证的初步界定

依据对证候的相关认识，将证候分为以下四类：①单一病位和单一病性组成的证候；②两个以上病位和一个病性组成的证候；③一个病位和两个以上的病性组成的证候；④两个以上病位和两个以上病性组成的证候。

（1）单一病位和单一病性组成的证候 经分析，由单一病位和单一病性组成的证候共有 78 个，分别为：肺津亏、肺经有热、肺气上逆、肺气虚、肺气郁闭、肺热、肺虚、肺阴虚、风邪犯肺、寒邪犯肺、热邪犯肺、水气犯肺、痰湿阻肺、痰浊阻肺、燥邪犯肺、肝风内动、肝火炽盛、肝火上炎、肝经火热、肝气上逆、肝气郁结、肝血虚、肝阳上亢、肝阴虚、寒凝肝脉、胆火、脾不统血、脾经有湿、脾气下陷、脾气虚、脾虚、脾阳不振、脾阳虚、脾阴虚、湿邪困脾、胃寒、胃火炽盛、胃气上逆、胃气虚、胃气滞、胃虚、胃阳虚、胃阴虚、肠道有湿、大肠津亏、大肠有热、命火不足、肾不纳气、肾精虚、肾气不固、肾气虚、肾水亏虚、肾虚、肾阳虚、肾阴虚、元气虚、元阳虚、真阴虚、胞宫虚寒、胞宫血瘀、胞宫有寒、宫寒、脑热、膀胱有热、下焦虚寒、下元阳虚、热扰心神、热入心包、水气凌心、痰迷心窍、心火炽盛、心脉痹阻、心气虚、心虚、心血虚、心阳不振、心阳虚、心阴虚。

经 Φ 相关分析发现：

① 有些证候出现的次数过少，对应的相关症状没有特异性，不适合作为单元证。如"肺经有热"对应的症状有"鼻塞""头痛""咳嗽"，通过这些症状反映不出证候的特点。这些证候为：肺津亏、肺经有热、水气犯肺、燥邪犯肺、风邪犯肺、寒邪犯肺、寒凝肝脉、脾阴虚、胃寒、胃气虚、胃气滞、肠道有湿、大肠津亏、大肠有热、元阳虚、脑热、下元阳虚。

② 有些证候描述比较模糊，不适合作为单元证。如肺虚、脾虚、胃虚、肾虚。

③ 有些证候对应的特异性症状比较相似，且从中医理论而言病机比较相似，故予以合并，合并结果见表 2-2。

表 2-2　证候合并结果（一）

合并前证候	合并后证候
热邪犯肺，肺热	肺热
痰湿阻肺，痰浊阻肺	痰湿阻肺
肝火上炎，肝火炽盛，肝经火热	肝火炽盛
脾经有湿，湿邪困脾	湿邪困脾
脾阳不振，脾阳虚	脾阳虚
命火不足，肾阳虚	肾阳虚
肾水亏虚，真阴虚，肾阴虚	肾阴虚
胞宫有寒，胞宫虚寒，宫寒	宫寒
热扰心神，心火炽盛	心火炽盛
心阳不振，心阳虚	心阳虚

④ 其他。如"肺气郁闭""肺气上逆"多是肺功能失常的一类表现，在"肺热""肺气虚""寒邪犯肺"等证候中均有所体现，故不作为单元证来看待。

经上述处理，共获得了 40 个证候，拟作为单元证：肺气虚、肺热、肺阴虚、痰湿阻肺、肝风内动、肝火炽盛、肝气上逆、肝气郁结、肝血虚、肝阳上亢、肝阴虚、胆火、脾不统血、脾气下陷、脾气虚、脾阳虚、湿邪困脾、胃火炽盛、胃气上逆、胃阳虚、胃阴虚、大肠津亏、大肠有热、肾不纳气、肾精虚、肾气不固、肾气虚、肾阳虚、肾阴虚、胞宫血瘀、宫寒、热入心包、水气凌心、痰迷心窍、心火炽盛、心脉痹阻、心气虚、心血虚、心阳虚、心阴虚。

（2）两个以上病位和一个病性组成的证候　经分析，由两个以上病位和单一病性组成的证候共有 79 个，分别为：心肺两虚、心肺阴虚、心脾积热、心脾两虚、心脾气虚、心脾阳虚、心脾有热、心胃火热、心肝火旺、心肝血虚、水不济火、水火不交、心肾不交、心肾两虚、心肾阳虚、心肾阴虚、肺脾两虚、肺脾气虚、肺脾阳虚、肺胃火热、肺胃津亏、肺胃两虚、肺胃阴虚、土不生金、肝肺火热、肝火犯肺、木火刑金、木侮金、肺肾两虚、肺肾气虚、肺肾阴虚、金水两虚、水枯金燥、肝火犯胃、肝木乘土、肝脾不和、肝脾两虚、肝脾气滞、肝脾失调、肝气乘脾、肝气犯胃、肝胃不和、肝胃火热、肝胃气滞、肝肾两虚、肝肾阳虚、肝肾阴虚、肝郁肾虚、水不涵木、水亏木旺、脾肾两虚、脾肾气虚、脾肾阳虚、脾肾阴虚、肝胆火热、肝胆气滞、肝胆郁热、脾胃不和、脾胃积热、脾胃两虚、脾胃气虚、脾胃气滞、脾胃阳虚、脾胃阴虚、脾胃有热、脾胃有湿、湿浊中阻、湿阻中焦、痰湿中阻、痰浊中阻、胃肠火热、胃肠气滞、胃肠有湿、中焦阳虚、中气下陷、中气虚、中阳不振、中阳虚、下焦虚寒。

经 Φ 相关分析发现：

① 有些证候出现的次数过少，对应的相关症状没有特异性，不适合作为单元证。这些证候为：心肺阴虚、心脾气虚、心胃火热、心肝血虚、肺脾阳虚、土不生金、木侮金、肺肾气虚、金水两虚、水枯金燥、肝脾气滞、肝胃气滞、肝肾阳虚、肝郁肾虚、水亏木旺、脾肾阴虚、脾胃积热、脾胃气滞、下焦虚寒。

② 有些证候对应的特异性症状比较相似，且从中医理论而言病机比较相似，故予以合并，合并结果见表 2-3。

表 2-3　证候合并结果（二）

合并前证候	合并后证候
心脾积热，心脾有热	心脾积热
水火不交，心肾不交	心肾不交
肺胃津亏，肺胃阴虚	肺胃阴虚
肝肺火热，木火刑金，肝火犯肺	肝火犯肺
肝气犯胃，肝胃不和	肝胃不和
肝火犯胃，肝胃火热	肝胃火热
肝木乘土，肝脾不和，肝脾失调，肝气乘脾	肝脾失调
肝肾阴虚，水不涵木	肝肾阴虚
肝胆火热，肝胆郁热	肝胆火热
脾胃气虚，中气虚	脾胃气虚
中气下陷，脾气下陷	脾气下陷
中阳不振，中阳虚，中焦阳虚，脾胃阳虚	脾胃阳虚
脾胃有湿，湿浊中阻，湿阻中焦，痰湿中阻，痰浊中阻	脾胃有湿

③ 其他。如"水不济火"的临床表现比较复杂，与"心肾不交"的临床表现存在较大差异，权威著作中缺乏相应记载，留待进一步研究。

经上述规范化处理，共获得了 38 个证候，拟作为复合证候，结果如下：心肺两虚、心脾积热、心脾两虚、心脾阳虚、心肝火旺、心肾不交、心肾两虚、心肾阳虚、心肾阴虚、肺脾两虚、肺脾气虚、肺胃火热、肺胃两虚、肺胃阴虚、肝火犯肺、肺肾两虚、肺肾阴虚、肝脾两虚、肝脾失调、肝胃不和、肝胃火热、肝肾两虚、肝肾阴虚、脾肾两虚、脾肾气虚、脾肾阳虚、肝胆火热、肝胆气滞、脾胃不和、脾胃两虚、脾胃气虚、脾胃阳虚、脾胃阴虚、脾胃有热、脾胃有湿、胃肠火热、胃肠气滞、胃肠有湿。

（3）一个病位和两个以上的病性组成的证候 经分析，由一个病位和两个以上的病性组成的证候共有 26 个，分别为：肺气阴两虚、肺有湿热、风寒犯肺、风热犯肺、风痰犯肺、寒水射肺、寒痰阻肺、痰热阻肺、肝经风热、肝经湿热、肝气滞血瘀、肝阳化风、肝郁化火、寒湿困脾、脾经湿热、脾虚湿困、湿热困脾、胃有湿热、肠有湿热、大肠湿热、肾阴阳两虚、湿热困肾、膀胱湿热、痰火扰心、心气血两虚、心气阴两虚。

经 Φ 相关分析发现：

① 有些证候出现次数过少，对应的相关症状没有特异性，不适合作为单元证。这些证候为：肺有湿热、寒水射肺、寒痰阻肺、脾经湿热、湿热困肾、心气血两虚、心气阴两虚。

② 有些证候对应的特异性症状比较相似，且从中医理论而言病机比较相似，故予以合并，合并结果见表 2-4。

表 2-4　证候合并结果（三）

合并前证候	合并后证候
风痰犯肺，痰湿阻肺	痰湿阻肺
肝火炽盛，肝经风热	肝火炽盛
肝气滞血瘀，肝气郁结	肝气郁结
肠有湿热，大肠湿热	大肠湿热
膀胱湿热，膀胱有热	膀胱有热

③ "肝经湿热"为经络辨证方法，予以剔除。

经上述规范化处理，共获得了 12 个证候，结果如下：肺气阴两虚、风寒犯肺、风热犯肺、痰热阻肺、肝阳化风、肝郁化火、寒湿困脾、脾虚湿困、胃有湿热、大肠湿热、肾阴阳两虚、痰火扰心。

其中，尽管"风寒犯肺"可以拆分为"风邪犯肺"和"寒邪犯肺"，"风热犯肺"可以拆分为"风邪犯肺"和"热邪犯肺"，并且"风邪犯肺""寒邪犯肺""热邪犯肺"能在临床独立存在，但由于拆分后的证候在临床上出现的次数较少，且缺乏特异性症状，故拟将"风寒犯肺"和"风热犯肺"作为单元证。

尽管"大肠湿热"可以拆分为"大肠有湿"和"大肠有热"，且能在临床独立存在，但由于"大肠有湿"和"大肠有热"出现次数较少，缺乏特异性症状，故将"大肠湿热"作为单元证。

（4）两个以上病位和两个以上病性组成的证候　经分析，由两个以上病位和两个以上的病性组成的证候共有12个，分别为：心脾气血两虚、肺胃风热、肝郁脾虚、肝郁肾虚、脾肾寒湿、肝胆湿热、脾胃气阴两虚、脾胃湿热、湿热中阻、胃肠湿热、中焦湿热、下焦湿热。

经 Φ 相关分析发现：

① 有些证候出现的次数过少，对应的相关症状没有特异性，不适合作为单元证。这些证候为：心脾气血两虚、肺胃风热、肝郁肾虚、脾肾寒湿。

② 有些证候对应的特异性症状比较相似，且从中医理论而言病机比较相似，故予以合并，合并结果见表2-5。

表2-5　证候合并结果（四）

合并前证候	合并后证候
湿热中阻，中焦湿热	脾胃湿热

经上述规范化处理，共获得了3个证候，结果如下：肝郁脾虚、肝胆湿热、脾胃气阴两虚。

其中，"肝胆湿热"可以拆分为"肝火""胆火""肝湿""胆湿"，且"肝火""胆火"可以独立存在，但由于"肝湿""胆湿"在临床上不能独立存在，故仍将"肝胆湿热"作为单元证来看待。

（5）其他证候　如冲任亏损、冲任虚寒、风水相搏等似乎不是用于脏腑辨证的证候，不予研究。

五、单元证的界定

经过上述分析，共获得了用以界定单元证的证候41个，分别为：肺气虚、风寒犯肺、风热犯肺、肺热、肺阴虚、痰湿阻肺、肝风内动、肝火炽盛、肝气上逆、肝气郁结、肝血虚、肝阳上亢、肝阴虚、胆火、脾不统血、脾气下陷、脾气虚、脾阳虚、湿邪困脾、胃火炽盛、胃气上逆、胃阳虚、胃阴虚、大肠湿热、肾不纳气、肾精虚、肾气不固、肾气虚、肾阳虚、肾阴虚、胞宫血瘀、宫寒、热入心包、水气凌心、痰迷心窍、心火炽盛、心脉痹阻、心气虚、心血虚、心阳虚、心阴虚。

经中医病机分析，不难发现，有些证候之间伴有依附关系，即某个证候出现时必然伴有另一证候出现，如出现"肝阳上亢"这一证候时必然伴有"肝阴虚"，而出现"肝阴虚"时不必然伴有"肝阳上亢"，类似的情况还有"脾气虚"与"脾不统血""脾气下陷"，"肾气虚"与"肾不纳气""肾气不固"，"心火炽盛"与"热入心包"。因此，将"肝阳上亢"作为"肝阴虚"的表现形式之一，"脾不统血""脾气下陷"作为"脾气虚"的表现形式之一，"肾不纳气""肾气不固"作为"肾气虚"的表现形式之一，"热入心包"作为"心火炽盛"的表现形式之一。

基于以上分析，最终确定的单元证数目为36个，详见表2-6。

表2-6　36个单元证及其出现频数对应表

序号	证候	频数/次	序号	证候	频数/次	序号	证候	频数/次
1	肝气郁结	1147	13	湿邪困脾	196	25	风寒犯肺	88
2	肾阴虚	661	14	肺阴虚	165	26	胃阳虚	84
3	肝火炽盛	625	15	胃阴虚	161	27	肾精虚	78
4	肝风内动	581	16	心气虚	138	28	肝气上逆	77
5	肝阴虚	502	17	风热犯肺	138	29	心脉痹阻	70
6	肾气虚	389	18	胃气上逆	136	30	心阴虚	67
7	肾阳虚	368	19	肺气虚	133	31	痰迷心窍	65
8	脾气虚	360	20	痰湿阻肺	123	32	胞宫血瘀	64
9	肺热	234	21	肝胆湿热	115	33	胆火	63
10	心火炽盛	214	22	肝血虚	109	34	宫寒	61
11	脾阳虚	210	23	心阳虚	95	35	风邪犯肺	58
12	胃火炽盛	198	24	心血虚	92	36	水气凌心	36

其余证候作为复合证候，共49个，分别为：心肺两虚、心脾积热、心脾两虚、心脾阳虚、心肝火旺、心肾不交、心肾两虚、心肾阳虚、心肾阴虚、肺脾两虚、肺脾气虚、肺胃火热、肺胃两虚、肺胃阴虚、肝火犯肺、肺肾两虚、肺肾阴虚、肝脾两虚、肝脾失调、肝胃不和、肝胃火热、肝肾两虚、肝肾阴虚、脾肾两虚、脾肾气虚、脾肾阳虚、肝胆火热、肝胆气滞、脾胃不和、脾胃两虚、脾胃气虚、脾胃阳虚、脾胃阴虚、脾胃有热、脾胃有湿、胃肠火热、胃肠气滞、胃肠有湿、肺气阴两虚、痰热阻肺、肝阳化风、肝郁化火、寒湿困脾、脾虚湿困、胃有湿热、肾阴阳两虚、痰火扰心、肝郁脾虚、脾胃气阴两虚。

参考文献

[1] 张启明，王永炎，张志斌，等.中医历代医案数据库的建立与统计方法[J].山东中医药大学学报，2005，29(4):298-299.

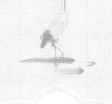

第三章
单元证常见症状的统计分析

获取 36 个单元证后，采用 Φ 相关分析以筛选单元证的常见症状，并通过 χ^2 检验确认证候与症状之间的相关性是否有统计学意义，取 $P < 0.05$，即 $\chi^2 > 3.84$。

第一节　心系统单元证常见症状

心系统的单元证（8 个）：心气虚、心血虚、心阴虚、心阳虚、心火炽盛（热入心包）、心脉痹阻、水气凌心、痰迷心窍。

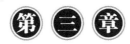

一、心气虚证

心气虚证常见的症状有心悸、胸闷、气短、不寐、舌质暗、善恐易惊、胸痛、乏力、白苔、汗出、多梦、呼吸急促、肢冷、畏寒、胖大舌、黏腻苔、心烦等，详见表 3-1。

表 3-1　心气虚证常见症状统计表

症状	a	b	c	d	χ^2 值	Φ 值
心悸	80	58	1287	12643	369.9	0.16
胸闷	57	81	1008	12922	226.7	0.13
气短	40	98	681	13249	163.2	0.11

症状	a	b	c	d	χ^2值	Φ值
不寐	49	89	1917	12013	53.7	0.06
舌质暗	24	114	626	13304	51.6	0.06
善恐易惊	10	128	179	13751	36.6	0.05
胸痛	11	127	231	13699	32.2	0.05
乏力	38	100	1902	12028	22.2	0.04
白苔	42	96	2559	11371	13.2	0.03
汗出	10	128	338	13592	13.2	0.03
多梦	13	125	550	13380	10.6	0.03
呼吸急促	11	127	433	13497	10.6	0.03
肢冷	14	124	648	13282	9.2	0.03
畏寒	10	128	416	13514	8.4	0.02
胖大舌	10	128	465	13465	6.4	0.02
黏腻苔	24	114	1608	12322	4.6	0.02
心烦	20	118	1313	12617	4.1	0.02

注：a代表在数据库中有该症状并且同时诊断为心气虚证的医案频数（个）；b代表在数据库中没有这一症状但诊断为心气虚证的医案频数（个）；c代表在数据库中有这一症状但没有诊断为心气虚证的医案频数（个）；d代表在数据库中没有该症状并且没有诊断为心气虚证的医案频数（个）。

二、心血虚证

心血虚证常见的症状有心悸、不寐、健忘、气短、头晕、头痛、耳鸣、胸闷、神疲、食少等，详见表 3-2。

表 3-2　心血虚证常见症状统计表

症状	a	b	c	d	χ^2值	Φ值
心悸	44	48	1323	12653	153.3	0.10
不寐	52	40	1914	12062	139.4	0.10
健忘	11	81	183	13793	76.2	0.07
气短	18	74	703	13273	39.7	0.05
头晕	29	63	2083	11893	19.8	0.04
头痛	15	77	815	13161	18.1	0.04
耳鸣	10	82	594	13382	9.7	0.03
胸闷	14	78	1051	12925	7.7	0.02

症状	a	b	c	d	x^2值	Φ值
神疲	19	73	1644	12332	6.9	0.02
食少	19	73	1671	12305	6.5	0.02

说明：a代表在数据库中有该症状并且同时诊断为心血虚证的医案频数（个），b代表在数据库中没有这一症状但诊断为心血虚证的医案频数（个），c代表在数据库中有这一症状但没有诊断为心血虚证的医案频数（个），d代表在数据库中没有该症状并且没有诊断为心血虚证的医案频数（个）。

三、心阴虚证

心阴虚证常见的症状有心悸、胸闷、气短、不寐、红绛舌、心烦、口干、数脉、细脉、头晕等，详见表3-3。

表3-3　心阴虚证常见症状统计表

症状	a	b	c	d	x^2值	Φ值
心悸	50	17	1317	12684	323.3	0.15
胸闷	24	43	1041	12960	76.8	0.07
气短	18	49	703	13298	65.4	0.07
不寐	31	36	1935	12066	58.4	0.06
红绛舌	37	30	2998	11003	45.1	0.06
心烦	16	51	1317	12684	16.3	0.03
口干	13	54	1120	12881	11.7	0.03
数脉	15	52	1579	12422	8.2	0.02
细脉	15	52	1858	12143	4.8	0.02
头晕	16	51	2096	11905	4.1	0.02

注：a代表在数据库中有该症状并且同时诊断为心阴虚证的医案频数（个）；b代表在数据库中没有这一症状但诊断为心阴虚证的医案频数（个）；c代表在数据库中有这一症状但没有诊断为心阴虚证的医案频数（个）；d代表在数据库中没有该症状并且没有诊断为心阴虚证的医案频数（个）。

四、心阳虚证

心阳虚证常见的症状有心悸、气短、胸闷、肢冷、畏寒、口唇青紫、呼吸困难、胖大舌、大汗、汗出、舌质暗、淡白舌、面色苍白、白苔、下肢浮肿、乏力、不寐、头晕、神疲、黏腻苔等，详见表3-4。

表3-4 心阳虚证常见症状统计表

症状	a	b	c	d	x^2值	Φ值
心悸	64	31	1303	12670	362.4	0.16
气短	39	56	682	13291	253.9	0.13
胸闷	42	53	1023	12950	183.5	0.11
肢冷	31	64	631	13342	166.3	0.11
畏寒	21	74	405	13568	118.5	0.09
口唇青紫	11	84	177	13796	76.1	0.07
呼吸困难	10	85	155	13818	72.2	0.07
胖大舌	17	78	458	13515	61.8	0.07
大汗	12	83	290	13683	50.1	0.06
汗出	12	83	336	13637	40.9	0.05
舌质暗	17	78	633	13340	38.2	0.05
淡白舌	29	66	1552	12421	35.7	0.05
面色苍白	11	84	335	13638	33.2	0.05
白苔	39	56	2562	11411	32.3	0.05
下肢浮肿	11	84	379	13594	27.5	0.04
乏力	28	67	1912	12061	19.8	0.04
不寐	26	69	1940	12033	14.3	0.03
头晕	26	69	2086	11887	11.4	0.03
神疲	21	74	1642	12331	9.7	0.03
黏腻苔	20	75	1612	12361	8.3	0.02

注：a代表在数据库中有该症状并且同时诊断为心阳虚证的医案频数（个）；b代表在数据库中没有这一症状但诊断为心阳虚证的医案频数（个）；c代表在数据库中有这一症状但没有诊断为心阳虚证的医案频数（个）；d代表在数据库中没有该症状并且没有诊断为心阳虚证的医案频数（个）。

五、心火炽盛（热入心包）证

（一）心火炽盛证

心火炽盛证常见的症状有舌疮、心烦、口疮、不寐、数脉、善恐易惊、舌尖红绛、红绛舌、躁动不安、心悸、尿黄赤、尿血、面色红、口渴、无苔、口干、舌干、咽干、多梦、少苔、便干、耳鸣等，详见表3-5。

表3-5 心火炽盛证常见症状统计表

症状	a	b	c	d	χ^2值	Φ值
舌疮	16	175	45	13832	283.0	0.14
心烦	65	126	1268	12609	136.1	0.10
口疮	16	175	150	13727	86.0	0.08
不寐	65	126	1901	11976	64.8	0.07
数脉	54	137	1540	12337	55.3	0.06
善恐易惊	14	177	175	13702	52.4	0.06
舌尖红绛	17	174	312	13565	36.5	0.05
红绛舌	75	116	2960	10917	35.8	0.05
躁动不安	23	168	561	13316	30.3	0.05
心悸	40	151	1327	12550	27.8	0.04
尿黄赤	36	155	1152	12725	27.1	0.04
尿血	11	180	194	13683	25.0	0.04
面色红	13	178	271	13606	22.4	0.04
口渴	17	174	439	13438	19.8	0.04
无苔	14	177	333	13544	19.0	0.04
口干	31	160	1102	12775	17.5	0.04
舌干	15	176	424	13453	14.3	0.03
咽干	16	175	488	13389	12.9	0.03
多梦	17	174	546	13331	12.1	0.03
少苔	10	181	293	13584	8.7	0.02
便干	27	164	1273	12604	5.5	0.02
耳鸣	14	177	590	13287	4.3	0.02

注：a代表在数据库中有该症状并且同时诊断为心火炽盛证的医案频数（个）；b代表在数据库中没有这一症状但诊断为心火炽盛证的医案频数（个）；c代表在数据库中有这一症状但没有诊断为心火炽盛证的医案频数（个）；d代表在数据库中没有该症状并且没有诊断为心火炽盛证的医案频数（个）。

（二）热入心包证

热入心包证常见的症状有谵语、神识昏蒙、壮热、黄苔等，详见表3-6。

表3-6 热入心包证常见症状统计表

症状	a	b	c	d	χ^2值	Φ值
谵语	10	13	69	13976	759.9	0.23
神识昏蒙	20	3	477	13568	470.5	0.18

症状	a	b	c	d	χ^2值	Φ值
壮热	13	10	244	13801	384.3	0.17
黄苔	10	13	2026	12019	15.7	0.03

说明：a代表在数据库中有该症状并且同时诊断为热入心包证的医案频数（个），b代表在数据库中没有这一症状但诊断为热入心包证的医案频数（个），c代表在数据库中有这一症状但没有诊断为热入心包证的医案频数（个），d代表在数据库中没有该症状并且没有诊断为热入心包证的医案频数（个）。

六、心脉痹阻证

心脉痹阻证常见的症状有胸背彻痛、气短、胸闷、呼吸困难、心悸、舌生瘀斑、舌质暗、肢冷、乏力、不寐、口干、红绛舌等，详见表3-7。

表3-7　心脉痹阻证常见症状统计表

症状	a	b	c	d	χ^2值	Φ值
胸背彻痛	13	57	41	13957	608.6	0.21
气短	33	37	688	13310	255.4	0.13
胸闷	38	32	1027	12971	219.4	0.12
呼吸困难	14	56	151	13847	215.1	0.12
心悸	42	28	1325	12673	202.8	0.12
舌生瘀斑	13	57	147	13851	190.2	0.12
舌质暗	23	47	627	13371	127.3	0.10
肢冷	11	59	651	13347	19.0	0.04
乏力	21	49	1919	12079	15.5	0.03
不寐	19	51	1947	12051	10.1	0.03
口干	12	58	1121	12877	7.8	0.02
红绛舌	23	47	3012	10986	5.3	0.02

注：a代表在数据库中有该症状并且同时诊断为心脉痹阻证的医案频数（个）；b代表在数据库中没有这一症状但诊断为心脉痹阻证的医案频数（个）；c代表在数据库中有这一症状但没有诊断为心脉痹阻证的医案频数（个）；d代表在数据库中没有该症状并且没有诊断为心脉痹阻证的医案频数（个）。

七、水气凌心证

水气凌心证常见的症状有心悸、遍身浮肿、小便量少、胸闷、喘、气短、白苔、头晕等，详见表3-8。

表 3-8 水气凌心证常见症状统计表

症状	a	b	c	d	χ^2 值	Φ 值
心悸	27	9	1340	12692	175.3	0.11
遍身浮肿	10	26	276	13756	120.1	0.09
小便量少	13	23	889	13143	53.1	0.06
胸闷	13	23	1052	12980	42.0	0.05
喘	10	26	697	13335	39.1	0.05
气短	10	26	711	13321	38.1	0.05
白苔	14	22	2587	11445	10.0	0.03
头晕	10	26	2102	11930	4.6	0.02

注：a 代表在数据库中有该症状并且同时诊断为水气凌心证的医案频数（个）；b 代表在数据库中没有这一症状但诊断为水气凌心证的医案频数（个）；c 代表在数据库中有这一症状但没有诊断为水气凌心证的医案频数（个）；d 代表在数据库中没有该症状并且没有诊断为水气凌心证的医案频数（个）。

八、痰迷心窍证

痰迷心窍证常见的症状有神识昏蒙、表情淡漠、黏腻苔、滑脉、黄苔、心烦等，详见表 3-9。

表 3-9 痰迷心窍证常见症状统计表

症状	a	b	c	d	χ^2 值	Φ 值
神识昏蒙	33	32	464	13539	427.5	0.17
表情淡漠	10	55	73	13930	243.7	0.13
黏腻苔	21	44	1611	12392	27.3	0.04
滑脉	13	52	787	13216	24.9	0.04
黄苔	17	48	2019	11984	7.2	0.02
心烦	12	53	1321	12682	6.1	0.02

注：a 代表在数据库中有该症状并且同时诊断为痰迷心窍证的医案频数（个）；b 代表在数据库中没有这一症状但诊断为痰迷心窍证的医案频数（个）；c 代表在数据库中有这一症状但没有诊断为痰迷心窍证的医案频数（个）；d 代表在数据库中没有该症状并且没有诊断为痰迷心窍证的医案频数（个）。

第二节　肝系统单元证常见症状

肝系统单元证（8 个）：肝气郁结、肝血虚、肝气上逆、肝火炽盛、肝风内动、肝阴虚（肝阳上亢）、胆火、肝胆湿热。

一、肝气郁结证

肝气郁结证常见的症状有乳房胀痛、胁部胀痛、乳房肿块、胁痛、闷闷不乐、肿块压痛、弦脉、急躁易怒、胁胀、肿块坚硬、月经血块、舌质暗、沉默寡言、肿块推之可移、嗳气、月经紫暗、不孕、太息、月经后期、腹胀、胸部胀痛、胁部阵发痛、少腹疼痛、月经先后无定期、肿块疼痛、闭经、厌油腻、白睛黄染、脘痞、咽如物梗且吐咽不解、单腹胀大、月经量少、胸闷、易悲、泛酸、薄苔、舌润、舌生瘀斑、月经不调、恶心、口苦、胁部刺痛、涩脉、胁部隐痛、腹部癥瘕、胃脘痛、胃脘胀痛、厌食、呃逆、大便不爽、白苔、黏腻苔、精神恍惚、胸满、黄苔、心烦、舌脉怒张、表情淡漠、皮肤色黄、哭笑无常、小腹疼痛、目光呆滞、小腹胀、腹露青筋、淡红舌、月经先期、面黄晦暗、呕吐酸水、少腹胀、沉脉、红绛舌、面色晦暗、腹部胀痛、恶寒发热、躁动不安、紫舌、胃胀、不寐、小便淡黄、腹痛、月经量多、胃脘灼热、面色苍黄、呕吐苦水、大便时干时稀、周身沉重、尿黄赤等，详见表3-10。

表3-10 肝气郁结证常见症状统计表

症状	a	b	c	d	χ^2 值	Φ 值
乳房胀痛	80	1067	68	12853	420.8	0.17
胁部胀痛	81	1066	103	12818	320.3	0.15
乳房肿块	38	1109	13	12908	301.0	0.15
胁痛	122	1025	321	12600	229.6	0.13
闷闷不乐	55	1092	76	12845	202.1	0.12
肿块压痛	20	1127	4	12917	181.5	0.11
弦脉	305	842	1691	11230	157.8	0.11
急躁易怒	112	1035	373	12548	149.7	0.10
胁胀	73	1074	189	12732	138.5	0.10
肿块坚硬	25	1122	25	12896	117.3	0.09
月经血块	68	1079	198	12723	109.8	0.09
舌质暗	121	1026	529	12392	99.6	0.08
沉默寡言	19	1128	17	12904	96.0	0.08
肿块推之可移	14	1133	8	12913	90.6	0.08
嗳气	75	1072	270	12651	87.2	0.08
月经紫暗	64	1083	209	12712	86.9	0.08
不孕	50	1097	155	12766	73.2	0.07
太息	32	1115	71	12850	72.8	0.07
月经后期	67	1080	257	12664	69.5	0.07

症状	a	b	c	d	χ^2值	Φ值
腹胀	166	981	970	11951	68.9	0.07
胸部胀痛	20	1127	32	12889	64.0	0.07
胁部阵发痛	11	1136	8	12913	62.9	0.07
少腹疼痛	45	1102	154	12767	56.4	0.06
月经先后无定期	29	1118	75	12846	54.5	0.06
肿块疼痛	10	1137	8	12913	54.1	0.06
闭经	45	1102	169	12752	48.1	0.06
厌油腻	19	1128	40	12881	45.8	0.06
白睛黄染	40	1107	145	12776	45.4	0.06
脘痞	107	1040	625	12296	43.1	0.06
咽如物梗且吐咽不解	23	1124	62	12859	40.8	0.05
单腹胀大	53	1094	240	12681	39.4	0.05
月经量少	57	1090	268	12653	39.1	0.05
胸闷	139	1008	926	11995	36.9	0.05
易悲	16	1131	35	12886	36.9	0.05
泛酸	44	1103	188	12733	36.8	0.05
薄苔	257	890	2042	10879	33.6	0.05
舌润	28	1119	104	12817	30.3	0.05
舌生瘀斑	32	1115	128	12793	30.3	0.05
月经不调	25	1122	89	12832	29.1	0.05
恶心	108	1039	729	12192	26.8	0.04
口苦	92	1055	598	12323	26.0	0.04
胁部刺痛	12	1135	28	12893	25.6	0.04
涩脉	37	1110	173	12748	25.5	0.04
胁部隐痛	21	1126	73	12848	25.4	0.04
腹部徵瘕	18	1129	61	12860	22.7	0.04
胃脘痛	64	1083	387	12534	22.7	0.04
胃脘胀痛	30	1117	136	12785	22.1	0.04
厌食	174	973	1378	11543	21.8	0.04
呃逆	39	1108	200	12721	21.6	0.04
大便不爽	33	1114	165	12756	19.4	0.04
白苔	267	880	2334	10587	19.0	0.04
黏腻苔	178	969	1454	11467	18.7	0.04
精神恍惚	22	1125	95	12826	17.9	0.04
胸满	35	1112	187	12734	17.5	0.04
黄苔	213	934	1823	11098	16.9	0.03

第三章 单元证常见症状的统计分析

症状	a	b	c	d	χ^2值	Φ值
心烦	147	1000	1186	11735	16.2	0.03
舌脉怒张	10	1137	30	12891	15.2	0.03
表情淡漠	16	1131	67	12854	13.8	0.03
皮肤色黄	21	1126	103	12818	12.9	0.03
哭笑无常	12	1135	46	12875	12.2	0.03
小腹疼痛	29	1118	165	12756	12.1	0.03
目光呆滞	16	1131	75	12846	10.9	0.03
小腹胀	21	1126	112	12809	10.5	0.03
腹露青筋	12	1135	51	12870	10.0	0.03
淡红舌	85	1062	675	12246	9.9	0.03
月经先期	25	1122	147	12774	9.5	0.03
面黄晦暗	14	1133	68	12853	8.8	0.02
呕吐酸水	18	1129	99	12822	8.2	0.02
少腹胀	22	1125	130	12791	8.2	0.02
沉脉	126	1021	1099	11822	8.1	0.02
红绛舌	285	862	2750	10171	7.9	0.02
面色晦暗	26	1121	164	12757	7.9	0.02
腹部胀痛	11	1136	52	12869	7.3	0.02
恶寒发热	34	1113	236	12685	7.2	0.02
躁动不安	65	1082	519	12402	7.2	0.02
紫舌	17	1130	99	12822	6.6	0.02
胃胀	29	1118	198	12723	6.6	0.02
不寐	187	960	1779	11142	5.6	0.02
小便淡黄	11	1136	59	12862	5.4	0.02
腹痛	72	1075	616	12305	5.2	0.02
月经量多	36	1111	274	12647	5.1	0.02
胃脘灼热	13	1134	77	12844	4.8	0.02
面色苍黄	13	1134	78	12843	4.6	0.02
呕吐苦水	11	1136	64	12857	4.3	0.02
大便时干时稀	12	1135	72	12849	4.2	0.02
周身沉重	16	1131	106	12815	4.0	0.02
尿黄赤	115	1032	1073	11848	4.0	0.02

注：a代表在数据库中有该症状并且同时诊断为肝气郁结证的医案频数（个）；b代表在数据库中没有这一症状但诊断为肝气郁结证的医案频数（个）；c代表在数据库中有这一症状但没有诊断为肝气郁结证的医案频数（个）；d代表在数据库中没有该症状并且没有诊断为肝气郁结证的医案频数（个）。

中医「单元证」辨证研究

二、肝血虚证

肝血虚证常见的症状有目昏、目眩、头晕、弦脉、不寐、多梦、面色无华、细脉、淡红舌、心悸等，详见表3-11。

表3-11 肝血虚证常见症状统计表

症状	a	b	c	d	χ^2值	Φ值
目昏	14	95	303	13656	55.9	0.06
目眩	20	89	791	13168	32.0	0.05
头晕	37	72	2075	11884	30.9	0.05
弦脉	27	82	1969	11990	10.1	0.03
不寐	26	83	1940	12019	8.9	0.03
多梦	10	99	553	13406	7.6	0.02
面色无华	13	96	809	13150	7.4	0.02
细脉	24	85	1849	12110	7.2	0.02
淡红舌	12	97	748	13211	6.8	0.02
心悸	17	92	1350	12609	4.3	0.02

注：a代表在数据库中有该症状并且同时诊断为肝血虚证的医案频数（个）；b代表在数据库中没有这一症状但诊断为肝血虚证的医案频数（个）；c代表在数据库中有这一症状但没有诊断为肝血虚证的医案频数（个）；d代表在数据库中没有该症状并且没有诊断为肝血虚证的医案频数（个）。

三、肝气上逆证

肝气上逆证常见的症状有胸闷、恶心、头晕等，详见表3-12。

表3-12 肝气上逆证常见症状统计表

症状	a	b	c	d	χ^2值	Φ值
胸闷	13	64	1052	12939	9.6	0.03
恶心	10	67	827	13164	6.9	0.02
头晕	19	58	2093	11898	5.7	0.02

注：a代表在数据库中有该症状并且同时诊断为肝气上逆证的医案频数（个）；b代表在数据库中没有这一症状但诊断为肝气上逆证的医案频数（个）；c代表在数据库中有这一症状但没有诊断为肝气上逆证的医案频数（个）；d代表在数据库中没有该症状并且没有诊断为肝气上逆证的医案频数（个）。

四、肝火炽盛证

肝火炽盛证常见的症状有目赤、流泪、眵多、吐血、目痛、畏光、偏头痛、急躁易怒、头痛、鼻衄、心烦、有力脉、面色红、皮肤瘙痒、目昏、躁动不安、头晕、胸中炽热、红绛舌、便干、齿衄、咳血、神识昏蒙、口苦、目眩、头胀、数脉、咽干等，详见表3-13。

表3-13　肝火炽盛证常见症状统计表

症状	a	b	c	d	χ^2值	Φ值
目赤	36	589	156	13287	93.9	0.08
流泪	16	609	50	13393	61.2	0.07
眵多	11	614	26	13417	55.9	0.06
吐血	28	597	149	13294	54.6	0.06
目痛	19	606	84	13359	47.9	0.06
畏光	11	614	33	13410	43.9	0.06
偏头痛	16	609	71	13372	40.1	0.05
急躁易怒	49	576	436	13007	37.9	0.05
头痛	69	556	761	12682	31.1	0.05
鼻衄	23	602	171	13272	25.5	0.04
心烦	95	530	1238	12205	25.0	0.04
有力脉	20	605	147	13296	22.6	0.04
面色红	28	597	256	13187	20.0	0.04
皮肤瘙痒	16	609	120	13323	17.3	0.04
目昏	28	597	289	13154	14.7	0.03
躁动不安	44	581	540	12903	13.7	0.03
头晕	126	499	1986	11457	13.6	0.03
胸中炽热	10	615	71	13372	12.0	0.03
红绛舌	167	458	2868	10575	10.2	0.03
便干	80	545	1220	12223	9.9	0.03
齿衄	11	614	94	13349	9.1	0.03
咳血	29	596	376	13067	7.3	0.02
神识昏蒙	34	591	463	12980	7.0	0.02
口苦	44	581	646	12797	6.4	0.02
目眩	50	575	761	12682	6.0	0.02

症状	a	b	c	d	χ^2 值	Φ 值
头胀	11	614	112	13331	5.9	0.02
数脉	89	536	1505	11938	5.5	0.02
咽干	32	593	472	12971	4.5	0.02

注：a代表在数据库中有该症状并且同时诊断为肝火炽盛证的医案频数（个）；b代表在数据库中没有这一症状但诊断为肝火炽盛证的医案频数（个）；c代表在数据库中有这一症状但没有诊断为肝火炽盛证的医案频数（个）；d代表在数据库中没有该症状并且没有诊断为肝火炽盛证的医案频数（个）。

五、肝风内动证

肝风内动证常见的症状有抽搐、神识昏蒙、口角㖞斜、口眼㖞斜、眼㖞斜、语言謇涩、四肢抽搐、项强、口噤、突然昏倒、四肢振颤、头摇不定、舌强、角弓反张、偏头痛、四肢麻木、右半身不遂、半身不遂、左半身麻木、目眩、两目上视、舌歪、失语、左半身不遂、头晕、不语、小便失禁、口角流涎、筋脉拘急、头痛、壮热、四肢活动不利、反应迟钝、瞪目直视、面色红、喉中痰鸣、指纹色青、躁动不安、耳聋、面色潮红、耳鸣、目闭不开、肥胖、谵语、呕吐痰涎、弦脉、手麻、大汗、精神恍惚、目昏、大脉、嗜睡等，详见表3-14。

表3-14 肝风内动证常见症状统计表

症状	a	b	c	d	χ^2 值	Φ 值
抽搐	74	507	131	13356	536.9	0.20
神识昏蒙	114	467	383	13104	460.3	0.18
口角㖞斜	48	533	58	13429	456.8	0.18
口眼㖞斜	36	545	38	13449	372.4	0.16
眼㖞斜	34	547	39	13448	333.9	0.15
语言謇涩	55	526	120	13367	333.5	0.15
四肢抽搐	41	540	63	13424	329.6	0.15
项强	35	546	49	13438	300.7	0.15
口噤	37	544	67	13420	261.7	0.14
突然昏倒	50	531	143	13344	234.4	0.13
四肢振颤	31	550	57	13430	216.3	0.12
头摇不定	18	563	17	13470	198.3	0.12
舌强	29	552	64	13423	173.0	0.11
角弓反张	13	568	10	13477	159.7	0.11
偏头痛	25	556	62	13425	133.9	0.10

症状	a	b	c	d	χ^2值	Φ值
四肢麻木	40	541	160	13327	129.1	0.10
右半身不遂	18	563	32	13455	128.7	0.10
半身不遂	13	568	15	13472	126.8	0.09
左半身麻木	12	569	13	13474	121.7	0.09
目眩	94	487	717	12770	121.0	0.09
两目上视	18	563	39	13448	108.9	0.09
舌歪	10	571	11	13476	100.5	0.08
失语	10	571	11	13476	100.5	0.08
左半身不遂	15	566	30	13457	97.2	0.08
头晕	169	412	1943	11544	94.1	0.08
不语	16	565	50	13437	67.7	0.07
小便失禁	24	557	114	13373	61.9	0.07
口角流涎	16	565	64	13423	51.2	0.06
筋脉拘急	15	566	57	13430	51.0	0.06
头痛	73	508	757	12730	48.5	0.06
壮热	32	549	225	13262	45.8	0.06
四肢活动不利	21	560	122	13365	40.7	0.05
反应迟钝	12	569	46	13441	40.3	0.05
瞪目直视	12	569	49	13438	37.4	0.05
面色红	29	552	255	13232	27.1	0.04
喉中痰鸣	21	560	159	13328	26.2	0.04
指纹色青	10	571	47	13440	26.0	0.04
躁动不安	47	534	537	12950	23.6	0.04
耳聋	16	565	115	13372	21.8	0.04
面色潮红	10	571	56	13431	20.3	0.04
耳鸣	45	536	559	12928	17.6	0.04
目闭不开	10	571	66	13421	15.7	0.03
肥胖	21	560	205	13282	15.5	0.03
谵语	10	571	69	13418	14.6	0.03
呕吐痰涎	16	565	145	13342	13.9	0.03
弦脉	113	468	1883	11604	13.8	0.03
手麻	10	571	81	13406	10.9	0.03
大汗	23	558	279	13208	9.5	0.03
精神恍惚	11	570	106	13381	8.3	0.02
目昏	22	559	295	13192	6.5	0.02
大脉	17	564	215	13272	6.1	0.02
嗜睡	14	567	170	13317	5.7	0.02

注：a代表在数据库中有该症状并且同时诊断为肝风内动证的医案频数（个）；b代表在数据库中没有这一症状但诊断为肝风内动证的医案频数（个）；c代表在数据库中有这一症状但没有诊断为肝风内动证的医案频数（个）；d代表在数据库中没有该症状并且没有诊断为肝风内动证的医案频数（个）。

中医『单元证』辨证研究

六、肝阴虚（肝阳上亢）证

（一）肝阴虚证

　　肝阴虚证常见的症状有目涩、鼻衄、月经先期、耳鸣、头昏、头晕、目眩、心悸、红绛舌、弦脉、不寐等，详见表3-15。

表3-15　肝阴虚证常见症状统计表

症状	a	b	c	d	χ^2值	Φ值
目涩	11	171	90	13796	73.4	0.07
鼻衄	12	170	182	13704	36.9	0.05
月经先期	11	171	161	13725	35.5	0.05
耳鸣	20	162	584	13302	20.1	0.04
头昏	18	164	509	13377	19.3	0.04
头晕	44	138	2068	11818	12.1	0.03
目眩	19	163	792	13094	7.4	0.02
心悸	28	154	1339	12547	6.8	0.02
红绛舌	53	129	2982	10904	6.2	0.02
弦脉	36	146	1960	11926	4.7	0.02
不寐	35	147	1931	11955	4.2	0.02

　　注：a代表在数据库中有该症状并且同时诊断为肝阴虚证的医案频数（个）；b代表在数据库中没有这一症状但诊断为肝阴虚证的医案频数（个）；c代表在数据库中有这一症状但没有诊断为肝阴虚证的医案频数（个）；d代表在数据库中没有该症状并且没有诊断为肝阴虚证的医案频数（个）。

（二）肝阳上亢证

　　肝阳上亢证常见的症状有头晕、头部胀痛、头痛、耳鸣、目眩、不寐、面色潮红、弦脉、急躁易怒、目酸胀、红绛舌、心烦、多梦、突然昏倒、目昏、有力脉、语言謇涩、四肢麻木、面色红、手麻、躁动不安、口干、头胀、口角㖞斜、心悸、口苦、耳聋、恶心、目赤、头昏、肥胖、黄苔、咽干、健忘等，详见表3-16。

表3-16　肝阳上亢证常见症状统计表

症状	a	b	c	d	χ^2值	Φ值
头晕	180	140	1932	11816	436.4	0.18
头部胀痛	27	293	67	13681	297.8	0.15

症状	a	b	c	d	χ^2 值	Φ 值
头痛	72	248	758	12990	162.5	0.11
耳鸣	59	261	545	13203	159.4	0.11
目眩	69	251	742	13006	150.4	0.10
不寐	119	201	1847	11901	146.8	0.10
面色潮红	14	306	52	13696	107.0	0.09
弦脉	103	217	1893	11855	87.1	0.08
急躁易怒	39	281	446	13302	75.1	0.07
目酸胀	12	308	55	13693	74.0	0.07
红绛舌	127	193	2908	10840	63.5	0.07
心烦	71	249	1262	12486	61.7	0.07
多梦	39	281	524	13224	57.1	0.06
突然昏倒	18	302	175	13573	43.8	0.06
目昏	24	296	293	13455	40.9	0.05
有力脉	16	304	151	13597	40.6	0.05
语言謇涩	16	304	159	13589	37.6	0.05
四肢麻木	17	303	183	13565	35.4	0.05
面色红	21	299	263	13485	34.2	0.05
手麻	10	310	81	13667	31.3	0.05
躁动不安	32	288	552	13196	28.2	0.04
口干	51	269	1082	12666	27.5	0.04
头胀	11	309	112	13636	24.8	0.04
口角㖞斜	10	310	96	13652	24.6	0.04
心悸	57	263	1310	12438	24.5	0.04
口苦	34	286	656	13092	23.0	0.04
耳聋	11	309	120	13628	22.3	0.04
恶心	38	282	799	12949	20.5	0.04
目赤	13	307	179	13569	17.7	0.04
头昏	24	296	503	13245	12.8	0.03
肥胖	13	307	213	13535	12.5	0.03
黄苔	68	252	1968	11780	12.2	0.03
咽干	22	298	482	13266	10.3	0.03
健忘	10	310	184	13564	7.3	0.02

注：a 代表在数据库中有该症状并且同时诊断为肝阳上亢证的医案频数（个）；b 代表在数据库中没有这一症状但诊断为肝阳上亢证的医案频数（个）；c 代表在数据库中有这一症状但没有诊断为肝阳上亢证的医案频数（个）；d 代表在数据库中没有该症状并且没有诊断为肝阳上亢证的医案频数（个）。

七、胆火证

胆火证常见的症状为鼻流浊涕，详见表3-17。

表3-17 胆火证常见症状统计表

症状	a	b	c	d	χ^2值	Φ值
鼻流浊涕	11	52	33	13972	596.8	0.21

注：a代表在数据库中有该症状并且同时诊断为胆火证的医案频数（个）；b代表在数据库中没有这一症状但诊断为胆火证的医案频数（个）；c代表在数据库中有这一症状但没有诊断为胆火证的医案频数（个）；d代表在数据库中没有该症状并且没有诊断为胆火证的医案频数（个）。

八、肝胆湿热证

肝胆湿热证常见的症状为白睛黄染、皮肤色黄、尿黄赤、口苦、恶心、胁痛、黄苔、黏腻苔、便干、红绛舌、口干、厚苔、厌食、大便次数少、大便艰难、急躁易怒、呕吐、腹胀、食少、面色黄、弦脉等，详见表3-18。

表3-18 肝胆湿热证常见症状统计表

症状	a	b	c	d	χ^2值	Φ值
白睛黄染	42	73	143	13810	1107.4	0.28
皮肤色黄	26	89	98	13855	626.5	0.21
尿黄赤	65	50	1123	12830	346.6	0.16
口苦	43	72	647	13306	262.4	0.14
恶心	30	85	807	13146	84.0	0.08
胁痛	19	96	424	13529	68.0	0.07
黄苔	47	68	1989	11964	65.3	0.07
黏腻苔	36	79	1596	12357	43.9	0.06
便干	27	88	1273	12680	28.0	0.04
红绛舌	48	67	2987	10966	27.9	0.04
口干	24	91	1109	12844	25.7	0.04
厚苔	13	102	450	13503	23.4	0.04
厌食	28	87	1524	12429	20.9	0.04
大便次数少	16	99	704	13249	18.5	0.04
大便艰难	12	103	532	13421	13.5	0.03
急躁易怒	11	104	474	13479	13.0	0.03

症状	a	b	c	d	χ^2值	Φ值
呕吐	16	99	833	13120	12.7	0.03
腹胀	18	97	1118	12835	9.0	0.03
食少	23	92	1667	12286	7.0	0.02
面色黄	12	103	743	13210	5.9	0.02
弦脉	25	90	1971	11982	5.4	0.02

注：a代表在数据库中有该症状并且同时诊断为肝胆湿热证的医案频数（个）；b代表在数据库中没有这一症状但诊断为肝胆湿热证的医案频数（个）；c代表在数据库中有这一症状但没有诊断为肝胆湿热证的医案频数（个）；d代表在数据库中没有该症状并且没有诊断为肝胆湿热证的医案频数（个）。

第三节　脾系统单元证常见症状

脾系统单元证（7个）：脾气虚（脾不统血、脾气下陷）、脾阳虚、湿邪困脾、胃火炽盛、胃气上逆、胃阳虚、胃阴虚。

一、脾气虚（脾不统血/脾气下陷）证

（一）脾气虚证

脾气虚证常见的症状有面色无华、乏力、淡白舌、胖大舌、白苔、大便次数多、大便稀、胃脘胀痛、面色黄、神疲、缓脉、厌食、消瘦、薄苔、带下量多、淡红舌、口淡乏味、面色苍白、沉脉、四肢无力、面部浮肿、畏寒等，详见表3-19。

表3-19　脾气虚证常见症状统计表

症状	a	b	c	d	χ^2值	Φ值
面色无华	41	188	781	13058	61.6	0.07
乏力	72	157	1868	11971	61.0	0.07
淡白舌	62	167	1519	12320	58.5	0.06
胖大舌	28	201	447	13392	55.9	0.06
白苔	85	144	2516	11323	53.6	0.06
大便次数多	32	197	584	13255	51.2	0.06
大便稀	64	165	1740	12099	47.6	0.06

中医「单元证」辨证研究

症状	a	b	c	d	χ^2 值	Φ 值
胃脘胀痛	11	218	155	13684	26.2	0.04
面色黄	29	200	726	13113	24.4	0.04
神疲	49	180	1614	12225	20.5	0.04
缓脉	15	214	306	13533	19.0	0.04
厌食	43	186	1509	12330	14.2	0.03
消瘦	36	193	1195	12644	14.2	0.03
薄苔	55	174	2244	11595	10.0	0.03
带下量多	13	216	346	13493	9.1	0.03
淡红舌	22	207	738	13101	8.1	0.02
口淡乏味	13	216	369	13470	7.7	0.02
面色苍白	12	217	334	13505	7.5	0.02
沉脉	30	199	1195	12644	5.7	0.02
四肢无力	11	218	333	13506	5.4	0.02
面部浮肿	12	217	411	13428	4.0	0.02
畏寒	12	217	414	13425	3.9	0.02

注：a代表在数据库中有该症状并且同时诊断为脾气虚证的医案频数（个）；b代表在数据库中没有这一症状但诊断为脾气虚证的医案频数（个）；c代表在数据库中有这一症状但没有诊断为脾气虚证的医案频数（个）；d代表在数据库中没有该症状并且没有诊断为脾气虚证的医案频数（个）。

（二）脾不统血证

脾不统血证常见的症状有斑紫暗、便血、月经量多、经期延长、面色㿠白、面色无华、神疲、心悸、淡白舌、白苔等，详见表3-20。

表3-20 脾不统血证常见症状统计表

症状	a	b	c	d	χ^2 值	Φ 值
斑紫暗	12	68	57	13931	347.0	0.16
便血	16	64	189	13799	192.7	0.12
月经量多	15	65	295	13693	102.2	0.09
经期延长	12	68	225	13763	86.1	0.08
面色㿠白	10	70	290	13698	41.4	0.05
面色无华	12	68	810	13178	12.3	0.03
神疲	18	62	1645	12343	8.8	0.03

症状	a	b	c	d	χ^2值	Φ值
心悸	15	65	1352	12636	7.5	0.02
淡白舌	16	64	1565	12423	6.2	0.02
白苔	22	58	2579	11409	4.3	0.02

注：a代表在数据库中有该症状并且同时诊断为脾不统血证的医案频数（个）；b代表在数据库中没有这一症状但诊断为脾不统血证的医案频数（个）；c代表在数据库中有这一症状但没有诊断为脾不统血证的医案频数（个）；d代表在数据库中没有该症状并且没有诊断为脾不统血证的医案频数（个）。

（三）脾气下陷证

脾气下陷证常见的症状有大便稀、淡白舌、乏力、沉脉、白苔等，详见表3-21。

表3-21　脾气下陷证常见症状统计表

症状	a	b	c	d	χ^2值	Φ值
大便稀	19	32	1785	12232	27.3	0.04
淡白舌	16	35	1565	12452	20.8	0.04
乏力	15	36	1925	12092	10.5	0.03
沉脉	10	41	1215	12802	7.7	0.02
白苔	16	35	2585	11432	5.6	0.02

注：a代表在数据库中有该症状并且同时诊断为脾气下陷证的医案频数（个）；b代表在数据库中没有这一症状但诊断为脾气下陷证的医案频数（个）；c代表在数据库中有这一症状但没有诊断为脾气下陷证的医案频数（个）；d代表在数据库中没有该症状并且没有诊断为脾气下陷证的医案频数（个）。

二、脾阳虚证

脾阳虚证常见的症状有大便稀、肢冷、大便次数多、腹胀、滑苔、淡白舌、腹痛、神疲、厌食、面色黄、肠鸣、大便胶冻、白苔、脘痞、单腹胀大、食少、沉脉、四肢无力、面色苍白、面色无华、弱脉、畏寒、濡脉、消瘦、面部浮肿、乏力、下肢浮肿、呕吐、细脉等，详见表3-22。

表3-22　脾阳虚证常见症状统计表

症状	a	b	c	d	χ^2值	Φ值
大便稀	90	120	1714	12144	172.0	0.11
肢冷	40	170	622	13236	97.8	0.08

症状	a	b	c	d	χ^2 值	Φ 值
大便次数多	37	173	579	13279	89.3	0.08
腹胀	42	168	1094	12764	40.8	0.05
滑苔	14	196	191	13667	40.3	0.05
淡白舌	52	158	1529	12329	39.1	0.05
腹痛	29	181	659	13199	36.5	0.05
神疲	50	160	1613	12245	29.4	0.05
厌食	47	163	1505	12353	28.0	0.04
面色黄	28	182	727	13131	26.6	0.04
肠鸣	14	196	251	13607	26.4	0.04
大便胶冻	13	197	241	13617	23.1	0.04
白苔	63	147	2538	11320	18.7	0.04
脘痞	23	187	709	13149	14.3	0.03
单腹胀大	12	198	281	13577	13.8	0.03
食少	42	168	1648	12210	12.9	0.03
沉脉	31	179	1194	12664	9.8	0.03
四肢无力	12	198	332	13526	9.6	0.03
面色苍白	12	198	334	13524	9.4	0.03
面色无华	22	188	800	13058	8.3	0.02
弱脉	15	195	487	13371	7.9	0.02
畏寒	13	197	413	13445	7.3	0.02
濡脉	11	199	347	13511	6.2	0.02
消瘦	28	182	1203	12655	5.6	0.02
面部浮肿	12	198	411	13447	5.4	0.02
乏力	40	170	1900	11958	5.0	0.02
下肢浮肿	11	199	379	13479	4.8	0.02
呕吐	20	190	829	13029	4.6	0.02
细脉	38	172	1835	12023	4.2	0.02

注：a 代表在数据库中有该症状并且同时诊断为脾阳虚证的医案频数（个）；b 代表在数据库中没有这一症状但诊断为脾阳虚证的医案频数（个）；c 代表在数据库中有这一症状但没有诊断为脾阳虚证的医案频数（个）；d 代表在数据库中没有该症状并且没有诊断为脾阳虚证的医案频数（个）。

三、湿邪困脾证

　　湿邪困脾证常见的症状有皮肤瘙痒、单腹胀大、白睛黄染、小便量少、口淡乏味、尿黄赤、面部浮肿、白苔、下肢浮肿、厚苔、黏腻苔、腹胀、厌食、大便稀、带下量多等，详见表3-23。

表3-23　湿邪困脾证常见症状统计表

症状	a	b	c	d	χ^2值	Φ值
皮肤瘙痒	12	184	124	13748	55.2	0.06
单腹胀大	15	181	278	13594	30.2	0.05
白睛黄染	10	186	175	13697	22.0	0.04
小便量少	26	170	876	12996	15.6	0.03
口淡乏味	14	182	368	13504	14.7	0.03
尿黄赤	30	166	1158	12714	12.1	0.03
面部浮肿	14	182	409	13463	11.7	0.03
白苔	54	142	2547	11325	10.8	0.03
下肢浮肿	12	184	378	13494	8.3	0.02
厚苔	13	183	450	13422	7.0	0.02
黏腻苔	34	162	1598	12274	6.4	0.02
腹胀	25	171	1111	12761	5.9	0.02
厌食	32	164	1520	12352	5.7	0.02
大便稀	36	160	1768	12104	5.5	0.02
带下量多	10	186	349	13523	5.2	0.02

注：a代表在数据库中有该症状并且同时诊断为湿邪困脾证的医案频数（个）；b代表在数据库中没有这一症状但诊断为湿邪困脾证的医案频数（个）；c代表在数据库中有这一症状但没有诊断为湿邪困脾证的医案频数（个）；d代表在数据库中没有该症状并且没有诊断为湿邪困脾证的医案频数（个）。

四、胃火炽盛证

胃火炽盛证常见的症状有牙龈疼痛、牙龈红肿、口臭、消谷善饥、口渴多饮、牙痛、口渴、大便次数少、齿衄、燥苔、口疮、便干、黄苔、壮热、尿黄赤、大便艰难、数脉、小便量多、发热、胃脘痛、呃逆、面色红、红绛舌、饮食不入、心烦、口干、躁动不安、厚苔、呕吐、口苦等，详见表3-24。

表3-24　胃火炽盛证常见症状统计表

症状	a	b	c	d	χ^2值	Φ值
牙龈疼痛	13	185	37	13833	218.7	0.12
牙龈红肿	13	185	48	13822	174.9	0.11
口臭	15	183	84	13786	135.7	0.10
消谷善饥	15	183	85	13785	134.1	0.10

症状	a	b	c	d	x^2 值	Φ值
口渴多饮	27	171	292	13578	117.1	0.09
牙痛	11	187	75	13795	80.8	0.08
口渴	27	171	429	13441	69.2	0.07
大便次数少	35	163	685	13185	65.2	0.07
齿衄	11	187	94	13776	62.7	0.07
燥苔	18	180	258	13612	53.1	0.06
口疮	13	185	153	13717	50.0	0.06
便干	46	152	1254	12616	46.9	0.06
黄苔	59	139	1977	11893	38.1	0.05
壮热	15	183	242	13628	37.0	0.05
尿黄赤	39	159	1149	12721	32.9	0.05
大便艰难	22	176	522	13348	28.4	0.04
数脉	46	152	1548	12322	28.3	0.04
小便量多	10	188	165	13705	23.7	0.04
发热	32	166	1036	12834	21.0	0.04
胃脘痛	17	181	434	13436	18.7	0.04
呃逆	11	187	228	13642	17.9	0.04
面色红	12	186	272	13598	16.6	0.03
红绛舌	66	132	2969	10901	16.4	0.03
饮食不入	11	187	254	13616	14.6	0.03
心烦	31	167	1302	12568	8.9	0.03
口干	27	171	1106	12764	8.5	0.02
躁动不安	16	182	568	13302	7.8	0.02
厚苔	13	185	450	13420	6.8	0.02
呕吐	20	178	829	13041	5.9	0.02
口苦	17	181	673	13197	5.8	0.02

注：a代表在数据库中有该症状并且同时诊断为胃火炽盛证的医案频数（个）；b代表在数据库中没有这一症状但诊断为胃火炽盛证的医案频数（个）；c代表在数据库中有这一症状但没有诊断为胃火炽盛证的医案频数（个）；d代表在数据库中没有该症状并且没有诊断为胃火炽盛证的医案频数（个）。

五、胃气上逆证

胃气上逆证常见的症状有呃逆、呕吐、食已则吐、胃胀、恶心、脘痞、嗳气、饮食不入、大便次数少、便干、胃脘痛、心烦、大便艰难等，详见表3-25。

表 3-25 胃气上逆证常见症状统计表

症状	a	b	c	d	χ^2 值	Φ 值
呃逆	27	109	212	13720	271.0	0.14
呕吐	45	91	804	13128	177.2	0.11
食已则吐	16	120	149	13783	132.9	0.10
胃胀	11	125	216	13716	36.3	0.05
恶心	23	113	814	13118	29.5	0.05
脘痞	21	115	711	13221	29.2	0.05
嗳气	13	123	332	13600	29.0	0.05
饮食不入	11	125	254	13678	28.6	0.05
大便次数少	20	116	700	13232	26.0	0.04
便干	25	111	1275	12657	13.7	0.03
胃脘痛	11	125	440	13492	10.5	0.03
心烦	22	114	1311	12621	7.2	0.02
大便艰难	10	126	534	13398	4.5	0.02

注：a代表在数据库中有该症状并且同时诊断为胃气上逆证的医案频数（个）；b代表在数据库中没有这一症状但诊断为胃气上逆证的医案频数（个）；c代表在数据库中有这一症状但没有诊断为胃气上逆证的医案频数（个）；d代表在数据库中没有该症状并且没有诊断为胃气上逆证的医案频数（个）。

六、胃阳虚证

胃阳虚证常见的症状有食已则吐、胃脘痛、脘痞、呕吐、厌食等，详见表 3-26。

表 3-26 胃阳虚证常见症状统计表

症状	a	b	c	d	χ^2 值	Φ 值
食已则吐	14	70	151	13833	175.0	0.11
胃脘痛	18	66	433	13551	90.4	0.08
脘痞	11	73	721	13263	10.7	0.03
呕吐	12	72	837	13147	10.1	0.03
厌食	15	69	1537	12447	4.0	0.02

注：a代表在数据库中有该症状并且同时诊断为胃阳虚证的医案频数（个）；b代表在数据库中没有这一症状但诊断为胃阳虚证的医案频数（个）；c代表在数据库中有这一症状但没有诊断为胃阳虚证的医案频数（个）；d代表在数据库中没有该症状并且没有诊断为胃阳虚证的医案频数（个）。

七、胃阴虚证

胃阴虚证常见的症状有口干、胃脘灼热、舌干、便干、剥苔、胃脘痛、红绛舌、胃脘隐痛、胃脘胀痛、泛酸、口渴、燥苔、少苔、咳血、大便次数少、无苔、大便艰难、消瘦、数脉、食少、尿黄赤等，详见表3-27。

表3-27 胃阴虚证常见症状统计表

症状	a	b	c	d	χ^2值	Φ值
口干	55	106	1078	12829	149.9	0.10
胃脘灼热	12	149	78	13829	118.9	0.09
舌干	25	136	414	13493	82.9	0.08
便干	48	113	1252	12655	82.2	0.08
剥苔	10	151	78	13829	81.7	0.08
胃脘痛	25	136	426	13481	79.7	0.08
红绛舌	78	83	2957	10950	69.5	0.07
胃脘隐痛	10	151	91	13816	68.9	0.07
胃脘胀痛	11	150	155	13752	44.6	0.06
泛酸	13	148	219	13688	41.5	0.05
口渴	16	145	440	13467	23.3	0.04
燥苔	11	150	265	13642	20.1	0.04
少苔	11	150	292	13615	16.9	0.03
咳血	13	148	392	13515	15.7	0.03
大便次数少	17	144	703	13204	9.9	0.03
无苔	10	151	337	13570	9.5	0.03
大便艰难	13	148	531	13376	7.8	0.02
消瘦	23	138	1208	12699	6.2	0.02
数脉	28	133	1566	12341	6.0	0.02
食少	29	132	1661	12246	5.5	0.02
尿黄赤	21	140	1167	12740	4.5	0.02

注：a代表在数据库中有该症状并且同时诊断为胃阴虚证的医案频数（个）；b代表在数据库中没有这一症状但诊断为胃阴虚证的医案频数（个）；c代表在数据库中有这一症状但没有诊断为胃阴虚证的医案频数（个）；d代表在数据库中没有该症状并且没有诊断为胃阴虚证的医案频数（个）。

第四节　肺系统单元证常见症状

肺系统单元证（7个）：风邪犯肺、风寒犯肺、风热犯肺、肺热、痰湿阻肺、肺气虚、肺阴虚。

一、风邪犯肺证

风邪犯肺证常见的症状有咳嗽、浮脉、发热等，详见表3-28。

表3-28　风邪犯肺证常见症状统计表

症状	a	b	c	d	χ^2值	Φ值
咳嗽	41	17	1860	12150	162.9	0.11
浮脉	10	48	238	13772	80.6	0.08
发热	10	48	1058	12952	7.7	0.02

注：a代表在数据库中有该症状并且同时诊断为风邪犯肺证的医案频数（个）；b代表在数据库中没有这一症状但诊断为风邪犯肺证的医案频数（个）；c代表在数据库中有这一症状但没有诊断为风邪犯肺证的医案频数（个）；d代表在数据库中没有该症状并且没有诊断为风邪犯肺证的医案频数（个）。

二、风寒犯肺证

风寒犯肺证常见的症状有咳嗽、喘、紧脉、无汗、浮脉、咳痰白、恶寒、呼吸急促、咳痰黏、发热、白苔、薄苔、胸闷等，详见表3-29。

表3-29　风寒犯肺证常见症状统计表

症状	a	b	c	d	χ^2值	Φ值
咳嗽	67	21	1834	12146	297.2	0.15
喘	34	54	673	13307	209.6	0.12
紧脉	11	77	77	13903	200.9	0.12
无汗	10	78	93	13887	137.7	0.10
浮脉	14	74	234	13746	102.3	0.09
咳痰白	10	78	154	13826	79.9	0.08
恶寒	12	76	253	13727	66.2	0.07

症状	a	b	c	d	χ^2 值	Φ值
呼吸急促	16	72	428	13552	65.4	0.07
咳痰黏	13	75	322	13658	58.5	0.06
发热	16	72	1052	12928	14.2	0.03
白苔	27	61	2574	11406	8.7	0.02
薄苔	23	65	2276	11704	6.2	0.02
胸闷	12	76	1053	12927	4.7	0.02

注：a代表在数据库中有该症状并且同时诊断为风寒犯肺证的医案频数（个）；b代表在数据库中没有这一症状但诊断为风寒犯肺证的医案频数（个）；c代表在数据库中有这一症状但没有诊断为风寒犯肺证的医案频数（个）；d代表在数据库中没有该症状并且没有诊断为风寒犯肺证的医案频数（个）。

三、风热犯肺证

风热犯肺证常见的症状有咳嗽、发热、咳痰黏、壮热、咽喉痛、无汗、咳痰黄、呼吸急促、恶寒、咳痰稠、尿黄赤、红绛舌、喘、浮脉、胸痛、黄苔、口渴、汗出、数脉、头痛、咽干、便干、小便量少、咳痰量多、咳血、大便次数少等，详见表3-30。

表3-30　风热犯肺证常见症状统计表

症状	a	b	c	d	χ^2 值	Φ值
咳嗽	95	43	1806	12124	365.0	0.16
发热	54	84	1014	12916	197.6	0.12
咳痰黏	23	115	312	13618	122.3	0.09
壮热	19	119	238	13692	110.8	0.09
咽喉痛	17	121	237	13693	86.9	0.08
无汗	10	128	93	13837	81.4	0.08
咳痰黄	11	127	120	13810	74.9	0.07
呼吸急促	22	116	422	13508	74.5	0.07
恶寒	16	122	249	13681	71.1	0.07
咳痰稠	11	127	155	13775	55.1	0.06
尿黄赤	33	105	1155	12775	43.1	0.06
红绛舌	61	77	2974	10956	42.2	0.05
喘	23	115	684	13246	39.6	0.05
浮脉	12	126	236	13694	38.7	0.05
胸痛	11	127	231	13699	32.2	0.05
黄苔	43	95	1993	11937	31.4	0.05

症状	a	b	c	d	χ^2值	Φ值
口渴	16	122	440	13490	31.0	0.05
汗出	13	125	335	13595	27.9	0.04
数脉	35	103	1559	12371	27.3	0.04
头痛	20	118	810	13120	18.5	0.04
咽干	14	124	490	13440	17.4	0.04
便干	25	113	1275	12655	13.1	0.03
小便量少	19	119	883	13047	12.6	0.03
咳痰量多	10	128	356	13574	11.9	0.03
咳血	10	128	395	13535	9.5	0.03
大便次数少	14	124	706	13224	7.3	0.02

注：a代表在数据库中有该症状并且同时诊断为风热犯肺证的医案频数（个）；b代表在数据库中没有这一症状但诊断为风热犯肺证的医案频数（个）；c代表在数据库中有这一症状但没有诊断为风热犯肺证的医案频数（个）；d代表在数据库中没有该症状并且没有诊断为风热犯肺证的医案频数（个）。

四、肺热证

肺热证常见的症状有咳嗽、咳痰黏、咳痰黄、咳痰腥、发热、鼻煽、喘、咳痰稠、壮热、呼吸急促、咳血、鼻塞、口渴、胸痛、喉中痰鸣、咳痰量多、恶寒、咽喉痛、汗出、浮脉、红绛舌、大便艰难、燥苔、口渴多饮、面色红、黄苔、舌干、数脉等，详见表3-31。

表3-31　肺热证常见症状统计表

症状	a	b	c	d	χ^2值	Φ值
咳嗽	131	103	1770	12064	367.3	0.16
咳痰黏	37	197	298	13536	184.7	0.11
咳痰黄	21	213	110	13724	166.9	0.11
咳痰腥	10	224	25	13809	155.3	0.11
发热	65	169	1003	12831	138.2	0.10
鼻煽	10	224	34	13800	119.7	0.09
喘	44	190	663	13171	94.6	0.08
咳痰稠	18	216	148	13686	86.5	0.08
壮热	23	211	234	13600	85.0	0.08
呼吸急促	30	204	414	13420	72.7	0.07
咳血	28	206	377	13457	70.3	0.07
鼻塞	13	221	115	13719	57.0	0.06

中医「单元证」辨证研究

症状	a	b	c	d	χ^2 值	Φ 值
口渴	27	207	429	13405	52.2	0.06
胸痛	18	216	224	13610	50.2	0.06
喉中痰鸣	13	221	167	13667	34.4	0.05
咳痰量多	20	214	346	13488	33.2	0.05
恶寒	15	219	250	13584	26.4	0.04
咽喉痛	12	222	242	13592	14.8	0.03
汗出	14	220	334	13500	12.1	0.03
浮脉	10	224	238	13596	8.7	0.02
红绛舌	68	166	2967	10867	7.9	0.02
大便艰难	17	217	527	13307	7.4	0.02
燥苔	10	224	266	13568	6.6	0.02
口渴多饮	11	223	308	13526	6.4	0.02
面色红	10	224	274	13560	6.1	0.02
黄苔	46	188	1990	11844	5.2	0.02
舌干	13	221	426	13408	4.7	0.02
数脉	36	198	1558	12276	3.9	0.02

注：a代表在数据库中有该症状并且同时诊断为肺热证的医案频数（个）；b代表在数据库中没有这一症状但诊断为肺热证的医案频数（个）；c代表在数据库中有这一症状但没有诊断为肺热证的医案频数（个）；d代表在数据库中没有该症状并且没有诊断为肺热证的医案频数（个）。

五、痰湿阻肺证

　　痰湿阻肺证常见的症状有咳嗽、喘、咳痰白、咳痰黏、咳痰量多、喉中痰鸣、哮鸣、咳痰稀、呼吸急促、胸闷、呼吸困难、口唇青紫、滑脉、发热、黏腻苔、舌质暗、食少等，详见表3-32。

表3-32　痰湿阻肺证常见症状统计表

症状	a	b	c	d	χ^2 值	Φ 值
咳嗽	96	27	1805	12140	442.2	0.18
喘	56	67	651	13294	426.5	0.17
咳痰白	22	101	142	13803	301.1	0.15
咳痰黏	29	94	306	13639	239.8	0.13
咳痰量多	27	96	339	13606	183.3	0.11
喉中痰鸣	18	105	162	13783	175.2	0.11
哮鸣	13	110	90	13855	165.2	0.11

症状	a	b	c	d	χ^2值	Φ值
咳痰稀	10	113	56	13889	156.0	0.11
呼吸急促	24	99	420	13525	108.6	0.09
胸闷	33	90	1032	12913	65.8	0.07
呼吸困难	11	112	154	13791	64.6	0.07
口唇青紫	10	113	178	13767	43.4	0.06
滑脉	22	101	778	13167	34.4	0.05
发热	20	103	1048	12897	13.3	0.03
黏腻苔	26	97	1606	12339	11.0	0.03
舌质暗	11	112	639	13306	5.3	0.02
食少	22	101	1668	12277	4.0	0.02

注：a代表在数据库中有该症状并且同时诊断为痰湿阻肺证的医案频数（个）；b代表在数据库中没有这一症状但诊断为痰湿阻肺证的医案频数（个）；c代表在数据库中有这一症状但没有诊断为痰湿阻肺证的医案频数（个）；d代表在数据库中没有该症状并且没有诊断为痰湿阻肺证的医案频数（个）。

六、肺气虚证

肺气虚证常见的症状有咳嗽、咳痰、喘、咳痰黏、汗出、咳血、咳痰量多、呼吸急促、气短、滑脉、弱脉、淡白舌等，详见表3-33。

表3-33　肺气虚证常见症状统计表

症状	a	b	c	d	χ^2值	Φ值
咳嗽	64	69	1837	12098	137.6	0.10
咳痰	13	120	177	13758	71.5	0.07
喘	27	106	680	13255	65.6	0.07
咳痰黏	16	117	319	13616	53.8	0.06
汗出	12	121	336	13599	23.9	0.04
咳血	12	121	393	13542	18.1	0.04
咳痰量多	11	122	355	13580	17.0	0.03
呼吸急促	12	121	432	13503	15.1	0.03
气短	14	119	707	13228	8.1	0.02
滑脉	15	118	785	13150	7.8	0.02
弱脉	10	123	492	13443	6.1	0.02
淡白舌	23	110	1558	12377	4.9	0.02

注：a代表在数据库中有该症状并且同时诊断为肺气虚证的医案频数（个）；b代表在数据库中没有这一症状但诊断为肺气虚证的医案频数（个）；c代表在数据库中有这一症状但没有诊断为肺气虚证的医案频数（个）；d代表在数据库中没有该症状并且没有诊断为肺气虚证的医案频数（个）。

七、肺阴虚证

肺阴虚证常见的症状有干咳、咳嗽、咳血、咽痒、咳痰黏、咽干、胸痛、声音嘶哑、呼吸急促、潮热、咳痰、盗汗、咽喉痛、数脉、口干、红绛舌、喘、咳痰量多、发热、消瘦、舌干等，详见表3-34。

表3-34 肺阴虚证常见症状统计表

症状	a	b	c	d	χ^2值	Φ值
干咳	23	142	88	13815	368.8	0.16
咳嗽	102	63	1799	12104	333.3	0.15
咳血	37	128	368	13535	228.1	0.13
咽痒	14	151	81	13822	151.8	0.10
咳痰黏	24	141	311	13592	106.3	0.09
咽干	30	135	474	13429	103.0	0.09
胸痛	19	146	223	13680	94.7	0.08
声音嘶哑	14	151	142	13761	82.8	0.08
呼吸急促	22	143	422	13481	56.6	0.06
潮热	11	154	126	13777	56.1	0.06
咳痰	13	152	177	13726	53.4	0.06
盗汗	15	150	230	13673	52.7	0.06
咽喉痛	12	153	242	13661	28.1	0.04
数脉	40	125	1554	12349	27.7	0.04
口干	30	135	1103	12800	23.1	0.04
红绛舌	55	110	2980	10923	13.6	0.03
喘	18	147	689	13214	12.1	0.03
咳痰量多	11	154	355	13548	10.9	0.03
发热	22	143	1046	12857	7.8	0.02
消瘦	24	141	1207	12696	7.0	0.02
舌干	11	154	428	13475	6.9	0.02

注：a代表在数据库中有该症状并且同时诊断为肺阴虚证的医案频数（个）；b代表在数据库中没有这一症状但诊断为肺阴虚证的医案频数（个）；c代表在数据库中有这一症状但没有诊断为肺阴虚证的医案频数（个）；d代表在数据库中没有该症状并且没有诊断为肺阴虚证的医案频数（个）。

第五节　肾系统单元证常见症状

肾系统单元证（6个）：肾精虚、肾气虚（肾不纳气、肾气不固）、肾阴虚、肾阳虚、胞宫血瘀、宫寒。

一、肾精虚证

肾精虚证常见的症状有腰酸、腰脊无力、淡白舌、细脉、沉脉、腰痛、薄苔、白苔、乏力、神疲等，详见表3-35。

表3-35　肾精虚证常见症状统计表

症状	a	b	c	d	χ^2值	$\varPhi$值
腰酸	33	45	1198	12792	110.6	0.09
腰脊无力	11	67	315	13675	48.1	0.06
淡白舌	25	53	1556	12434	34.1	0.05
细脉	27	51	1846	12144	30.8	0.05
沉脉	20	58	1205	12785	28.3	0.04
腰痛	15	63	913	13077	20.3	0.04
薄苔	25	53	2274	11716	14.2	0.03
白苔	25	53	2576	11414	9.6	0.03
乏力	18	60	1922	12068	5.7	0.02
神疲	15	63	1648	12342	4.1	0.02

注：a代表在数据库中有该症状并且同时诊断为肾精虚证的医案频数（个）；b代表在数据库中没有这一症状但诊断为肾精虚证的医案频数（个）；c代表在数据库中有这一症状但没有诊断为肾精虚证的医案频数（个）；d代表在数据库中没有该症状并且没有诊断为肾精虚证的医案频数（个）。

二、肾气虚（肾不纳气／肾气不固）证

（一）肾气虚证

肾气虚证常见的症状有不孕、小便频数、沉脉、白苔、腰痛、细脉、遗尿、腰酸、淡白舌、薄苔、遗精、小便不利、月经不调、淡红舌、腰脊无力、弱脉、

月经量少、小便失禁、月经后期、下肢无力、舌质暗、缓脉、月经量多、小腹疼痛、面色㿠白、神疲、肢冷、面色苍白等，详见表3-36。

表3-36 肾气虚证常见症状统计表

症状	a	b	c	d	x^2值	Φ值
不孕	35	235	170	13628	253.8	0.13
小便频数	43	227	540	13258	96.2	0.08
沉脉	67	203	1158	12640	89.8	0.08
白苔	107	163	2494	11304	81.6	0.08
腰痛	54	216	874	12924	80.3	0.08
细脉	82	188	1791	12007	69.4	0.07
遗尿	11	259	67	13731	61.8	0.07
腰酸	52	218	1179	12619	38.1	0.05
淡白舌	62	208	1519	12279	37.9	0.05
薄苔	79	191	2220	11578	33.6	0.05
遗精	20	250	296	13502	33.4	0.05
小便不利	29	241	531	13267	32.9	0.05
月经不调	10	260	104	13694	28.7	0.05
淡红舌	34	236	726	13072	27.8	0.04
腰脊无力	19	251	307	13491	27.1	0.04
弱脉	25	245	477	13321	25.9	0.04
月经量少	18	252	307	13491	23.1	0.04
小便失禁	10	260	128	13670	21.0	0.04
月经后期	17	253	307	13491	19.5	0.04
下肢无力	17	253	312	13486	18.9	0.04
舌质暗	26	244	624	13174	15.7	0.03
缓脉	15	255	306	13492	13.2	0.03
月经量多	14	256	296	13502	11.4	0.03
小腹疼痛	10	260	184	13614	10.9	0.03
面色㿠白	13	257	287	13511	9.5	0.03
神疲	46	224	1617	12181	7.2	0.02
肢冷	21	249	641	13157	5.8	0.02
面色苍白	12	258	334	13464	4.5	0.02

注：a代表在数据库中有该症状并且同时诊断为肾气虚证的医案频数（个）；b代表在数据库中没有这一症状但诊断为肾气虚证的医案频数（个）；c代表在数据库中有这一症状但没有诊断为肾气虚证的医案频数（个）；d代表在数据库中没有该症状并且没有诊断为肾气虚证的医案频数（个）。

（二）肾不纳气证

肾不纳气证常见的症状有喘、咳嗽、呼吸急促、气短、胸闷等，详见表3-37。

表3-37　肾不纳气证常见症状统计表

症状	a	b	c	d	χ^2值	Φ值
喘	43	30	664	13331	446.3	0.18
咳嗽	38	35	1863	12132	93.3	0.08
呼吸急促	15	58	429	13566	72.6	0.07
气短	14	59	707	13288	29.8	0.05
胸闷	11	62	1054	12941	5.9	0.02

注：a代表在数据库中有该症状并且同时诊断为肾不纳气证的医案频数（个）；b代表在数据库中没有这一症状但诊断为肾不纳气证的医案频数（个）；c代表在数据库中有这一症状但没有诊断为肾不纳气证的医案频数（个）；d代表在数据库中没有该症状并且没有诊断为肾不纳气证的医案频数（个）。

（三）肾气不固证

肾气不固证常见的症状有遗尿、小便频数、腰酸等，详见表3-38。

表3-38　肾气不固证常见症状统计表

症状	a	b	c	d	χ^2值	Φ值
遗尿	11	35	67	13955	456.7	0.18
小便频数	11	35	572	13450	45.4	0.06
腰酸	12	34	1219	12803	17.4	0.04

注：a代表在数据库中有该症状并且同时诊断为肾气不固证的医案频数（个）；b代表在数据库中没有这一症状但诊断为肾气不固证的医案频数（个）；c代表在数据库中有这一症状但没有诊断为肾气不固证的医案频数（个）；d代表在数据库中没有该症状并且没有诊断为肾气不固证的医案频数（个）。

三、肾阴虚证

肾阴虚证常见的症状有遗精、耳鸣、尿血、腰酸、红绛舌、小便频数、腰痛、目昏、头晕、消谷善饥、舌干、小便浑浊、足心热、盗汗、口干、数脉、小便疼痛、健忘、多梦、小便量多、腰脊无力、心烦、手心热、舌尖红绛、目眩、面色红、滑精、不寐、颧红、细脉、牙痛、口渴多饮、头部胀痛、咽喉痛、头痛、少苔、咽干、濡脉、耳聋、心悸、咳血等，详见表3-39。

表3-39　肾阴虚证常见症状统计表

症状	a	b	c	d	χ^2值	Φ值
遗精	59	602	257	13150	140.9	0.10
耳鸣	72	589	532	12875	73.5	0.07
尿血	35	626	170	13237	71.1	0.07

症状	a	b	c	d	χ^2 值	Φ 值
腰酸	112	549	1119	12288	58.3	0.06
红绛舌	215	446	2820	10587	49.2	0.06
小便频数	62	599	521	12886	47.9	0.06
腰痛	86	575	842	12565	46.3	0.06
目昏	40	621	277	13130	45.4	0.06
头晕	159	502	1953	11454	44.4	0.06
消谷善饥	18	643	82	13325	39.8	0.05
舌干	48	613	391	13016	39.3	0.05
小便浑浊	32	629	231	13176	33.4	0.05
足心热	17	644	97	13310	26.8	0.04
盗汗	28	633	217	13190	25.2	0.04
口干	87	574	1046	12361	24.4	0.04
数脉	114	547	1480	11927	24.2	0.04
小便疼痛	24	637	188	13219	21.1	0.04
健忘	22	639	172	13235	19.4	0.04
多梦	48	613	515	12892	19.2	0.04
小便量多	20	641	155	13252	17.9	0.04
腰脊无力	31	630	295	13112	17.2	0.04
心烦	93	568	1240	12167	17.1	0.03
手心热	19	642	152	13255	15.9	0.03
舌尖红绛	30	631	299	13108	14.7	0.03
目眩	60	601	751	12656	14.0	0.03
面色红	26	635	258	13149	12.9	0.03
滑精	12	649	86	13321	12.6	0.03
不寐	123	538	1843	11564	12.4	0.03
颧红	15	646	125	13282	11.4	0.03
细脉	115	546	1758	11649	10.0	0.03
牙痛	10	651	76	13331	9.3	0.03
口渴多饮	26	635	293	13114	8.7	0.02
头部胀痛	10	651	84	13323	7.5	0.02
咽喉痛	21	640	233	13174	7.4	0.02
头痛	55	606	775	12632	7.3	0.02
少苔	24	637	279	13128	7.2	0.02
咽干	36	625	468	12939	7.0	0.02
濡脉	27	634	331	13076	6.6	0.02
耳聋	12	649	119	13288	5.9	0.02
心悸	82	579	1285	12122	5.7	0.02
咳血	28	633	377	13030	4.6	0.02

注：a 代表在数据库中有该症状并且同时诊断为肾阴虚证的医案频数（个）；b 代表在数据库中没有这一症状但诊断为肾阴虚证的医案频数（个）；c 代表在数据库中有这一症状但没有诊断为肾阴虚证的医案频数（个）；d 代表在数据库中没有该症状并且没有诊断为肾阴虚证的医案频数（个）。

四、肾阳虚证

肾阳虚证常见的症状有肢冷、阳痿、畏寒、淡白舌、腰痛、下肢发凉、腰酸、小便清、腰冷、早泄、小便频数、不孕、沉脉、背酸、遗尿、滑苔、遍身浮肿、腰脊无力、嫩舌、白苔、迟脉、面色㿠白、润苔、完谷不化、小便量多、小便不利、无力脉、下肢无力、胖大舌、形寒肢冷、神疲、弱脉、面色苍白、面部浮肿、背痛、下肢疼痛、淡红舌、细脉、面色晦暗、月经淡红、遗精、乏力、眼睑浮肿、月经量少、大便稀、恶寒、月经后期等，详见表3-40。

表3-40　肾阳虚证常见症状统计表

症状	a	b	c	d	χ^2值	Φ值
肢冷	86	282	576	13124	293.5	0.14
阳痿	28	340	74	13626	248.8	0.13
畏寒	58	310	368	13332	208.6	0.12
淡白舌	118	250	1463	12237	164.3	0.11
腰痛	80	288	848	12852	140.6	0.10
下肢发凉	14	354	33	13667	136.7	0.10
腰酸	94	274	1137	12563	133.5	0.10
小便清	23	345	108	13592	115.9	0.09
腰冷	13	355	44	13656	91.6	0.08
早泄	12	356	42	13658	81.8	0.08
小便频数	47	321	536	13164	70.8	0.07
不孕	23	345	182	13518	60.4	0.07
沉脉	73	295	1152	12548	58.9	0.06
背酸	15	353	114	13586	41.5	0.05
遗尿	11	357	67	13633	40.6	0.05
滑苔	19	349	186	13514	36.1	0.05
遍身浮肿	23	345	263	13437	33.7	0.05
腰脊无力	25	343	301	13399	33.4	0.05
嫩舌	15	353	134	13566	32.8	0.05
白苔	109	259	2492	11208	31.1	0.05
迟脉	14	354	125	13575	30.6	0.05
面色㿠白	22	346	278	13422	26.8	0.04
润苔	13	355	122	13578	26.3	0.04
完谷不化	12	356	110	13590	25.2	0.04
小便量多	15	353	160	13540	24.7	0.04
小便不利	33	335	527	13173	24.6	0.04

症状	a	b	c	d	χ^2 值	Φ 值
无力脉	26	342	376	13324	24.1	0.04
下肢无力	22	346	307	13393	21.9	0.04
胖大舌	28	340	447	13253	20.7	0.04
形寒肢冷	11	357	117	13583	18.1	0.04
神疲	69	299	1594	12106	17.4	0.04
弱脉	27	341	475	13225	15.6	0.03
面色苍白	20	348	326	13374	13.9	0.03
面部浮肿	23	345	400	13300	13.6	0.03
背痛	14	354	206	13494	12.3	0.03
下肢疼痛	10	358	128	13572	11.7	0.03
淡红舌	34	334	726	12974	10.9	0.03
细脉	70	298	1803	11897	10.7	0.03
面色晦暗	12	356	178	13522	10.4	0.03
月经淡红	10	358	137	13563	10.2	0.03
遗精	17	351	299	13401	9.7	0.03
乏力	71	297	1869	11831	9.6	0.03
眼睑浮肿	11	357	165	13535	9.2	0.03
月经量少	17	351	308	13392	8.9	0.03
大便稀	66	302	1738	11962	8.8	0.03
恶寒	14	354	251	13449	7.5	0.02
月经后期	16	352	308	13392	7.0	0.02

注：a代表在数据库中有该症状并且同时诊断为肾阳虚证的医案频数（个）；b代表在数据库中没有这一症状但诊断为肾阳虚证的医案频数（个）；c代表在数据库中有这一症状但没有诊断为肾阳虚证的医案频数（个）；d代表在数据库中没有该症状并且没有诊断为肾阳虚证的医案频数（个）。

五、胞宫血瘀证

胞宫血瘀证常见的症状有月经血块、月经紫暗、不孕、小腹疼痛、月经量多、月经后期、月经量少、舌质暗、腰酸、沉脉、腰痛、白苔、弦脉、薄苔、细脉等，详见表3-41。

表3-41　胞宫血瘀证常见症状统计表

症状	a	b	c	d	χ^2 值	Φ 值
月经血块	26	38	240	13764	520.0	0.19
月经紫暗	24	40	249	13755	427.2	0.17

症状	a	b	c	d	χ^2值	Φ值
不孕	17	47	188	13816	282.2	0.14
小腹疼痛	15	49	179	13825	230.0	0.13
月经量多	15	49	295	13709	134.5	0.10
月经后期	13	51	311	13693	92.7	0.08
月经量少	11	53	314	13690	63.1	0.07
舌质暗	15	49	635	13369	51.7	0.06
腰酸	17	47	1214	12790	25.5	0.04
沉脉	16	48	1209	12795	21.5	0.04
腰痛	12	52	916	13088	15.4	0.03
白苔	22	42	2579	11425	10.8	0.03
弦脉	17	47	1979	12025	8.1	0.02
薄苔	18	46	2281	11723	6.5	0.02
细脉	14	50	1859	12145	4.1	0.02

注：a代表在数据库中有该症状并且同时诊断为胞宫血瘀证的医案频数（个）；b代表在数据库中没有这一症状但诊断为胞宫血瘀证的医案频数（个）；c代表在数据库中有这一症状但没有诊断为胞宫血瘀证的医案频数（个）；d代表在数据库中没有该症状并且没有诊断为胞宫血瘀证的医案频数（个）。

六、宫寒证

宫寒证常见的症状有月经紫暗、月经量少、月经血块、月经后期、不孕、小腹疼痛、少腹疼痛、肢冷、月经量多、沉脉、畏寒、淡白舌、腰痛、腰酸、白苔、薄苔等，详见表3-42。

表3-42 宫寒证常见症状统计表

症状	a	b	c	d	χ^2值	Φ值
月经紫暗	24	37	249	13758	450.4	0.18
月经量少	26	35	299	13708	441.2	0.18
月经血块	21	40	245	13762	349.6	0.16
月经后期	21	40	303	13704	281.0	0.14
不孕	16	45	189	13818	261.8	0.14
小腹疼痛	14	47	180	13827	209.6	0.12
少腹疼痛	12	49	187	13820	146.4	0.10

症状	a	b	c	d	χ^2值	Φ值
肢冷	17	44	645	13362	73.3	0.07
月经量多	10	51	300	13707	57.2	0.06
沉脉	20	41	1205	12802	44.7	0.06
畏寒	10	51	416	13591	37.3	0.05
淡白舌	20	41	1561	12446	28.5	0.05
腰痛	14	47	914	13093	26.6	0.04
腰酸	16	45	1215	12792	23.4	0.04
白苔	25	36	2576	11431	20.6	0.04
薄苔	22	39	2277	11730	17.4	0.04

注：a代表在数据库中有该症状并且同时诊断为宫寒证的医案频数（个）；b代表在数据库中没有这一症状但诊断为宫寒证的医案频数（个）；c代表在数据库中有这一症状但没有诊断为宫寒证的医案频数（个）；d代表在数据库中没有该症状并且没有诊断为宫寒证的医案频数（个）。

第三章 单元证常见症状的统计分析

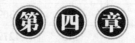

第四章
心系统单元证的临床表现形式

　　证候是人体所有生命状态的概括，只有找到每个证候所反映的人体的所有生命状态，才能全面界定证候的内涵。从理论上而言，任何一个单元证都可以反映人体的多个生命状态，亦即，任何一个单元证都有多种表现形式。

　　单元证临床表现形式的理论推算：在界定单元证的过程中，通过 Φ 相关分析找到了与单元证密切相关的症状群，然后运用排列组合的方法，就可以计算出症状群所能表达的所有生命状态。如找到与某一单元证密切相关的症状个数为 n 个，则 n 个症状通过排列组合所得到的个数为：$C_n^0 + C_n^1 + C_n^2 + \cdots + C_n^n = 2^n$

　　单元证临床表现形式的验证：若通过计算所找到的某一生命状态在医案中真实存在，且被诊断为该单元证，则这一生命状态可以作为单元证的某一临床表现形式。反之，若在医案中不存在该生命状态，或该生命状态不被诊断为该单元证，则不将其作为该单元证的一种临床表现形式。

一、心气虚证

　　心气虚证在中医历代医案数据库[1]中共呈现出了110种生命状态，具体如下。

1. 无症状

　　没有典型症状来表达心气虚的情况共出现 8 次。

2. 1个症状

　　以 1 个症状来表达心气虚的类型共有 9 种情况，详见表 4-1。

表 4-1　心气虚表现为 1 个症状的情况

序号	症状及组合	频数 / 次
1	不寐	5
2	心悸	4
3	胸闷	2
4	肢冷	1
5	心烦	1
6	呼吸急促	1
7	汗出	1
8	乏力	1
9	白苔	1

3. 2 个症状

以 2 个症状来表达心气虚的类型共有 23 种情况，详见表 4-2。

表 4-2　心气虚表现为 2 个症状的情况

序号	症状及组合	频数 / 次
1	不寐，心烦	2
2	不寐，黏腻苔	2
3	心悸，肢冷	1
4	气短，肢冷	1
5	心悸，胸痛	1
6	心悸，胸闷	1
7	乏力，胸闷	1
8	白苔，胸闷	1
9	舌质暗，心悸	1
10	善恐易惊，心悸	1
11	气短，心悸	1
12	汗出，心悸	1
13	乏力，心悸	1
14	不寐，心悸	1
15	白苔，心悸	1
16	善恐易惊，心烦	1
17	黏腻苔，心烦	1
18	呼吸急促，心烦	1
19	多梦，心烦	1
20	白苔，心烦	1
21	多梦，畏寒	1
22	不寐，舌质暗	1
23	不寐，乏力	1

4. 3 个症状

以 3 个症状来表达心气虚的类型共有 21 种情况，详见表 4-3。

表 4-3　心气虚表现为 3 个症状的情况

序号	症状及组合	频数 / 次
1	乏力，气短，心悸	2
2	不寐，乏力，心烦	2
3	乏力，心悸，肢冷	1
4	汗出，呼吸急促，肢冷	1
5	不寐，胸闷，胸痛	1
6	白苔，胸闷，胸痛	1
7	气短，心悸，胸闷	1
8	呼吸急促，心悸，胸闷	1
9	不寐，心悸，胸闷	1
10	乏力，舌质暗，胸闷	1
11	白苔，气短，胸闷	1
12	不寐，心烦，心悸	1
13	黏腻苔，气短，心悸	1
14	不寐，气短，心悸	1
15	白苔，气短，心悸	1
16	不寐，汗出，心悸	1
17	白苔，乏力，心悸	1
18	不寐，善恐易惊，心烦	1
19	白苔，不寐，心烦	1
20	乏力，气短，舌质暗	1
21	呼吸急促，胖大舌，舌质暗	1

5. 4 个症状

以 4 个症状来表达心气虚的类型共有 24 种情况，详见表 4-4。

表 4-4　心气虚表现为 4 个症状的情况

序号	症状及组合	频数 / 次
1	白苔，黏腻苔，心悸，胸闷	3
2	白苔，黏腻苔，胸闷，胸痛	2
3	气短，舌质暗，心悸，胸闷	2
4	不寐，气短，心悸，胸闷	2
5	白苔，黏腻苔，胸闷，肢冷	1
6	白苔，乏力，胸闷，肢冷	1

序号	症状及组合	频数/次
7	乏力，畏寒，心悸，肢冷	1
8	白苔，呼吸急促，黏腻苔，肢冷	1
9	白苔，胖大舌，胸闷，胸痛	1
10	气短，舌质暗，心悸，胸痛	1
11	白苔，呼吸急促，心悸，胸痛	1
12	汗出，气短，心悸，胸闷	1
13	呼吸急促，黏腻苔，心悸，胸闷	1
14	不寐，黏腻苔，心悸，胸闷	1
15	汗出，呼吸急促，心悸，胸闷	1
16	白苔，呼吸急促，心悸，胸闷	1
17	不寐，乏力，心悸，胸闷	1
18	乏力，气短，舌质暗，胸闷	1
19	白苔，黏腻苔，舌质暗，胸闷	1
20	不寐，气短，心烦，心悸	1
21	乏力，气短，舌质暗，心悸	1
22	乏力，气短，善恐易惊，心悸	1
23	白苔，乏力，黏腻苔，心悸	1
24	不寐，多梦，汗出，心悸	1

6. 5个症状

以5个症状来表达心气虚的类型共有13种情况，详见表4-5。

表4-5 心气虚表现为5个症状的情况

序号	症状及组合	频数/次
1	乏力，气短，舌质暗，心悸，胸闷	2
2	不寐，气短，舌质暗，心悸，胸闷	2
3	不寐，乏力，气短，心悸，胸闷	2
4	白苔，不寐，乏力，畏寒，肢冷	1
5	白苔，呼吸急促，黏腻苔，心悸，胸痛	1
6	汗出，气短，舌质暗，心悸，胸闷	1
7	白苔，胖大舌，舌质暗，心悸，胸闷	1
8	白苔，多梦，气短，心悸，胸闷	1
9	不寐，多梦，黏腻苔，心悸，胸闷	1
10	不寐，乏力，舌质暗，心烦，胸闷	1
11	白苔，不寐，气短，畏寒，心悸	1
12	白苔，乏力，黏腻苔，气短，心悸	1
13	不寐，乏力，汗出，气短，心悸	1

7. 6个症状

以6个症状来表达心气虚的类型共有10种情况，详见表4-6。

表4-6　心气虚表现为6个症状的情况

序号	症状及组合	频数/次
1	白苔，乏力，畏寒，心悸，胸闷，肢冷	1
2	不寐，乏力，胖大舌，畏寒，心悸，肢冷	1
3	乏力，胖大舌，舌质暗，心悸，胸闷，胸痛	1
4	乏力，胖大舌，气短，舌质暗，心悸，胸闷	1
5	白苔，乏力，气短，舌质暗，心悸，胸闷	1
6	不寐，多梦，乏力，舌质暗，心悸，胸闷	1
7	白苔，不寐，多梦，黏腻苔，心悸，胸闷	1
8	白苔，不寐，多梦，汗出，心烦，胸闷	1
9	白苔，不寐，气短，善恐易惊，畏寒，心悸	1
10	白苔，不寐，多梦，乏力，善恐易惊，心悸	1

8. 7个症状

以7个症状来表达心气虚的类型共有5种情况，详见表4-7。

表4-7　心气虚表现为7个症状的情况

序号	症状及组合	频数/次
1	白苔，胖大舌，舌质暗，畏寒，心悸，胸闷，肢冷	1
2	白苔，黏腻苔，胖大舌，气短，心悸，胸闷，肢冷	1
3	不寐，多梦，黏腻苔，善恐易惊，心悸，胸闷，胸痛	1
4	白苔，不寐，乏力，胖大舌，畏寒，心悸，胸闷	1
5	白苔，不寐，气短，善恐易惊，舌质暗，心烦，心悸	1

9. 8个症状

以8个症状来表达心气虚的类型共有3种情况，详见表4-8。

表4-8　心气虚表现为8个症状的情况

序号	症状及组合	频数/次
1	白苔，不寐，黏腻苔，气短，善恐易惊，心烦，心悸，胸闷	1
2	白苔，不寐，多梦，乏力，气短，心烦，心悸，胸闷	1
3	白苔，不寐，多梦，乏力，黏腻苔，胖大舌，畏寒，心悸	1

10. 9个症状

以9个症状来表达心气虚的类型共有1种情况，详见表4-9。

表4-9 心气虚表现为9个症状的情况

序号	症状及组合	频数/次
1	白苔，不寐，多梦，黏腻苔，气短，善恐易惊，心烦，心悸，胸闷	1

二、心血虚证

心血虚证在中医历代医案数据库[1]中共呈现出了55种生命状态，具体如下。

1. 无症状

没有典型症状来表达心血虚的情况共出现11次。

2. 1个症状

以1个症状来表达心血虚的类型共有5种情况，详见表4-10。

表4-10 心血虚表现为1个症状的情况

序号	症状及组合	频数/次
1	不寐	10
2	食少	3
3	健忘	2
4	心悸	1
5	头晕	1

3. 2个症状

以2个症状来表达心血虚的类型共有14种情况，详见表4-11。

表4-11 心血虚表现为2个症状的情况

序号	症状及组合	频数/次
1	不寐，心悸	3
2	心悸，胸闷	2
3	气短，心悸	2
4	健忘，心悸	2
5	不寐，头痛	2
6	不寐，食少	2
7	不寐，健忘	2
8	气短，胸闷	1

序号	症状及组合	频数 / 次
9	头晕，心悸	1
10	耳鸣，心悸	1
11	健忘，头痛	1
12	神疲，食少	1
13	气短，神疲	1
14	不寐，神疲	1

4. 3个症状

以3个症状来表达心血虚的类型共有12种情况，详见表4-12。

表4-12　心血虚表现为3个症状的情况

序号	症状及组合	频数 / 次
1	不寐，头晕，心悸	2
2	不寐，食少，心悸	2
3	不寐，头痛，头晕	2
4	不寐，神疲，食少	2
5	神疲，头晕，胸闷	1
6	不寐，气短，胸闷	1
7	气短，头晕，心悸	1
8	耳鸣，头晕，心悸	1
9	不寐，气短，心悸	1
10	不寐，健忘，心悸	1
11	不寐，耳鸣，心悸	1
12	不寐，耳鸣，头晕	1

5. 4个症状

以4个症状来表达心血虚的类型共有10种情况，详见表4-13。

表4-13　心血虚表现为4个症状的情况

序号	症状及组合	频数 / 次
1	不寐，头痛，头晕，心悸	2
2	气短，神疲，头晕，心悸	2
3	不寐，耳鸣，头晕，心悸	2
4	食少，头晕，心悸，胸闷	1
5	不寐，头痛，心悸，胸闷	1
6	不寐，头痛，头晕，胸闷	1

中医「单元证」辨证研究

序号	症状及组合	频数/次
7	不寐，耳鸣，头痛，心悸	1
8	气短，神疲，食少，心悸	1
9	不寐，气短，神疲，心悸	1
10	不寐，食少，头痛，头晕	1

6. 5个症状

以5个症状来表达心血虚的类型共有9种情况，详见表4-14。

表4-14 心血虚表现为5个症状的情况

序号	症状及组合	频数/次
1	不寐，头痛，头晕，心悸，胸闷	1
2	气短，神疲，头晕，心悸，胸闷	1
3	不寐，气短，食少，心悸，胸闷	1
4	不寐，气短，神疲，头晕，心悸	1
5	耳鸣，健忘，神疲，头晕，心悸	1
6	不寐，耳鸣，健忘，头晕，心悸	1
7	不寐，气短，神疲，食少，心悸	1
8	不寐，健忘，神疲，食少，心悸	1
9	不寐，耳鸣，神疲，头痛，头晕	1

7. 6个症状

以6个症状来表达心血虚的类型共有3种情况，详见表4-15。

表4-15 心血虚表现为6个症状的情况

序号	症状及组合	频数/次
1	气短，神疲，食少，头晕，心悸，胸闷	1
2	不寐，神疲，食少，头晕，心悸，胸闷	1
3	不寐，气短，食少，头痛，头晕，心悸	1

8. 7个症状

以7个症状来表达心血虚的类型共有1种情况，详见表4-16。

表4-16 心血虚表现为7个症状的情况

序号	症状及组合	频数/次
1	不寐，气短，神疲，头痛，头晕，心悸，胸闷	1

三、心阴虚证

心阴虚证在中医历代医案数据库[1]中共呈现出了 52 种生命状态，具体如下。

1. 无症状

没有典型症状来表达心阴虚的情况共出现 3 次。

2. 1 个症状

以 1 个症状来表达心阴虚的类型共有 3 种情况，详见表 4-17。

表 4-17　心阴虚表现为 1 个症状的情况

序号	症状及组合	频数／次
1	心悸	3
2	不寐	3
3	口干	1

3. 2 个症状

以 2 个症状来表达心阴虚的类型共有 9 种情况，详见表 4-18。

表 4-18　心阴虚表现为 2 个症状的情况

序号	症状及组合	频数／次
1	红绛舌，心悸	2
2	数脉，细脉	2
3	数脉，胸闷	1
4	红绛舌，胸闷	1
5	头晕，心悸	1
6	数脉，心悸	1
7	气短，心悸	1
8	不寐，心悸	1
9	红绛舌，数脉	1

4. 3 个症状

以 3 个症状来表达心阴虚的类型共有 9 种情况，详见表 4-19。

表 4-19　心阴虚表现为 3 个症状的情况

序号	症状及组合	频数 / 次
1	红绛舌，头晕，心悸	2
2	数脉，心悸，胸闷	1
3	气短，心悸，胸闷	1
4	红绛舌，心悸，胸闷	1
5	不寐，红绛舌，胸闷	1
6	数脉，细脉，心悸	1
7	红绛舌，细脉，心悸	1
8	红绛舌，气短，心悸	1
9	不寐，红绛舌，口干	1

5. 4 个症状

以 4 个症状来表达心阴虚的类型共有 14 种情况，详见表 4-20。

表 4-20　心阴虚表现为 4 个症状的情况

序号	症状及组合	频数 / 次
1	不寐，红绛舌，心悸，胸闷	3
2	不寐，气短，心悸，胸闷	2
3	红绛舌，气短，头晕，心悸	2
4	红绛舌，心烦，心悸，胸闷	1
5	头晕，细脉，心烦，心悸	1
6	红绛舌，气短，心烦，心悸	1
7	不寐，口干，心烦，心悸	1
8	不寐，红绛舌，心烦，心悸	1
9	不寐，口干，细脉，心悸	1
10	不寐，红绛舌，头晕，心悸	1
11	口干，气短，数脉，心悸	1
12	不寐，红绛舌，头晕，心烦	1
13	不寐，红绛舌，口干，心烦	1
14	不寐，红绛舌，口干，头晕	1

6. 5 个症状

以 5 个症状来表达心阴虚的类型共有 8 种情况，详见表 4-21。

表4-21　心阴虚表现为5个症状的情况

序号	症状及组合	频数/次
1	不寐，细脉，心烦，心悸，胸闷	1
2	红绛舌，头晕，心烦，心悸，胸闷	1
3	不寐，红绛舌，心烦，心悸，胸闷	1
4	口干，气短，头晕，心悸，胸闷	1
5	不寐，红绛舌，气短，心悸，胸闷	1
6	红绛舌，气短，数脉，细脉，心悸	1
7	红绛舌，口干，数脉，细脉，心悸	1
8	不寐，红绛舌，数脉，细脉，心悸	1

7. 6个症状

以6个症状来表达心阴虚的类型共有5种情况，详见表4-22。

表4-22　心阴虚表现为6个症状的情况

序号	症状及组合	频数/次
1	不寐，红绛舌，气短，心烦，心悸，胸闷	2
2	红绛舌，数脉，头晕，细脉，心悸，胸闷	1
3	不寐，红绛舌，气短，头晕，心悸，胸闷	1
4	不寐，口干，数脉，细脉，心烦，心悸	1
5	不寐，口干，数脉，头晕，细脉，心悸	1

8. 7个症状

以7个症状来表达心阴虚的类型共有3种情况，详见表4-23。

表4-23　心阴虚表现为7个症状的情况

序号	症状及组合	频数/次
1	不寐，红绛舌，气短，头晕，心烦，心悸，胸闷	2
2	不寐，红绛舌，口干，气短，细脉，心悸，胸闷	1
3	不寐，红绛舌，口干，数脉，细脉，心烦，心悸	1

四、心阳虚证

心阳虚证在中医历代医案数据库[1]中共呈现出了92种生命状态，具体如下。

1. 无症状

没有典型症状来表达心阳虚的情况共出现1次。

2. 1个症状

以 1 个症状来表达心阳虚的类型共有 6 种情况，详见表 4-24。

表 4-24　心阳虚表现为 1 个症状的情况

序号	症状及组合	频数 / 次
1	心悸	2
2	下肢浮肿	1
3	呼吸困难	1
4	乏力	1
5	大汗	1
6	不寐	1

3. 2个症状

以 2 个症状来表达心阳虚的类型共有 7 种情况，详见表 4-25。

表 4-25　心阳虚表现为 2 个症状的情况

序号	症状及组合	频数 / 次
1	气短，肢冷	1
2	大汗，胸闷	1
3	白苔，胸闷	1
4	气短，心悸	1
5	舌质暗，头晕	1
6	面色苍白，神疲	1
7	大汗，淡白舌	1

4. 3个症状

以 3 个症状来表达心阳虚的类型共有 11 种情况，详见表 4-26。

表 4-26　心阳虚表现为 3 个症状的情况

序号	症状及组合	频数 / 次
1	畏寒，心悸，肢冷	1
2	乏力，舌质暗，肢冷	1
3	汗出，气短，肢冷	1
4	舌质暗，心悸，胸闷	1
5	不寐，神疲，胸闷	1
6	白苔，黏腻苔，胸闷	1
7	神疲，头晕，心悸	1
8	胖大舌，气短，心悸	1

序号	症状及组合	频数/次
9	乏力，面色苍白，畏寒	1
10	乏力，呼吸困难，头晕	1
11	淡白舌，口唇青紫，舌质暗	1

5. 4个症状

以4个症状来表达心阳虚的类型共有14种情况，详见表4-27。

表4-27　心阳虚表现为4个症状的情况

序号	症状及组合	频数/次
1	畏寒，心悸，胸闷，肢冷	1
2	胖大舌，头晕，心悸，肢冷	1
3	白苔，神疲，畏寒，肢冷	1
4	白苔，汗出，黏腻苔，肢冷	1
5	白苔，畏寒，心悸，胸闷	1
6	乏力，气短，心悸，胸闷	1
7	不寐，气短，心悸，胸闷	1
8	淡白舌，胖大舌，心悸，胸闷	1
9	不寐，乏力，心悸，胸闷	1
10	白苔，畏寒，下肢浮肿，心悸	1
11	白苔，不寐，黏腻苔，心悸	1
12	白苔，不寐，乏力，神疲	1
13	汗出，黏腻苔，胖大舌，舌质暗	1
14	白苔，大汗，淡白舌，气短	1

6. 5个症状

以5个症状来表达心阳虚的类型共有15种情况，详见表4-28。

表4-28　心阳虚表现为5个症状的情况

序号	症状及组合	频数/次
1	白苔，汗出，畏寒，心悸，肢冷	1
2	淡白舌，乏力，气短，心悸，肢冷	1
3	白苔，大汗，淡白舌，畏寒，肢冷	1
4	白苔，淡白舌，面色苍白，头晕，肢冷	1
5	淡白舌，畏寒，下肢浮肿，心悸，胸闷	1
6	白苔，不寐，畏寒，心悸，胸闷	1
7	不寐，胖大舌，头晕，心悸，胸闷	1

中医「单元证」辨证研究

序号	症状及组合	频数/次
8	白苔，黏腻苔，头晕，心悸，胸闷	1
9	大汗，呼吸困难，胖大舌，心悸，胸闷	1
10	白苔，不寐，黏腻苔，心悸，胸闷	1
11	乏力，气短，神疲，头晕，心悸	1
12	淡白舌，乏力，气短，神疲，心悸	1
13	白苔，大汗，胖大舌，神疲，心悸	1
14	白苔，呼吸困难，黏腻苔，气短，心悸	1
15	淡白舌，乏力，面色苍白，气短，心悸	1

7. 6个症状

以6个症状来表达心阳虚的类型共有9种情况，详见表4-29。

表4-29 心阳虚表现为6个症状的情况

序号	症状及组合	频数/次
1	白苔，淡白舌，胖大舌，心悸，胸闷，肢冷	1
2	淡白舌，汗出，口唇青紫，心悸，胸闷，肢冷	1
3	白苔，汗出，口唇青紫，气短，心悸，肢冷	1
4	白苔，不寐，汗出，气短，心悸，肢冷	1
5	乏力，气短，舌质暗，头晕，心悸，胸闷	1
6	白苔，淡白舌，气短，舌质暗，心悸，胸闷	1
7	淡白舌，呼吸困难，口唇青紫，神疲，下肢浮肿，心悸	1
8	白苔，不寐，黏腻苔，头晕，畏寒，心悸	1
9	白苔，不寐，大汗，气短，舌质暗，心悸	1

8. 7个症状

以7个症状来表达心阳虚的类型共有12种情况，详见表4-30。

表4-30 心阳虚表现为7个症状的情况

序号	症状及组合	频数/次
1	不寐，气短，舌质暗，畏寒，心悸，胸闷，肢冷	1
2	白苔，汗出，黏腻苔，畏寒，心悸，胸闷，肢冷	1
3	乏力，面色苍白，胖大舌，气短，心悸，胸闷，肢冷	1
4	淡白舌，汗出，口唇青紫，黏腻苔，心悸，胸闷，肢冷	1
5	大汗，淡白舌，口唇青紫，面色苍白，气短，心悸，肢冷	1
6	白苔，不寐，大汗，黏腻苔，气短，心悸，胸闷	1
7	白苔，乏力，口唇青紫，气短，神疲，下肢浮肿，胸闷	1

序号	症状及组合	频数/次
8	白苔，不寐，淡白舌，乏力，头晕，畏寒，胸闷	1
9	白苔，不寐，淡白舌，乏力，黏腻苔，气短，胸闷	1
10	不寐，大汗，气短，舌质暗，神疲，下肢浮肿，心悸	1
11	白苔，黏腻苔，胖大舌，气短，舌质暗，下肢浮肿，心悸	1
12	白苔，不寐，淡白舌，乏力，气短，头晕，心悸	1

9. 8个症状

以8个症状来表达心阳虚的类型共有9种情况，详见表4-31。

表4-31　心阳虚表现为8个症状的情况

序号	症状及组合	频数/次
1	乏力，舌质暗，神疲，头晕，畏寒，心悸，胸闷，肢冷	1
2	胖大舌，气短，舌质暗，头晕，畏寒，心悸，胸闷，肢冷	1
3	白苔，淡白舌，乏力，胖大舌，气短，心悸，胸闷，肢冷	1
4	不寐，淡白舌，乏力，胖大舌，头晕，畏寒，心悸，肢冷	1
5	白苔，不寐，淡白舌，面色苍白，舌质暗，神疲，心悸，肢冷	1
6	白苔，乏力，胖大舌，气短，神疲，头晕，心悸，胸闷	1
7	不寐，乏力，黏腻苔，气短，神疲，头晕，心悸，胸闷	1
8	白苔，淡白舌，乏力，气短，神疲，头晕，心悸，胸闷	1
9	淡白舌，呼吸困难，口唇青紫，黏腻苔，胖大舌，头晕，下肢浮肿，胸闷	1

10. 9个症状

以9个症状来表达心阳虚的类型共有8种情况，详见表4-32。

表4-32　心阳虚表现为9个症状的情况

序号	症状及组合	频数/次
1	淡白舌，面色苍白，气短，神疲，头晕，畏寒，心悸，胸闷，肢冷	1
2	汗出，呼吸困难，口唇青紫，气短，舌质暗，畏寒，心悸，胸闷，肢冷	1
3	白苔，不寐，乏力，汗出，面色苍白，黏腻苔，畏寒，胸闷，肢冷	1
4	不寐，大汗，乏力，面色苍白，气短，神疲，头晕，心悸，肢冷	1
5	白苔，不寐，汗出，黏腻苔，气短，头晕，下肢浮肿，心悸，胸闷	1
6	不寐，淡白舌，乏力，呼吸困难，舌质暗，神疲，头晕，心悸，胸闷	1
7	白苔，不寐，呼吸困难，口唇青紫，黏腻苔，气短，头晕，下肢浮肿，心悸	1
8	白苔，淡白舌，乏力，面色苍白，黏腻苔，胖大舌，气短，头晕，心悸	1

五、心火炽盛（热入心包）证

（一）心火炽盛证

心火炽盛证在中医历代医案数据库[1]中共呈现出了140种生命状态，具体如下。

1. 无症状

没有典型症状来表达心火炽盛的情况共出现26次。

2. 1个症状

以1个症状来表达心火炽盛的类型共有14种情况，详见表4-33。

表4-33 心火炽盛表现为1个症状的情况

序号	症状及组合	频数/次
1	尿血	4
2	红绛舌	4
3	不寐	4
4	心悸	3
5	心烦	3
6	数脉	3
7	舌疮	3
8	咽干	2
9	耳鸣	2
10	舌尖红绛	1
11	善恐易惊	1
12	尿黄赤	1
13	面色红	1
14	口疮	1

3. 2个症状

以2个症状来表达心火炽盛的类型共有21种情况，详见表4-34。

表4-34 心火炽盛表现为2个症状的情况

序号	症状及组合	频数/次
1	舌尖红绛，数脉	3
2	不寐，数脉	2

序号	症状及组合	频数 / 次
3	口干，咽干	1
4	红绛舌，咽干	1
5	面色红，心烦	1
6	不寐，心烦	1
7	便干，心烦	1
8	口疮，无苔	1
9	尿血，数脉	1
10	口疮，数脉	1
11	红绛舌，数脉	1
12	舌疮，舌尖红绛	1
13	口疮，舌尖红绛	1
14	不寐，舌尖红绛	1
15	口渴，舌干	1
16	面色红，舌疮	1
17	口疮，舌疮	1
18	红绛舌，舌疮	1
19	面色红，尿黄赤	1
20	红绛舌，口干	1
21	不寐，耳鸣	1

4. 3 个症状

以 3 个症状来表达心火炽盛的类型共有 25 种情况，详见表 4-35。

表 4-35　心火炽盛表现为 3 个症状的情况

序号	症状及组合	频数 / 次
1	不寐，耳鸣，红绛舌	3
2	红绛舌，尿黄赤，数脉	2
3	不寐，心烦，躁动不安	1
4	红绛舌，数脉，咽干	1
5	不寐，无苔，心悸	1
6	不寐，数脉，心悸	1
7	口干，舌干，心悸	1
8	善恐易惊，少苔，心悸	1
9	红绛舌，尿黄赤，心悸	1
10	舌尖红绛，无苔，心烦	1
11	舌尖红绛，数脉，心烦	1

序号	症状及组合	频数/次
12	口渴，数脉，心烦	1
13	红绛舌，舌干，心烦	1
14	红绛舌，舌疮，心烦	1
15	不寐，红绛舌，心烦	1
16	口疮，舌尖红绛，无苔	1
17	红绛舌，舌疮，数脉	1
18	红绛舌，面色红，数脉	1
19	红绛舌，口干，数脉	1
20	红绛舌，尿黄赤，舌干	1
21	便干，口干，舌干	1
22	不寐，红绛舌，面色红	1
23	便干，红绛舌，口疮	1
24	不寐，多梦，红绛舌	1
25	便干，不寐，耳鸣	1

5. 4 个症状

以 4 个症状来表达心火炽盛的类型共有 28 种情况，详见表 4-36。

表 4-36　心火炽盛表现为 4 个症状的情况

序号	症状及组合	频数/次
1	数脉，心烦，心悸，躁动不安	1
2	红绛舌，数脉，心烦，躁动不安	1
3	口渴，舌干，心烦，躁动不安	1
4	不寐，口渴，心烦，躁动不安	1
5	红绛舌，尿黄赤，舌干，躁动不安	1
6	口渴，尿黄赤，心烦，咽干	1
7	不寐，舌干，舌尖红绛，咽干	1
8	便干，口疮，尿黄赤，咽干	1
9	不寐，口疮，心烦，心悸	1
10	不寐，红绛舌，心烦，心悸	1
11	不寐，多梦，心烦，心悸	1
12	不寐，舌干，数脉，心悸	1
13	不寐，善恐易惊，数脉，心悸	1
14	不寐，红绛舌，舌干，心悸	1
15	不寐，多梦，善恐易惊，心悸	1
16	便干，红绛舌，尿黄赤，心悸	1

序号	症状及组合	频数/次
17	不寐，多梦，口干，心悸	1
18	多梦，红绛舌，舌干，心烦	1
19	口疮，尿血，舌疮，心烦	1
20	红绛舌，口渴，善恐易惊，心烦	1
21	便干，红绛舌，口疮，心烦	1
22	口干，尿黄赤，舌尖红绛，数脉	1
23	红绛舌，尿黄赤，舌疮，数脉	1
24	不寐，口渴，面色红，数脉	1
25	红绛舌，口渴，尿黄赤，舌疮	1
26	便干，口疮，尿黄赤，舌疮	1
27	红绛舌，面色红，尿黄赤，少苔	1
28	便干，口疮，口渴，尿黄赤	1

6. 5个症状

以5个症状来表达心火炽盛的类型共有14种情况，详见表4-37。

表4-37　心火炽盛表现为5个症状的情况

序号	症状及组合	频数/次
1	耳鸣，红绛舌，心烦，心悸，躁动不安	1
2	耳鸣，尿黄赤，数脉，心烦，躁动不安	1
3	红绛舌，面色红，数脉，心烦，躁动不安	1
4	面色红，善恐易惊，舌尖红绛，心烦，躁动不安	1
5	不寐，红绛舌，口干，无苔，咽干	1
6	便干，不寐，红绛舌，善恐易惊，心悸	1
7	不寐，多梦，口干，尿黄赤，心悸	1
8	不寐，红绛舌，口干，无苔，心烦	1
9	不寐，红绛舌，少苔，数脉，心烦	1
10	红绛舌，口干，口渴，数脉，心烦	1
11	不寐，口干，尿黄赤，善恐易惊，心烦	1
12	便干，红绛舌，口干，尿黄赤，心烦	1
13	口疮，口干，尿黄赤，舌尖红绛，数脉	1
14	便干，红绛舌，口渴，尿黄赤，数脉	1

7. 6个症状

以6个症状来表达心火炽盛的类型共有19种情况，详见表4-38。

表4-38 心火炽盛表现为6个症状的情况

序号	症状及组合	频数/次
1	尿血，舌尖红绛，数脉，心烦，咽干，躁动不安	1
2	便干，不寐，善恐易惊，心烦，咽干，躁动不安	1
3	不寐，红绛舌，口干，数脉，心烦，躁动不安	1
4	不寐，多梦，红绛舌，少苔，心烦，躁动不安	1
5	不寐，多梦，尿黄赤，善恐易惊，心烦，躁动不安	1
6	便干，不寐，红绛舌，尿黄赤，心烦，躁动不安	1
7	便干，口渴，尿血，数脉，心悸，咽干	1
8	便干，红绛舌，少苔，数脉，心烦，心悸	1
9	耳鸣，红绛舌，口干，尿黄赤，心烦，心悸	1
10	红绛舌，口干，口渴，面色红，心烦，心悸	1
11	不寐，多梦，耳鸣，红绛舌，心烦，心悸	1
12	便干，不寐，尿黄赤，善恐易惊，数脉，心悸	1
13	多梦，红绛舌，口干，面色红，数脉，心悸	1
14	不寐，多梦，耳鸣，红绛舌，少苔，心悸	1
15	不寐，多梦，红绛舌，口干，口渴，心悸	1
16	不寐，红绛舌，口干，数脉，无苔，心烦	1
17	红绛舌，口渴，尿黄赤，尿血，数脉，心烦	1
18	不寐，红绛舌，口干，尿黄赤，尿血，心烦	1
19	红绛舌，口疮，尿黄赤，舌疮，数脉，无苔	1

8. 7个症状

以7个症状来表达心火炽盛的类型共有11种情况，详见表4-39。

表4-39 心火炽盛表现为7个症状的情况

序号	症状及组合	频数/次
1	不寐，口干，舌干，心烦，心悸，咽干，躁动不安	1
2	不寐，红绛舌，口干，少苔，心烦，咽干，躁动不安	1
3	不寐，红绛舌，口干，舌干，心烦，心悸，躁动不安	1
4	不寐，红绛舌，面色红，善恐易惊，心烦，心悸，躁动不安	1
5	不寐，耳鸣，红绛舌，尿黄赤，数脉，心烦，躁动不安	1
6	便干，不寐，红绛舌，尿黄赤，数脉，心烦，咽干	1
7	便干，不寐，多梦，口干，无苔，心烦，心悸	1

序号	症状及组合	频数 / 次
8	不寐，耳鸣，红绛舌，口干，数脉，心烦，心悸	1
9	便干，红绛舌，口渴，尿黄赤，数脉，无苔，心烦	1
10	便干，不寐，红绛舌，尿黄赤，舌疮，无苔，心烦	1
11	不寐，红绛舌，口干，尿血，少苔，数脉，心烦	1

9. 8 个症状

以 8 个症状来表达心火炽盛的类型共有 5 种情况，详见表 4-40。

表 4-40　心火炽盛表现为 8 个症状的情况

序号	症状及组合	频数 / 次
1	便干，不寐，红绛舌，口干，尿黄赤，数脉，心烦，躁动不安	2
2	便干，不寐，红绛舌，口干，数脉，无苔，心烦，心悸	1
3	便干，不寐，多梦，红绛舌，舌尖红绛，无苔，心烦，心悸	1
4	不寐，红绛舌，口疮，少苔，舌疮，数脉，心烦，心悸	1
5	不寐，多梦，红绛舌，善恐易惊，少苔，舌干，数脉，心悸	1

10. 9 个症状

以 9 个症状来表达心火炽盛的类型共有 1 种情况，详见表 4-41。

表 4-41　心火炽盛表现为 9 个症状的情况

序号	症状及组合	频数 / 次
1	便干，不寐，多梦，口干，善恐易惊，舌尖红绛，数脉，心烦，心悸	1

11. 11 个症状

以 11 个症状来表达心火炽盛的类型共有 1 种情况，详见表 4-42。

表 4-42　心火炽盛表现为 11 个症状的情况

序号	症状及组合	频数 / 次
1	便干，不寐，多梦，红绛舌，口渴，尿黄赤，舌干，数脉，无苔，心烦，咽干	1

（二）热入心包证

热入心包证在中医历代医案数据库中共呈现出了 11 种生命状态，具体如下。

中医「单元证」辨证研究

1. 1个症状

以 1 个症状来表达热入心包的类型共有 2 种情况，详见表 4-43。

表 4-43　热入心包表现为 1 个症状的情况

序号	症状及组合	频数 / 次
1	神识昏蒙	3
2	壮热	1

2. 2个症状

以 2 个症状来表达热入心包的类型共有 5 种情况，详见表 4-44。

表 4-44　热入心包表现为 2 个症状的情况

序号	症状及组合	频数 / 次
1	神识昏蒙，壮热	4
2	神识昏蒙，谵语	2
3	黄苔，神识昏蒙	2
4	谵语，壮热	1
5	黄苔，谵语	1

3. 3个症状

以 3 个症状来表达热入心包的类型共有 3 种情况，详见表 4-45。

表 4-45　热入心包表现为 3 个症状的情况

序号	症状及组合	频数 / 次
1	黄苔，神识昏蒙，壮热	4
2	神识昏蒙，谵语，壮热	2
3	黄苔，神识昏蒙，谵语	2

4. 4个症状

以 4 个症状来表达热入心包的类型共有 1 种情况，详见表 4-46。

表 4-46　热入心包表现为 4 个症状的情况

序号	症状及组合	频数 / 次
1	黄苔，神识昏蒙，谵语，壮热	2

六、心脉痹阻证

心脉痹阻证在中医历代医案数据库[1]中共呈现出了57种生命状态，具体如下。

1. 无症状

没有典型症状来表达心脉痹阻的情况共出现7次。

2. 1个症状

以1个症状来表达心脉痹阻的类型共有2种情况，详见表4-47。

表4-47　心脉痹阻表现为1个症状的情况

序号	症状及组合	频数/次
1	胸背彻痛	2
2	不寐	2

3. 2个症状

以2个症状来表达心脉痹阻的类型共有8种情况，详见表4-48。

表4-48　心脉痹阻表现为2个症状的情况

序号	症状及组合	频数/次
1	心悸，胸闷	2
2	舌生瘀斑，胸闷	1
3	气短，心悸	1
4	不寐，心悸	1
5	口干，舌生瘀斑	1
6	红绛舌，口干	1
7	乏力，红绛舌	1
8	不寐，红绛舌	1

4. 3个症状

以3个症状来表达心脉痹阻的类型共有9种情况，详见表4-49。

表4-49　心脉痹阻表现为3个症状的情况

序号	症状及组合	频数/次
1	乏力，胸闷，肢冷	1
2	气短，胸背彻痛，肢冷	1

序号	症状及组合	频数／次
3	气短，心悸，肢冷	1
4	红绛舌，胸背彻痛，胸闷	1
5	气短，心悸，胸闷	1
6	红绛舌，心悸，胸闷	1
7	不寐，心悸，胸闷	1
8	不寐，红绛舌，胸背彻痛	1
9	气短，舌生瘀斑，心悸	1

5. 4 个症状

以 4 个症状来表达心脉痹阻的类型共有 12 种情况，详见表 4-50。

表 4-50　心脉痹阻表现为 4 个症状的情况

序号	症状及组合	频数／次
1	乏力，气短，心悸，胸闷	3
2	气短，胸背彻痛，胸闷，肢冷	1
3	乏力，气短，胸闷，肢冷	1
4	乏力，气短，心悸，肢冷	1
5	红绛舌，舌生瘀斑，心悸，胸闷	1
6	红绛舌，气短，心悸，胸闷	1
7	红绛舌，舌生瘀斑，舌质暗，胸闷	1
8	红绛舌，气短，舌质暗，胸闷	1
9	不寐，气短，舌质暗，胸闷	1
10	气短，舌生瘀斑，舌质暗，心悸	1
11	乏力，口干，舌生瘀斑，心悸	1
12	不寐，红绛舌，呼吸困难，心悸	1

6. 5 个症状

以 5 个症状来表达心脉痹阻的类型共有 10 种情况，详见表 4-51。

表 4-51　心脉痹阻表现为 5 个症状的情况

序号	症状及组合	频数／次
1	呼吸困难，气短，舌质暗，心悸，胸背彻痛	2
2	气短，心悸，胸背彻痛，胸闷，肢冷	1
3	不寐，乏力，心悸，胸闷，肢冷	1
4	乏力，气短，舌质暗，心悸，胸闷	1
5	不寐，气短，舌生瘀斑，心悸，胸闷	1

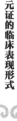

第四章　心系统单元证的临床表现形式

序号	症状及组合	频数 / 次
6	不寐，乏力，气短，心悸，胸闷	1
7	乏力，呼吸困难，口干，舌质暗，胸闷	1
8	红绛舌，舌生瘀斑，舌质暗，心悸，胸背彻痛	1
9	乏力，呼吸困难，气短，舌质暗，心悸	1
10	不寐，乏力，红绛舌，气短，心悸	1

7. 6 个症状

以 6 个症状来表达心脉痹阻的类型共有 10 种情况，详见表 4-52。

表 4-52　心脉痹阻表现为 6 个症状的情况

序号	症状及组合	频数 / 次
1	乏力，红绛舌，气短，舌质暗，心悸，胸闷	2
2	不寐，气短，舌质暗，心悸，胸背彻痛，肢冷	1
3	呼吸困难，口干，舌质暗，心悸，胸背彻痛，肢冷	1
4	红绛舌，呼吸困难，气短，舌质暗，心悸，胸闷	1
5	不寐，红绛舌，呼吸困难，舌质暗，心悸，胸闷	1
6	不寐，乏力，呼吸困难，舌质暗，心悸，胸闷	1
7	红绛舌，口干，气短，舌生瘀斑，心悸，胸闷	1
8	不寐，红绛舌，气短，舌生瘀斑，心悸，胸闷	1
9	不寐，乏力，口干，气短，心悸，胸闷	1
10	乏力，口干，气短，舌生瘀斑，舌质暗，胸闷	1

8. 7 个症状

以 7 个症状来表达心脉痹阻的类型共有 4 种情况，详见表 4-53。

表 4-53　心脉痹阻表现为 7 个症状的情况

序号	症状及组合	频数 / 次
1	不寐，呼吸困难，气短，舌质暗，心悸，胸闷，肢冷	1
2	红绛舌，呼吸困难，口干，舌质暗，心悸，胸背彻痛，胸闷	1
3	不寐，红绛舌，呼吸困难，口干，舌质暗，心悸，胸闷	1
4	乏力，红绛舌，呼吸困难，口干，舌生瘀斑，舌质暗，胸闷	1

9. 8 个症状

以 8 个症状来表达心脉痹阻的类型共有 1 种情况，详见表 4-54。

表 4-54　心脉痹阻表现为 8 个症状的情况

序号	症状及组合	频数 / 次
1	乏力，红绛舌，呼吸困难，口干，气短，舌质暗，心悸，胸闷	1

七、水气凌心证

水气凌心证在中医历代医案数据库中共呈现出了 27 种生命状态，具体如下。

1. 无症状

没有典型症状来表达水气凌心的情况共出现 1 次。

2. 1 个症状

以 1 个症状来表达水气凌心的类型共有 2 种情况，详见表 4-55。

表 4-55　水气凌心表现为 1 个症状的情况

序号	症状及组合	频数 / 次
1	心悸	3
2	喘	1

3. 2 个症状

以 2 个症状来表达水气凌心的类型共有 5 种情况，详见表 4-56。

表 4-56　水气凌心表现为 2 个症状的情况

序号	症状及组合	频数 / 次
1	白苔，心悸	3
2	喘，心悸	2
3	遍身浮肿，喘	2
4	心悸，胸闷	1
5	气短，心悸	1

4. 3 个症状

以 3 个症状来表达水气凌心的类型共有 8 种情况，详见表 4-57。

表4-57　水气凌心表现为3个症状的情况

序号	症状及组合	频数/次
1	遍身浮肿，小便量少，胸闷	2
2	头晕，心悸，胸闷	1
3	白苔，心悸，胸闷	1
4	白苔，头晕，胸闷	1
5	遍身浮肿，喘，胸闷	1
6	气短，小便量少，心悸	1
7	气短，头晕，心悸	1
8	白苔，头晕，心悸	1

5. 4个症状

以4个症状来表达水气凌心的类型共有7种情况，详见表4-58。

表4-58　水气凌心表现为4个症状的情况

序号	症状及组合	频数/次
1	白苔，气短，小便量少，心悸	2
2	白苔，遍身浮肿，小便量少，心悸	2
3	头晕，小便量少，心悸，胸闷	1
4	喘，小便量少，心悸，胸闷	1
5	遍身浮肿，喘，心悸，胸闷	1
6	遍身浮肿，气短，头晕，心悸	1
7	白苔，喘，头晕，心悸	1

6. 5个症状

以5个症状来表达水气凌心的类型共有2种情况，详见表4-59。

表4-59　水气凌心表现为5个症状的情况

序号	症状及组合	频数/次
1	白苔，气短，头晕，小便量少，胸闷	1
2	喘，气短，头晕，小便量少，心悸	1

7. 6个症状

以6个症状来表达水气凌心的类型共有2种情况，详见表4-60。

表4-60　水气凌心表现为6个症状的情况

序号	症状及组合	频数/次
1	白苔，气短，头晕，小便量少，心悸，胸闷	1
2	白苔，遍身浮肿，气短，小便量少，心悸，胸闷	1

八、痰迷心窍证

痰迷心窍证在中医历代医案数据库中共呈现出了26种生命状态，具体如下。

1. 无症状

没有典型症状来表达痰迷心窍的情况共出现12次。

2. 1个症状

以1个症状来表达痰迷心窍的类型共有6种情况，详见表4-61。

表4-61　痰迷心窍表现为1个症状的情况

序号	症状及组合	频数/次
1	神识昏蒙	9
2	黄苔	5
3	心烦	1
4	黏腻苔	1
5	滑脉	1
6	表情淡漠	1

3. 2个症状

以2个症状来表达痰迷心窍的类型共有9种情况，详见表4-62。

表4-62　痰迷心窍表现为2个症状的情况

序号	症状及组合	频数/次
1	神识昏蒙，心烦	5
2	黏腻苔，神识昏蒙	4
3	黄苔，黏腻苔	3
4	黄苔，神识昏蒙	2
5	滑脉，神识昏蒙	2
6	表情淡漠，神识昏蒙	2
7	表情淡漠，黏腻苔	2
8	滑脉，黏腻苔	1
9	表情淡漠，滑脉	1

4. 3 个症状

以 3 个症状来表达痰迷心窍的类型共有 6 种情况，详见表 4-63。

表 4-63　痰迷心窍表现为 3 个症状的情况

序号	症状及组合	频数 / 次
1	黄苔，神识昏蒙，心烦	2
2	滑脉，黏腻苔，神识昏蒙	2
3	表情淡漠，黏腻苔，心烦	1
4	表情淡漠，滑脉，心烦	1
5	黄苔，黏腻苔，神识昏蒙	1
6	滑脉，黄苔，黏腻苔	1

5. 4 个症状

以 4 个症状来表达痰迷心窍的类型共有 4 种情况，详见表 4-64。

表 4-64　痰迷心窍表现为 4 个症状的情况

序号	症状及组合	频数 / 次
1	滑脉，黄苔，黏腻苔，神识昏蒙	2
2	黄苔，黏腻苔，神识昏蒙，心烦	1
3	表情淡漠，滑脉，黏腻苔，心烦	1
4	表情淡漠，滑脉，黏腻苔，神识昏蒙	1

参考文献

[1] 张启明，王永炎，张志斌，等. 中医历代医案数据库的建立与统计方法 [J]. 山东中医药大学学报，2005，29(4)：298-299.

第五章
肝系统单元证的临床表现形式

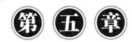

一、肝气郁结证

肝气郁结证在中医历代医案数据库[1]中共呈现出了 988 种生命状态，具体如下。

1. 无症状

没有典型症状来表达肝气郁结的情况共出现 75 次。

2. 1 个症状

以 1 个症状来表达肝气郁结的类型共有 46 种情况，详见表 5-1。

表 5-1　肝气郁结表现为 1 个症状的情况

序号	症状及组合	频数 / 次
1	腹胀	10
2	弦脉	7
3	胃脘痛	6
4	胸闷	4
5	胁痛	4
6	胁部胀痛	4
7	红绛舌	4
8	腹痛	4
9	单腹胀大	4
10	嗳气	4

序号	症状及组合	频数/次
11	厌食	3
12	舌质暗	3
13	少腹胀	3
14	少腹疼痛	3
15	不寐	3
16	咽如物梗且吐咽不解	2
17	胁胀	2
18	胁部阵发痛	2
19	小腹胀	2
20	脘痞	2
21	腹部徵瘕	2
22	恶心	2
23	恶寒发热	2
24	沉脉	2
25	闭经	2
26	肿块推之可移	1
27	肿块疼痛	1
28	肿块坚硬	1
29	月经紫暗	1
30	月经先期	1
31	月经先后无定期	1
32	月经量多	1
33	月经后期	1
34	胸满	1
35	胃胀	1
36	胃脘胀痛	1
37	舌润	1
38	舌脉怒张	1
39	涩脉	1
40	乳房胀痛	1
41	黏腻苔	1
42	闷闷不乐	1
43	口苦	1
44	黄苔	1
45	泛酸	1
46	表情淡漠	1

3. 2个症状

以2个症状来表达肝气郁结的类型共有120种情况，详见表5-2。

表5-2　肝气郁结表现为2个症状的情况

序号	症状及组合	频数/次
1	沉脉，弦脉	3
2	白苔，黏腻苔	3
3	腹痛，腹胀	3
4	腹胀，厌食	2
5	胸闷，咽如物梗且吐咽不解	2
6	脘痞，胸闷	2
7	弦脉，胁痛	2
8	涩脉，弦脉	2
9	黄苔，弦脉	2
10	腹痛，弦脉	2
11	腹胀，胃脘痛	2
12	红绛舌，黄苔	2
13	不寐，红绛舌	2
14	白苔，红绛舌	2
15	单腹胀大，腹露青筋	2
16	舌生瘀斑，肿块压痛	1
17	胁痛，躁动不安	1
18	月经血块，月经紫暗	1
19	腹痛，月经血块	1
20	胁部胀痛，月经先期	1
21	乳房胀痛，月经先期	1
22	弦脉，月经先后无定期	1
23	脘痞，月经先后无定期	1
24	月经后期，月经量多	1
25	淡红舌，月经量多	1
26	乳房肿块，月经后期	1
27	乳房胀痛，月经后期	1
28	弦脉，月经不调	1
29	淡红舌，月经不调	1
30	胸闷，厌食	1
31	胁痛，厌食	1
32	胃胀，厌食	1
33	少腹胀，厌食	1

序号	症状及组合	频数/次
34	乳房胀痛，厌食	1
35	胁痛，咽如物梗且吐咽不解	1
36	少腹疼痛，胸闷	1
37	红绛舌，胸闷	1
38	腹胀，胸闷	1
39	脘痞，胸满	1
40	尿黄赤，胸满	1
41	恶心，胸满	1
42	单腹胀大，胸满	1
43	闭经，胸满	1
44	白苔，胸满	1
45	腹部胀痛，胸部胀痛	1
46	弦脉，心烦	1
47	乳房肿块，心烦	1
48	腹胀，心烦	1
49	胁痛，胁胀	1
50	少腹胀，胁胀	1
51	红绛舌，胁胀	1
52	涩脉，胁痛	1
53	乳房肿块，胁痛	1
54	红绛舌，胁痛	1
55	腹痛，胁痛	1
56	闭经，胁部胀痛	1
57	舌质暗，胁部刺痛	1
58	乳房胀痛，小腹胀	1
59	胃胀，弦脉	1
60	胃脘痛，弦脉	1
61	脘痞，弦脉	1
62	尿黄赤，弦脉	1
63	口苦，弦脉	1
64	精神恍惚，弦脉	1
65	急躁易怒，弦脉	1
66	腹部徵瘕，弦脉	1
67	泛酸，弦脉	1
68	恶寒发热，弦脉	1
69	单腹胀大，弦脉	1

序号	症状及组合	频数/次
70	淡红舌，胃胀	1
71	目光呆滞，胃脘灼热	1
72	红绛舌，胃脘胀痛	1
73	恶寒发热，胃脘痛	1
74	恶心，脘痞	1
75	急躁易怒，舌质暗	1
76	腹部胀痛，舌生瘀斑	1
77	呃逆，舌润	1
78	少腹疼痛，少腹胀	1
79	尿黄赤，少腹疼痛	1
80	恶心，少腹疼痛	1
81	沉脉，涩脉	1
82	闷闷不乐，乳房肿块	1
83	尿黄赤，乳房胀痛	1
84	面黄晦暗，尿黄赤	1
85	红绛舌，尿黄赤	1
86	单腹胀大，尿黄赤	1
87	不寐，尿黄赤	1
88	黄苔，黏腻苔	1
89	腹痛，黏腻苔	1
90	沉脉，黏腻苔	1
91	薄苔，黏腻苔	1
92	淡红舌，目光呆滞	1
93	腹胀，面色晦暗	1
94	沉默寡言，面色苍黄	1
95	不孕，闷闷不乐	1
96	精神恍惚，哭笑无常	1
97	淡红舌，哭笑无常	1
98	红绛舌，急躁易怒	1
99	腹胀，急躁易怒	1
100	薄苔，黄苔	1
101	腹胀，红绛舌	1
102	单腹胀大，红绛舌	1
103	大便不爽，红绛舌	1
104	表情淡漠，红绛舌	1
105	淡红舌，腹胀	1

第五章 肝系统单元证的临床表现形式

序号	症状及组合	频数／次
106	大便不爽，腹胀	1
107	闭经，腹胀	1
108	恶寒发热，腹痛	1
109	呃逆，腹痛	1
110	闭经，腹痛	1
111	嗳气，腹痛	1
112	闭经，泛酸	1
113	闭经，恶寒发热	1
114	不寐，淡红舌	1
115	大便不爽，单腹胀大	1
116	薄苔，单腹胀大	1
117	薄苔，沉脉	1
118	白苔，沉脉	1
119	嗳气，不寐	1
120	白苔，表情淡漠	1

4. 3个症状

以 3 个症状来表达肝气郁结的类型共有 125 种情况，详见表 5-3。

表 5-3　肝气郁结表现为 3 个症状的情况

序号	症状及组合	频数／次
1	红绛舌，黄苔，黏腻苔	3
2	乳房肿块，肿块坚硬，肿块压痛	2
3	乳房肿块，肿块坚硬，肿块疼痛	2
4	白苔，黏腻苔，周身沉重	1
5	薄苔，乳房肿块，肿块压痛	1
6	白苔，红绛舌，肿块压痛	1
7	口苦，月经先期，肿块推之可移	1
8	闭经，腹部癥瘕，肿块推之可移	1
9	乳房肿块，弦脉，肿块疼痛	1
10	红绛舌，厌食，肿块坚硬	1
11	乳房胀痛，乳房肿块，肿块坚硬	1
12	白苔，薄苔，肿块坚硬	1
13	腹胀，心烦，躁动不安	1
14	月经量少，月经先期，月经紫暗	1
15	乳房胀痛，胁痛，月经血块	1

序号	症状及组合	频数／次
16	脘痞，胸满，月经先期	1
17	弦脉，胁胀，月经先期	1
18	红绛舌，尿黄赤，月经先期	1
19	不寐，红绛舌，月经先后无定期	1
20	白苔，薄苔，月经先后无定期	1
21	嗳气，月经后期，月经量少	1
22	小便淡黄，胁痛，月经量少	1
23	腹部胀痛，腹胀，月经量多	1
24	腹痛，月经不调，月经后期	1
25	胃脘胀痛，胸部胀痛，月经后期	1
26	红绛舌，心烦，月经后期	1
27	乳房胀痛，弦脉，月经后期	1
28	单腹胀大，弦脉，月经后期	1
29	乳房胀痛，舌生瘀斑，月经后期	1
30	口苦，胁痛，月经不调	1
31	腹部徵瘕，腹痛，月经不调	1
32	红绛舌，闷闷不乐，易悲	1
33	黏腻苔，胁部刺痛，厌食	1
34	黄苔，弦脉，厌食	1
35	不寐，弦脉，厌食	1
36	泛酸，胃脘痛，厌食	1
37	恶心，乳房胀痛，厌食	1
38	不寐，闷闷不乐，厌食	1
39	红绛舌，黄苔，厌食	1
40	薄苔，腹胀，厌食	1
41	不寐，沉默寡言，厌食	1
42	呃逆，脘痞，胸闷	1
43	单腹胀大，脘痞，胸闷	1
44	呕吐苦水，呕吐酸水，胸闷	1
45	腹痛，尿黄赤，胸闷	1
46	红绛舌，黏腻苔，胸闷	1
47	嗳气，不寐，胸闷	1
48	白苔，薄苔，胸闷	1
49	弦脉，胁痛，胸满	1
50	皮肤色黄，脘痞，胸满	1
51	呕吐酸水，脘痞，胸满	1

第五章 肝系统单元证的临床表现形式

序号	症状及组合	频数/次
52	闭经，脘痞，胸满	1
53	泛酸，腹胀，胸满	1
54	嗳气，白睛黄染，胸满	1
55	嗳气，胁部胀痛，胸部胀痛	1
56	尿黄赤，胁痛，心烦	1
57	不寐，精神恍惚，心烦	1
58	红绛舌，急躁易怒，心烦	1
59	不寐，急躁易怒，心烦	1
60	不寐，红绛舌，心烦	1
61	嗳气，不寐，心烦	1
62	淡红舌，口苦，胁胀	1
63	白睛黄染，口苦，胁胀	1
64	薄苔，黄苔，胁胀	1
65	白苔，薄苔，胁胀	1
66	胃脘痛，弦脉，胁痛	1
67	腹胀，弦脉，胁痛	1
68	嗳气，胃脘胀痛，胁痛	1
69	口苦，乳房胀痛，胁痛	1
70	腹胀，黏腻苔，胁痛	1
71	腹痛，腹胀，胁部胀痛	1
72	嗳气，大便时干时稀，胁部隐痛	1
73	急躁易怒，弦脉，胁部刺痛	1
74	胃胀，弦脉，小腹疼痛	1
75	太息，弦脉，小腹疼痛	1
76	红绛舌，胃脘胀痛，弦脉	1
77	薄苔，太息，弦脉	1
78	腹胀，舌质暗，弦脉	1
79	少腹疼痛，少腹胀，弦脉	1
80	恶寒发热，涩脉，弦脉	1
81	表情淡漠，黏腻苔，弦脉	1
82	不寐，闷闷不乐，弦脉	1
83	白苔，哭笑无常，弦脉	1
84	红绛舌，黄苔，弦脉	1
85	腹胀，黄苔，弦脉	1
86	薄苔，黄苔，弦脉	1
87	闭经，腹部胀痛，弦脉	1

序号	症状及组合	频数/次
88	白苔，单腹胀大，弦脉	1
89	不孕，沉默寡言，弦脉	1
90	白苔，沉脉，弦脉	1
91	薄苔，不寐，弦脉	1
92	白苔，薄苔，弦脉	1
93	脘痞，胃脘胀痛，胃胀	1
94	不寐，胃脘痛，胃胀	1
95	红绛舌，脘痞，胃胀	1
96	嗳气，胃脘痛，胃脘胀痛	1
97	泛酸，红绛舌，胃脘胀痛	1
98	呕吐苦水，呕吐酸水，胃脘痛	1
99	腹胀，黄苔，胃脘痛	1
100	白苔，薄苔，胃脘痛	1
101	恶心，尿黄赤，脘痞	1
102	嗳气，尿黄赤，脘痞	1
103	腹胀，口苦，脘痞	1
104	泛酸，腹胀，脘痞	1
105	腹部徵瘕，腹痛，脘痞	1
106	不寐，泛酸，脘痞	1
107	白苔，涩脉，舌生瘀斑	1
108	红绛舌，乳房肿块，舌润	1
109	恶心，红绛舌，舌润	1
110	红绛舌，黄苔，少腹疼痛	1
111	不寐，黄苔，少腹疼痛	1
112	腹胀，尿黄赤，皮肤色黄	1
113	闭经，恶心，尿黄赤	1
114	沉默寡言，红绛舌，目光呆滞	1
115	薄苔，闭经，面色晦暗	1
116	不寐，急躁易怒，口苦	1
117	泛酸，黄苔，口苦	1
118	薄苔，黄苔，口苦	1
119	腹痛，红绛舌，黄苔	1
120	单腹胀大，红绛舌，黄苔	1
121	大便不爽，红绛舌，黄苔	1
122	嗳气，腹痛，腹胀	1
123	表情淡漠，恶寒发热，腹胀	1
124	大便时干时稀，淡红舌，泛酸	1
125	白苔，薄苔，沉脉	1

第五章 肝系统单元证的临床表现形式

5. 4 个症状

以 4 个症状来表达肝气郁结的类型共有 145 种情况，详见表 5-4。

表 5-4　肝气郁结表现为 4 个症状的情况

序号	症状及组合	频数 / 次
1	白苔，薄苔，红绛舌，脘痞	2
2	腹胀，红绛舌，厌食，紫舌	1
3	涩脉，弦脉，胁痛，紫舌	1
4	腹痛，腹胀，厌食，周身沉重	1
5	乳房胀痛，乳房肿块，弦脉，肿块压痛	1
6	黏腻苔，乳房肿块，弦脉，肿块压痛	1
7	白苔，红绛舌，弦脉，肿块压痛	1
8	白苔，薄苔，乳房肿块，肿块压痛	1
9	乳房肿块，肿块坚硬，肿块疼痛，肿块推之可移	1
10	沉脉，乳房胀痛，乳房肿块，肿块坚硬	1
11	白苔，红绛舌，乳房肿块，肿块坚硬	1
12	红绛舌，弦脉，心烦，躁动不安	1
13	尿黄赤，乳房胀痛，心烦，躁动不安	1
14	红绛舌，尿黄赤，心烦，躁动不安	1
15	不寐，口苦，心烦，躁动不安	1
16	沉默寡言，精神恍惚，心烦，躁动不安	1
17	腹部徵瘕，急躁易怒，心烦，躁动不安	1
18	厌食，月经量多，月经血块，月经紫暗	1
19	腹痛，月经不调，月经血块，月经紫暗	1
20	不寐，腹部徵瘕，月经先后无定期，月经紫暗	1
21	红绛舌，弦脉，月经后期，月经紫暗	1
22	恶寒发热，黄苔，胸闷，月经先后无定期	1
23	腹痛，舌润，胁痛，月经先后无定期	1
24	急躁易怒，涩脉，月经后期，月经量少	1
25	恶心，乳房胀痛，弦脉，月经量少	1
26	白苔，薄苔，沉脉，月经量少	1
27	淡红舌，弦脉，小腹疼痛，月经量多	1
28	红绛舌，舌润，舌质暗，月经量多	1
29	单腹胀大，脘痞，胸满，月经后期	1
30	不寐，黄苔，胁部胀痛，月经后期	1
31	急躁易怒，太息，胸闷，月经不调	1
32	红绛舌，乳房胀痛，弦脉，月经不调	1
33	沉脉，腹部徵瘕，弦脉，月经不调	1

序号	症状及组合	频数/次
34	沉默寡言，目光呆滞，胸闷，易悲	1
35	表情淡漠，目光呆滞，太息，易悲	1
36	红绛舌，面色晦暗，胁部隐痛，厌油腻	1
37	胁痛，胸满，咽如物梗且吐咽不解，厌食	1
38	急躁易怒，心烦，咽如物梗且吐咽不解，厌食	1
39	不寐，沉默寡言，胸闷，厌食	1
40	白睛黄染，不寐，胁痛，厌食	1
41	腹胀，尿黄赤，胁部胀痛，厌食	1
42	嗳气，尿黄赤，小腹胀，厌食	1
43	涩脉，胃胀，弦脉，厌食	1
44	薄苔，口苦，弦脉，厌食	1
45	白睛黄染，腹痛，脘痞，厌食	1
46	腹胀，红绛舌，舌润，厌食	1
47	不寐，沉默寡言，目光呆滞，厌食	1
48	不寐，腹胀，红绛舌，厌食	1
49	沉脉，涩脉，胸闷，咽如物梗且吐咽不解	1
50	不寐，红绛舌，胸闷，咽如物梗且吐咽不解	1
51	不寐，精神恍惚，心烦，咽如物梗且吐咽不解	1
52	不寐，胁胀，心烦，胸闷	1
53	沉脉，涩脉，心烦，胸闷	1
54	薄苔，黄苔，心烦，胸闷	1
55	腹痛，闷闷不乐，胁痛，胸闷	1
56	红绛舌，口苦，胁痛，胸闷	1
57	恶心，口苦，胁痛，胸闷	1
58	红绛舌，胃脘痛，胁部刺痛，胸闷	1
59	腹痛，腹胀，弦脉，胸闷	1
60	腹胀，舌质暗，脘痞，胸闷	1
61	白苔，黏腻苔，脘痞，胸闷	1
62	沉脉，红绛舌，脘痞，胸闷	1
63	白苔，薄苔，急躁易怒，胸闷	1
64	薄苔，不寐，黄苔，胸闷	1
65	恶寒发热，腹胀，弦脉，胸满	1
66	嗳气，呃逆，脘痞，胸满	1
67	白苔，呃逆，红绛舌，胸满	1
68	薄苔，弦脉，胁部胀痛，胸部胀痛	1
69	红绛舌，口苦，胁部胀痛，胸部胀痛	1

第五章　肝系统单元证的临床表现形式

序号	症状及组合	频数/次
70	沉脉，尿黄赤，弦脉，心烦	1
71	闭经，恶寒发热，弦脉，心烦	1
72	腹胀，急躁易怒，少腹疼痛，心烦	1
73	白睛黄染，红绛舌，涩脉，心烦	1
74	红绛舌，急躁易怒，尿黄赤，心烦	1
75	淡红舌，恶寒发热，黄苔，心烦	1
76	舌质暗，脘痞，胁部隐痛，胁胀	1
77	恶寒发热，腹部胀痛，胁部刺痛，胁胀	1
78	黄苔，脘痞，弦脉，胁胀	1
79	不寐，泛酸，口苦，胁胀	1
80	不寐，红绛舌，小便淡黄，胁痛	1
81	沉脉，胃脘痛，弦脉，胁痛	1
82	尿黄赤，涩脉，弦脉，胁痛	1
83	黄苔，黏腻苔，弦脉，胁痛	1
84	不寐，闷闷不乐，弦脉，胁痛	1
85	白睛黄染，黄苔，弦脉，胁痛	1
86	红绛舌，口苦，舌质暗，胁痛	1
87	黄苔，尿黄赤，少腹疼痛，胁痛	1
88	不寐，大便不爽，尿黄赤，胁痛	1
89	薄苔，红绛舌，黄苔，胁痛	1
90	薄苔，恶心，黄苔，胁痛	1
91	薄苔，沉脉，黄苔，胁痛	1
92	白苔，沉脉，腹胀，胁痛	1
93	红绛舌，乳房胀痛，弦脉，胁部胀痛	1
94	白苔，腹胀，红绛舌，胁部胀痛	1
95	白苔，薄苔，红绛舌，胁部隐痛	1
96	白苔，薄苔，弦脉，小腹胀	1
97	白苔，薄苔，少腹疼痛，小腹疼痛	1
98	薄苔，黏腻苔，胃脘痛，弦脉	1
99	红绛舌，急躁易怒，舌质暗，弦脉	1
100	不孕，急躁易怒，乳房胀痛，弦脉	1
101	薄苔，面色晦暗，黏腻苔，弦脉	1
102	白睛黄染，黄苔，黏腻苔，弦脉	1
103	白苔，薄苔，黏腻苔，弦脉	1
104	不寐，精神恍惚，闷闷不乐，弦脉	1
105	闭经，恶寒发热，口苦，弦脉	1

序号	症状及组合	频数/次
106	薄苔，红绛舌，黄苔，弦脉	1
107	不寐，腹胀，红绛舌，弦脉	1
108	白苔，沉脉，红绛舌，弦脉	1
109	闭经，恶寒发热，腹部癥瘕，弦脉	1
110	白苔，黏腻苔，胃脘痛，胃胀	1
111	呃逆，泛酸，红绛舌，胃胀	1
112	嗳气，大便不爽，胃脘痛，胃脘灼热	1
113	恶心，泛酸，腹胀，胃脘灼热	1
114	白苔，薄苔，舌生瘀斑，胃脘胀痛	1
115	大便不爽，淡红舌，泛酸，胃脘胀痛	1
116	呃逆，红绛舌，舌润，胃脘痛	1
117	白苔，薄苔，舌质暗，脘痞	1
118	大便不爽，大便时干时稀，腹胀，脘痞	1
119	白苔，薄苔，大便时干时稀，脘痞	1
120	白苔，薄苔，红绛舌，舌质暗	1
121	白苔，不孕，沉脉，舌质暗	1
122	沉脉，呃逆，腹胀，涩脉	1
123	不寐，腹胀，急躁易怒，乳房胀痛	1
124	白苔，红绛舌，黄苔，呕吐苦水	1
125	白苔，单腹胀大，面色苍黄，黏腻苔	1
126	单腹胀大，红绛舌，黄苔，黏腻苔	1
127	不寐，红绛舌，黄苔，黏腻苔	1
128	薄苔，不孕，黄苔，黏腻苔	1
129	白苔，沉脉，腹胀，黏腻苔	1
130	白苔，沉脉，腹痛，黏腻苔	1
131	白苔，薄苔，淡红舌，闷闷不乐	1
132	闭经，恶寒发热，恶心，口苦	1
133	嗳气，不寐，红绛舌，急躁易怒	1
134	单腹胀大，腹露青筋，腹胀，急躁易怒	1
135	白苔，薄苔，不孕，急躁易怒	1
136	白苔，薄苔，腹胀，红绛舌	1
137	白苔，单腹胀大，腹部癥瘕，红绛舌	1
138	白苔，薄苔，不寐，红绛舌	1
139	薄苔，淡红舌，腹痛，腹胀	1
140	白苔，薄苔，腹痛，腹胀	1
141	嗳气，淡红舌，泛酸，腹胀	1

序号	症状及组合	频数 / 次
142	嗳气，白苔，泛酸，腹痛	1
143	嗳气，大便不爽，恶心，泛酸	1
144	白苔，薄苔，不孕，淡红舌	1
145	白苔，薄苔，不孕，沉脉	1

6. 5个症状

以5个症状来表达肝气郁结的类型共有140种情况，详见表5-5。

表5-5 肝气郁结表现为5个症状的情况

序号	症状及组合	频数 / 次
1	白苔，不孕，沉脉，舌质暗，弦脉	2
2	不寐，胁部胀痛，心烦，躁动不安，紫舌	1
3	白苔，薄苔，舌质暗，胸满，紫舌	1
4	白苔，薄苔，红绛舌，黄苔，周身沉重	1
5	白苔，淡红舌，乳房肿块，肿块坚硬，肿块压痛	1
6	嗳气，白苔，薄苔，胸闷，肿块压痛	1
7	红绛舌，急躁易怒，尿黄赤，肿块坚硬，肿块推之可移	1
8	嗳气，少腹疼痛，少腹胀，胁部胀痛，肿块推之可移	1
9	白苔，乳房肿块，弦脉，肿块坚硬，肿块疼痛	1
10	红绛舌，黄苔，乳房肿块，弦脉，肿块疼痛	1
11	不寐，哭笑无常，心烦，厌食，躁动不安	1
12	不寐，黄苔，哭笑无常，黏腻苔，躁动不安	1
13	不孕，乳房胀痛，月经量少，月经血块，月经紫暗	1
14	黄苔，小腹疼痛，月经量多，月经血块，月经紫暗	1
15	胃脘痛，小腹疼痛，胁胀，月经血块，月经紫暗	1
16	沉脉，涩脉，小腹疼痛，月经血块，月经紫暗	1
17	白苔，薄苔，月经量少，月经先后无定期，月经紫暗	1
18	急躁易怒，心烦，月经后期，月经量少，月经紫暗	1
19	黄苔，黏腻苔，少腹疼痛，少腹胀，月经紫暗	1
20	腹胀，闷闷不乐，胸闷，月经后期，月经血块	1
21	急躁易怒，口苦，胸满，月经不调，月经先期	1
22	不孕，单腹胀大，腹痛，胸闷，月经先期	1
23	不寐，腹部徵瘕，腹胀，胸满，月经先期	1
24	白苔，淡红舌，尿黄赤，弦脉，月经先期	1
25	不寐，红绛舌，胁部胀痛，胸部胀痛，月经先后无定期	1
26	不寐，沉脉，急躁易怒，涩脉，月经先后无定期	1

序号	症状及组合	频数/次
27	嗳气，少腹疼痛，少腹胀，月经后期，月经量少	1
28	闷闷不乐，弦脉，胁胀，胸闷，月经量少	1
29	黄苔，少腹疼痛，弦脉，月经后期，月经量多	1
30	恶心，腹痛，胁胀，胸闷，月经后期	1
31	单腹胀大，腹痛，涩脉，弦脉，月经后期	1
32	薄苔，闭经，乳房胀痛，弦脉，月经后期	1
33	沉脉，恶心，腹痛，弦脉，月经后期	1
34	呃逆，腹胀，红绛舌，面色晦暗，月经后期	1
35	淡红舌，口苦，胁痛，胸闷，月经不调	1
36	恶寒发热，呕吐酸水，胃脘痛，胃胀，月经不调	1
37	红绛舌，黄苔，黏腻苔，弦脉，易悲	1
38	表情淡漠，不寐，沉默寡言，闷闷不乐，易悲	1
39	恶心，腹部胀痛，胁部胀痛，厌食，厌油腻	1
40	白苔，腹胀，黏腻苔，胁部隐痛，厌油腻	1
41	不寐，急躁易怒，心烦，胸闷，厌食	1
42	急躁易怒，舌质暗，弦脉，胸闷，厌食	1
43	单腹胀大，弦脉，胁胀，胸满，厌食	1
44	不寐，涩脉，弦脉，心烦，厌食	1
45	黄苔，黏腻苔，小便淡黄，胁痛，厌食	1
46	闭经，红绛舌，闷闷不乐，胁痛，厌食	1
47	大便时干时稀，单腹胀大，闷闷不乐，胁痛，厌食	1
48	不寐，红绛舌，胁部胀痛，胁部阵发痛，厌食	1
49	白睛黄染，黄苔，黏腻苔，弦脉，厌食	1
50	呃逆，红绛舌，胃脘痛，胃胀，厌食	1
51	不寐，太息，脘痞，胃胀，厌食	1
52	恶寒发热，黄苔，尿黄赤，脘痞，厌食	1
53	恶心，红绛舌，舌润，舌质暗，厌食	1
54	不寐，黄苔，精神恍惚，舌质暗，厌食	1
55	单腹胀大，腹痛，腹胀，尿黄赤，厌食	1
56	闭经，红绛舌，黄苔，黏腻苔，厌食	1
57	闭经，单腹胀大，红绛舌，黄苔，厌食	1
58	白苔，薄苔，恶心，腹胀，厌食	1
59	薄苔，不寐，弦脉，胸闷，咽如物梗且吐咽不解	1
60	薄苔，黄苔，弦脉，胁胀，咽如物梗且吐咽不解	1
61	嗳气，黄苔，胃脘痛，胁痛，咽如物梗且吐咽不解	1
62	薄苔，淡红舌，急躁易怒，面色晦暗，咽如物梗且吐咽不解	1

序号	症状及组合	频数 / 次
63	白苔，薄苔，不寐，胸部胀痛，胸闷	1
64	急躁易怒，脘痞，胁部胀痛，心烦，胸闷	1
65	淡红舌，闷闷不乐，太息，心烦，胸闷	1
66	白苔，不寐，红绛舌，心烦，胸闷	1
67	淡红舌，黄苔，黏腻苔，胁痛，胸闷	1
68	薄苔，红绛舌，太息，弦脉，胸闷	1
69	薄苔，不寐，黄苔，弦脉，胸闷	1
70	单腹胀大，红绛舌，黄苔，尿黄赤，胸闷	1
71	闭经，腹胀，脘痞，弦脉，胸满	1
72	嗳气，白苔，口苦，弦脉，胸满	1
73	呃逆，泛酸，口苦，脘痞，胸满	1
74	闭经，少腹疼痛，少腹胀，胁部胀痛，胸部胀痛	1
75	白苔，恶心，闷闷不乐，胁胀，心烦	1
76	白苔，不寐，急躁易怒，弦脉，心烦	1
77	闭经，恶寒发热，黄苔，舌生瘀斑，心烦	1
78	白苔，薄苔，急躁易怒，尿黄赤，心烦	1
79	嗳气，恶心，口苦，弦脉，胁胀	1
80	红绛舌，黄苔，少腹胀，脘痞，胁胀	1
81	红绛舌，面色晦暗，少腹疼痛，舌质暗，胁胀	1
82	不寐，红绛舌，黄苔，尿黄赤，胁胀	1
83	单腹胀大，红绛舌，黄苔，黏腻苔，胁胀	1
84	红绛舌，尿黄赤，舌质暗，弦脉，胁痛	1
85	白苔，黏腻苔，尿黄赤，弦脉，胁痛	1
86	红绛舌，急躁易怒，尿黄赤，弦脉，胁痛	1
87	不寐，恶寒发热，口苦，弦脉，胁痛	1
88	薄苔，沉脉，腹胀，弦脉，胁痛	1
89	口苦，黏腻苔，舌生瘀斑，胃脘胀痛，胁痛	1
90	嗳气，恶心，尿黄赤，脘痞，胁痛	1
91	红绛舌，舌润，舌生瘀斑，舌质暗，胁痛	1
92	呃逆，腹部胀痛，精神恍惚，呕吐酸水，胁痛	1
93	恶心，黄苔，口苦，黏腻苔，胁痛	1
94	沉脉，红绛舌，黄苔，黏腻苔，胁痛	1
95	白苔，薄苔，沉脉，红绛舌，胁痛	1
96	腹胀，急躁易怒，尿黄赤，舌质暗，胁部胀痛	1
97	白苔，薄苔，淡红舌，恶心，胁部胀痛	1
98	不寐，淡红舌，急躁易怒，脘痞，胁部隐痛	1

序号	症状及组合	频数/次
99	沉脉，口苦，尿黄赤，弦脉，小腹疼痛	1
100	腹痛，腹胀，少腹疼痛，舌质暗，小腹疼痛	1
101	嗳气，白苔，薄苔，胃脘胀痛，弦脉	1
102	白苔，红绛舌，急躁易怒，舌质暗，弦脉	1
103	白苔，恶心，红绛舌，舌质暗，弦脉	1
104	白苔，沉脉，红绛舌，舌质暗，弦脉	1
105	白苔，沉脉，急躁易怒，舌脉怒张，弦脉	1
106	白苔，薄苔，红绛舌，乳房肿块，弦脉	1
107	白睛黄染，黏腻苔，尿黄赤，皮肤色黄，弦脉	1
108	白睛黄染，黄苔，呕吐苦水，呕吐酸水，弦脉	1
109	薄苔，单腹胀大，黄苔，尿黄赤，弦脉	1
110	白苔，不寐，哭笑无常，黏腻苔，弦脉	1
111	腹胀，黄苔，口苦，黏腻苔，弦脉	1
112	白苔，红绛舌，急躁易怒，黏腻苔，弦脉	1
113	白苔，沉脉，红绛舌，黏腻苔，弦脉	1
114	白苔，沉脉，淡红舌，黏腻苔，弦脉	1
115	白睛黄染，薄苔，单腹胀大，黏腻苔，弦脉	1
116	不寐，沉脉，精神恍惚，哭笑无常，弦脉	1
117	白苔，薄苔，表情淡漠，沉默寡言，弦脉	1
118	腹部癥瘕，腹痛，脘痞，胃脘痛，胃胀	1
119	大便不爽，淡红舌，少腹疼痛，胃脘痛，胃胀	1
120	薄苔，单腹胀大，红绛舌，黄苔，胃胀	1
121	白苔，红绛舌，黄苔，脘痞，胃脘灼热	1
122	淡红舌，呃逆，恶心，泛酸，胃脘灼热	1
123	泛酸，红绛舌，急躁易怒，脘痞，胃脘痛	1
124	泛酸，腹胀，红绛舌，舌润，胃脘痛	1
125	薄苔，红绛舌，黄苔，少腹疼痛，胃脘痛	1
126	嗳气，泛酸，黄苔，黏腻苔，胃脘痛	1
127	腹胀，红绛舌，黄苔，黏腻苔，脘痞	1
128	单腹胀大，呃逆，红绛舌，面色晦暗，脘痞	1
129	薄苔，红绛舌，黏腻苔，舌润，舌质暗	1
130	黄苔，口苦，闷闷不乐，黏腻苔，舌质暗	1
131	白睛黄染，恶心，口苦，尿黄赤，皮肤色黄	1
132	白苔，沉脉，腹痛，急躁易怒，面色晦暗	1
133	白苔，薄苔，单腹胀大，淡红舌，面色苍黄	1
134	不寐，恶心，急躁易怒，精神恍惚，闷闷不乐	1

序号	症状及组合	频数/次
135	不寐，恶寒发热，腹痛，红绛舌，哭笑无常	1
136	闭经，单腹胀大，腹部癥瘕，红绛舌，黄苔	1
137	薄苔，不寐，淡红舌，恶心，黄苔	1
138	白苔，薄苔，表情淡漠，不寐，红绛舌	1
139	白苔，薄苔，表情淡漠，沉脉，呃逆	1
140	白苔，薄苔，不寐，沉默寡言，淡红舌	1

7. 6 个症状

以 6 个症状来表达肝气郁结的类型共有 100 种情况，详见表 5-6。

表 5-6　肝气郁结表现为 6 个症状的情况

序号	症状及组合	频数/次
1	薄苔，红绛舌，黄苔，黏腻苔，胁部胀痛，紫舌	1
2	薄苔，腹胀，黏腻苔，舌质暗，胃脘痛，紫舌	1
3	腹胀，黏腻苔，胁部刺痛，胁胀，厌食，周身沉重	1
4	白苔，腹胀，黏腻苔，脘痞，弦脉，周身沉重	1
5	薄苔，乳房胀痛，乳房肿块，弦脉，肿块坚硬，肿块推之可移	1
6	白苔，薄苔，红绛舌，乳房肿块，肿块坚硬，肿块推之可移	1
7	薄苔，黄苔，舌生瘀斑，心烦，躁动不安，肿块推之可移	1
8	白苔，薄苔，红绛舌，急躁易怒，胸闷，肿块坚硬	1
9	不寐，沉脉，口苦，心烦，厌食，躁动不安	1
10	沉脉，急躁易怒，舌质暗，弦脉，心烦，躁动不安	1
11	不寐，沉默寡言，红绛舌，弦脉，心烦，躁动不安	1
12	腹痛，舌质暗，胁胀，月经量多，月经血块，月经紫暗	1
13	闷闷不乐，面色晦暗，舌质暗，月经量多，月经血块，月经紫暗	1
14	红绛舌，急躁易怒，舌生瘀斑，胸闷，月经血块，月经紫暗	1
15	面色晦暗，涩脉，弦脉，月经后期，月经量少，月经紫暗	1
16	腹胀，红绛舌，少腹疼痛，月经后期，月经量少，月经紫暗	1
17	胁部刺痛，胁胀，厌食，月经不调，月经量少，月经紫暗	1
18	白苔，薄苔，红绛舌，心烦，月经量少，月经紫暗	1
19	不孕，闷闷不乐，乳房胀痛，舌质暗，月经量少，月经紫暗	1
20	薄苔，淡红舌，黄苔，少腹胀，月经量多，月经紫暗	1
21	白苔，薄苔，红绛舌，月经量少，月经先期，月经血块	1
22	不孕，乳房胀痛，小腹疼痛，月经后期，月经量少，月经血块	1
23	薄苔，红绛舌，乳房胀痛，胸闷，月经量多，月经血块	1
24	白苔，薄苔，腹痛，舌生瘀斑，舌质暗，月经血块	1

中医「单元证」辨证研究

序号	症状及组合	频数/次
25	白苔，薄苔，乳房胀痛，胁痛，月经量少，月经先期	1
26	呃逆，恶心，腹胀，舌质暗，月经量多，月经先期	1
27	淡红舌，急躁易怒，目光呆滞，胁肋胀痛，厌食，月经先期	1
28	不寐，急躁易怒，闷闷不乐，厌食，月经量少，月经先后无定期	1
29	白苔，沉脉，黏腻苔，弦脉，胸闷，月经先后无定期	1
30	不寐，急躁易怒，舌质暗，心烦，月经后期，月经量少	1
31	嗳气，不寐，腹痛，弦脉，厌食，月经量多	1
32	白苔，红绛舌，舌质暗，弦脉，小腹疼痛，月经量多	1
33	白苔，薄苔，沉脉，闷闷不乐，乳房胀痛，月经量多	1
34	白苔，不孕，沉脉，舌质暗，月经不调，月经后期	1
35	白苔，不孕，红绛舌，舌质暗，弦脉，月经后期	1
36	白苔，恶心，腹胀，胁部隐痛，胸闷，厌食	1
37	白苔，不寐，沉脉，黏腻苔，胸闷，厌食	1
38	黄苔，黏腻苔，胃脘胀痛，心烦，胸部胀痛，厌食	1
39	白苔，呕吐酸水，胃胀，弦脉，胁胀，厌食	1
40	薄苔，红绛舌，尿黄赤，弦脉，胁痛，厌食	1
41	白苔，腹胀，尿黄赤，舌质暗，胁痛，厌食	1
42	腹胀，红绛舌，黄苔，黏腻苔，胁痛，厌食	1
43	白苔，薄苔，不寐，尿黄赤，胁部胀痛，厌食	1
44	恶心，红绛舌，黄苔，口苦，弦脉，厌食	1
45	白苔，泛酸，黏腻苔，脘痞，胃脘痛，厌食	1
46	腹痛，腹胀，红绛舌，舌润，舌质暗，厌食	1
47	白苔，薄苔，腹痛，腹胀，呕吐酸水，厌食	1
48	不寐，红绛舌，黄苔，急躁易怒，尿黄赤，厌食	1
49	嗳气，不寐，单腹胀大，腹痛，精神恍惚，厌食	1
50	白苔，薄苔，闭经，不寐，红绛舌，厌食	1
51	白苔，薄苔，红绛舌，胁部隐痛，胸闷，咽如物梗且吐咽不解	1
52	不寐，急躁易怒，乳房胀痛，弦脉，胁部胀痛，咽如物梗且吐咽不解	1
53	薄苔，红绛舌，黄苔，脘痞，胸部胀痛，胸闷	1
54	薄苔，红绛舌，黄苔，乳房胀痛，心烦，胸闷	1
55	不寐，腹痛，红绛舌，乳房胀痛，心烦，胸闷	1
56	白苔，薄苔，红绛舌，舌质暗，胁胀，胸闷	1
57	黄苔，黏腻苔，脘痞，弦脉，胁部胀痛，胸闷	1
58	白苔，薄苔，口苦，弦脉，胁部胀痛，胸闷	1
59	白睛黄染，大便不爽，黄苔，弦脉，胁部胀痛，胸闷	1
60	白苔，不寐，大便不爽，尿黄赤，弦脉，胸闷	1
61	闭经，沉脉，恶寒发热，舌生瘀斑，胁胀，胸满	1

序号	症状及组合	频数/次
62	恶寒发热，恶心，泛酸，小腹疼痛，胁痛，胸满	1
63	沉脉，腹痛，腹胀，弦脉，胁部胀痛，胸满	1
64	不寐，沉脉，淡红舌，弦脉，胁胀，心烦	1
65	薄苔，不寐，淡红舌，急躁易怒，弦脉，心烦	1
66	不寐，红绛舌，黄苔，口苦，尿黄赤，心烦	1
67	白苔，薄苔，闭经，单腹胀大，红绛舌，心烦	1
68	嗳气，沉脉，脘痞，胃脘痛，弦脉，胁胀	1
69	白苔，薄苔，闷闷不乐，乳房胀痛，弦脉，胁胀	1
70	嗳气，白苔，薄苔，腹胀，弦脉，胁胀	1
71	白苔，薄苔，淡红舌，恶心，呕吐酸水，胁胀	1
72	白苔，腹胀，面色苍黄，弦脉，小便淡黄，胁痛	1
73	嗳气，恶心，黏腻苔，胃脘胀痛，弦脉，胁痛	1
74	泛酸，腹胀，黄苔，胃脘痛，弦脉，胁痛	1
75	白苔，薄苔，腹胀，胃脘痛，弦脉，胁痛	1
76	薄苔，黄苔，黏腻苔，尿黄赤，弦脉，胁痛	1
77	白苔，淡红舌，腹胀，面色苍黄，黏腻苔，胁痛	1
78	红绛舌，闷闷不乐，胃脘痛，胁部刺痛，胁部隐痛，胁部阵发痛	1
79	单腹胀大，红绛舌，舌质暗，胃脘胀痛，弦脉，胁部胀痛	1
80	白苔，恶心，泛酸，胃脘痛，弦脉，胁部胀痛	1
81	不寐，黄苔，口苦，尿黄赤，弦脉，胁部胀痛	1
82	白苔，薄苔，红绛舌，口苦，弦脉，胁部胀痛	1
83	嗳气，白苔，不寐，腹部胀痛，急躁易怒，胁部胀痛	1
84	白苔，薄苔，红绛舌，舌质暗，弦脉，胁部隐痛	1
85	嗳气，薄苔，恶心，黏腻苔，胃脘痛，弦脉	1
86	白苔，薄苔，闭经，沉脉，胃脘痛，弦脉	1
87	白苔，腹部癥瘕，腹痛，红绛舌，舌质暗，弦脉	1
88	呃逆，黄苔，黏腻苔，少腹疼痛，少腹胀，弦脉	1
89	沉脉，腹胀，红绛舌，口苦，呕吐酸水，弦脉	1
90	红绛舌，黄苔，口苦，尿黄赤，呕吐苦水，弦脉	1
91	沉脉，单腹胀大，腹露青筋，黄苔，尿黄赤，弦脉	1
92	薄苔，泛酸，黄苔，黏腻苔，脘痞，胃脘灼热	1
93	薄苔，沉脉，黄苔，舌生瘀斑，舌质暗，胃脘胀痛	1
94	恶心，泛酸，黄苔，黏腻苔，脘痞，胃脘痛	1
95	白睛黄染，闭经，尿黄赤，皮肤色黄，少腹疼痛，脘痞	1
96	大便不爽，腹胀，黄苔，黏腻苔，呕吐酸水，脘痞	1
97	白苔，薄苔，不孕，沉脉，淡红舌，少腹疼痛	1
98	白苔，薄苔，淡红舌，腹痛，乳房胀痛，乳房肿块	1
99	白苔，腹胀，红绛舌，面黄晦暗，尿黄赤，呕吐酸水	1
100	闭经，沉脉，淡红舌，恶寒发热，腹部癥瘕，腹痛	1

8. 7 个症状

以 7 个症状来表达肝气郁结的类型共有 83 种情况，详见表 5-7。

表 5-7　肝气郁结表现为 7 个症状的情况

序号	症状及组合	频数 / 次
1	白苔，黏腻苔，舌质暗，弦脉，月经不调，月经血块，紫舌	1
2	恶心，黄苔，黏腻苔，皮肤色黄，舌质暗，厌食，紫舌	1
3	薄苔，不寐，沉脉，红绛舌，闷闷不乐，胃胀，紫舌	1
4	淡红舌，黄苔，黏腻苔，尿黄赤，胁痛，胸闷，周身沉重	1
5	薄苔，急躁易怒，口苦，弦脉，胁痛，心烦，周身沉重	1
6	白苔，薄苔，淡红舌，乳房肿块，胁部胀痛，肿块推之可移，肿块压痛	1
7	面黄晦暗，乳房肿块，弦脉，胸闷，月经后期，肿块坚硬，肿块压痛	1
8	急躁易怒，乳房肿块，胁痛，心烦，胸闷，躁动不安，肿块坚硬	1
9	白苔，淡红舌，急躁易怒，弦脉，心烦，月经后期，躁动不安	1
10	白睛黄染，腹胀，红绛舌，胁胀，心烦，厌食，躁动不安	1
11	嗳气，呃逆，腹胀，口苦，心烦，厌食，躁动不安	1
12	薄苔，红绛舌，黄苔，口苦，胁部胀痛，心烦，躁动不安	1
13	白苔，黏腻苔，舌生瘀斑，舌质暗，弦脉，心烦，躁动不安	1
14	不寐，红绛舌，黄苔，哭笑无常，黏腻苔，弦脉，躁动不安	1
15	不寐，黄苔，急躁易怒，精神恍惚，闷闷不乐，弦脉，躁动不安	1
16	白苔，舌脉怒张，舌质暗，弦脉，月经量少，月经血块，月经紫暗	1
17	口苦，闷闷不乐，弦脉，胁部胀痛，胸部胀痛，月经血块，月经紫暗	1
18	白苔，薄苔，沉脉，乳房胀痛，舌质暗，月经血块，月经紫暗	1
19	急躁易怒，闷闷不乐，少腹疼痛，舌质暗，月经后期，月经量少，月经紫暗	1
20	薄苔，急躁易怒，乳房胀痛，涩脉，胁部胀痛，月经后期，月经紫暗	1
21	薄苔，少腹疼痛，少腹胀，弦脉，胸满，月经量少，月经血块	1
22	不孕，沉脉，红绛舌，弦脉，小腹疼痛，月经量少，月经血块	1
23	白苔，不孕，淡红舌，弦脉，月经不调，月经量多，月经血块	1
24	红绛舌，黄苔，口苦，弦脉，小腹疼痛，月经量多，月经血块	1
25	白苔，薄苔，弦脉，胁部胀痛，胸闷，月经后期，月经血块	1
26	白苔，闭经，不孕，沉脉，舌质暗，月经后期，月经血块	1
27	白苔，薄苔，淡红舌，小腹疼痛，小腹胀，月经量少，月经先后无定期	1
28	沉脉，沉默寡言，腹痛，闷闷不乐，弦脉，月经后期，月经量少	1

序号	症状及组合	频数/次
29	白苔，沉脉，急躁易怒，乳房胀痛，乳房肿块，月经后期，月经量少	1
30	白苔，不孕，淡红舌，乳房胀痛，小腹疼痛，小腹胀，月经量少	1
31	白苔，薄苔，不孕，沉脉，淡红舌，月经后期，月经量多	1
32	薄苔，红绛舌，黄苔，弦脉，胁痛，月经不调，月经量多	1
33	不孕，红绛舌，尿黄赤，胁部隐痛，心烦，厌食，月经后期	1
34	闭经，不孕，腹胀，口苦，乳房胀痛，弦脉，月经后期	1
35	薄苔，表情淡漠，不寐，黄苔，急躁易怒，心烦，易悲	1
36	嗳气，薄苔，黄苔，脘痞，胁胀，厌食，厌油腻	1
37	白苔，红绛舌，脘痞，弦脉，胁部胀痛，胸闷，厌食	1
38	白苔，薄苔，不寐，舌质暗，弦脉，胸闷，厌食	1
39	嗳气，沉脉，腹胀，涩脉，脘痞，胸闷，厌食	1
40	白苔，薄苔，腹痛，腹胀，脘痞，胸闷，厌食	1
41	嗳气，大便不爽，红绛舌，舌质暗，胃胀，胁胀，厌食	1
42	薄苔，腹胀，红绛舌，涩脉，弦脉，胁痛，厌食	1
43	薄苔，不寐，大便不爽，黄苔，尿黄赤，胁痛，厌食	1
44	白苔，薄苔，红绛舌，少腹疼痛，胃胀，胁部阵发痛，厌食	1
45	不寐，闷闷不乐，太息，脘痞，胃脘胀痛，胁部胀痛，厌食	1
46	沉脉，恶心，红绛舌，口苦，胃脘胀痛，弦脉，厌食	1
47	白苔，薄苔，沉脉，泛酸，脘痞，弦脉，厌食	1
48	白苔，面黄晦暗，目光呆滞，黏腻苔，舌质暗，弦脉，厌食	1
49	沉脉，腹胀，红绛舌，黄苔，口苦，弦脉，厌食	1
50	呃逆，恶心，黏腻苔，舌润，舌质暗，胃脘胀痛，厌食	1
51	恶心，腹胀，红绛舌，黄苔，黏腻苔，舌生瘀斑，厌食	1
52	白苔，薄苔，乳房胀痛，胁胀，心烦，胸闷，咽如物梗且吐咽不解	1
53	薄苔，不寐，红绛舌，黄苔，脘痞，胸闷，咽如物梗且吐咽不解	1
54	红绛舌，黄苔，口苦，黏腻苔，太息，胸闷，咽如物梗且吐咽不解	1
55	嗳气，白苔，淡红舌，泛酸，黏腻苔，胸闷，咽如物梗且吐咽不解	1
56	白睛黄染，白苔，薄苔，尿黄赤，皮肤色黄，弦脉，胸闷	1
57	薄苔，闭经，不寐，腹痛，腹胀，弦脉，胸闷	1
58	白苔，呃逆，急躁易怒，精神恍惚，尿黄赤，心烦，胸满	1
59	不寐，淡红舌，口苦，乳房肿块，胁部胀痛，心烦，胸部胀痛	1
60	白苔，薄苔，不寐，淡红舌，呃逆，闷闷不乐，心烦	1
61	腹胀，红绛舌，脘痞，胃胀，胁部刺痛，胁部阵发痛，胁胀	1
62	呃逆，恶心，急躁易怒，口苦，舌质暗，脘痞，胁胀	1
63	白苔，薄苔，单腹胀大，淡红舌，腹露青筋，脘痞，胁胀	1

中医「单元证」辨证研究

序号	症状及组合	频数/次
64	薄苔，闭经，红绛舌，黏腻苔，舌润，舌质暗，胁胀	1
65	薄苔，不寐，恶心，红绛舌，黏腻苔，舌润，胁胀	1
66	白苔，薄苔，淡红舌，泛酸，胃脘痛，弦脉，胁痛	1
67	薄苔，红绛舌，黄苔，口苦，尿黄赤，弦脉，胁痛	1
68	腹胀，红绛舌，口苦，脘痞，胃脘胀痛，胃脘灼热，胁痛	1
69	白苔，薄苔，恶心，腹胀，尿黄赤，胃脘痛，胁痛	1
70	薄苔，腹胀，红绛舌，黏腻苔，舌润，舌质暗，胁痛	1
71	白苔，薄苔，单腹胀大，腹露青筋，腹胀，面黄晦暗，胁痛	1
72	白睛黄染，白苔，红绛舌，黏腻苔，尿黄赤，弦脉，胁部胀痛	1
73	薄苔，恶心，红绛舌，黄苔，黏腻苔，舌质暗，胁部隐痛	1
74	白苔，薄苔，沉脉，呃逆，脘痞，弦脉，小便淡黄	1
75	薄苔，沉脉，红绛舌，黄苔，少腹疼痛，少腹胀，弦脉	1
76	白睛黄染，白苔，恶心，黏腻苔，尿黄赤，皮肤色黄，弦脉	1
77	恶心，红绛舌，黄苔，黏腻苔，尿黄赤，呕吐苦水，弦脉	1
78	嗳气，白苔，薄苔，淡红舌，泛酸，脘痞，胃脘痛	1
79	白苔，薄苔，恶寒发热，腹痛，腹胀，舌质暗，脘痞	1
80	薄苔，不寐，红绛舌，黄苔，黏腻苔，舌润，舌质暗	1
81	白苔，薄苔，不寐，沉脉，红绛舌，闷闷不乐，涩脉	1
82	嗳气，白睛黄染，大便不爽，恶寒发热，尿黄赤，呕吐酸水，皮肤色黄	1
83	白睛黄染，白苔，大便不爽，恶心，红绛舌，尿黄赤，皮肤色黄	1

9. 8 个症状

以 8 个症状来表达肝气郁结的类型共有 75 种情况，详见表 5-8。

表 5-8　肝气郁结表现为 8 个症状的情况

序号	症状及组合	频数/次
1	急躁易怒，舌质暗，胁胀，心烦，月经不调，月经后期，躁动不安，紫舌	1
2	白苔，腹痛，黏腻苔，舌生瘀斑，舌质暗，月经量多，月经血块，紫舌	1
3	白苔，不寐，单腹胀大，腹胀，黏腻苔，尿黄赤，厌食，周身沉重	1
4	白睛黄染，薄苔，不寐，红绛舌，急躁易怒，舌生瘀斑，舌质暗，周身沉重	1
5	白苔，薄苔，乳房胀痛，乳房肿块，太息，弦脉，肿块坚硬，肿块压痛	1

序号	症状及组合	频数/次
6	白苔，沉脉，红绛舌，弦脉，小便淡黄，小腹疼痛，厌食，肿块压痛	1
7	不寐，黏腻苔，胃脘痛，心烦，胸闷，咽如物梗且吐咽不解，易悲，躁动不安	1
8	表情淡漠，不寐，沉默寡言，红绛舌，精神恍惚，闷闷不乐，厌食，躁动不安	1
9	白苔，不寐，淡红舌，脘痞，胁胀，心烦，胸闷，躁动不安	1
10	薄苔，闭经，闷闷不乐，乳房胀痛，弦脉，胁部隐痛，心烦，躁动不安	1
11	恶心，红绛舌，急躁易怒，口苦，胃脘胀痛，胃脘灼热，心烦，躁动不安	1
12	黄苔，黏腻苔，尿黄赤，呕吐苦水，呕吐酸水，脘痞，心烦，躁动不安	1
13	不寐，红绛舌，黄苔，精神恍惚，目光呆滞，黏腻苔，弦脉，躁动不安	1
14	薄苔，黄苔，急躁易怒，乳房胀痛，月经量多，月经先期，月经血块，月经紫暗	1
15	白苔，薄苔，腹胀，胁痛，月经量少，月经先后无定期，月经血块，月经紫暗	1
16	不寐，大便不爽，淡红舌，尿黄赤，月经后期，月经量少，月经血块，月经紫暗	1
17	不孕，红绛舌，急躁易怒，乳房胀痛，胸部胀痛，月经量少，月经血块，月经紫暗	1
18	大便不爽，腹痛，红绛舌，乳房胀痛，舌质暗，月经量多，月经血块，月经紫暗	1
19	白苔，薄苔，不孕，沉脉，淡红舌，月经后期，月经血块，月经紫暗	1
20	白苔，薄苔，不寐，恶心，乳房胀痛，厌食，月经血块，月经紫暗	1
21	不孕，沉脉，乳房胀痛，涩脉，舌生瘀斑，舌质暗，月经血块，月经紫暗	1
22	黄苔，口苦，乳房胀痛，少腹疼痛，弦脉，月经量少，月经先期，月经紫暗	1
23	白苔，薄苔，不孕，沉脉，红绛舌，月经量少，月经先期，月经紫暗	1
24	恶心，急躁易怒，乳房胀痛，舌质暗，小腹胀，心烦，月经量少，月经紫暗	1

序号	症状及组合	频数/次
25	白苔，薄苔，不孕，腹胀，黏腻苔，乳房胀痛，月经量少，月经紫暗	1
26	白苔，恶心，红绛舌，乳房胀痛，小腹疼痛，小腹胀，月经先后无定期，月经血块	1
27	薄苔，黄苔，口苦，胁胀，心烦，胸闷，月经量少，月经血块	1
28	不寐，黄苔，急躁易怒，口苦，黏腻苔，脘痞，心烦，月经先期	1
29	白苔，不孕，沉脉，舌脉怒张，舌质暗，弦脉，小腹疼痛，月经先期	1
30	白苔，恶心，红绛舌，黏腻苔，舌润，舌质暗，厌食，月经先后无定期	1
31	白苔，闷闷不乐，尿黄赤，乳房胀痛，弦脉，胁部胀痛，胸部胀痛，月经先后无定期	1
32	表情淡漠，沉默寡言，呕吐苦水，呕吐酸水，少腹疼痛，太息，胁胀，月经先后无定期	1
33	白苔，薄苔，不寐，不孕，淡红舌，胁胀，月经后期，月经量少	1
34	白苔，薄苔，不寐，乳房胀痛，舌生瘀斑，弦脉，月经后期，月经量少	1
35	沉脉，面色晦暗，少腹疼痛，弦脉，胸满，厌食，月经不调，月经量少	1
36	薄苔，不孕，闷闷不乐，舌质暗，太息，弦脉，易悲，月经量少	1
37	不寐，红绛舌，闷闷不乐，舌质暗，太息，心烦，胸闷，月经量多	1
38	白苔，薄苔，沉脉，急躁易怒，弦脉，胁胀，心烦，月经量多	1
39	表情淡漠，不寐，沉脉，黏腻苔，弦脉，心烦，易悲，月经后期	1
40	不孕，呃逆，恶寒发热，急躁易怒，胃脘胀痛，弦脉，心烦，月经后期	1
41	白睛黄染，薄苔，腹露青筋，腹胀，黄苔，黏腻苔，尿黄赤，月经后期	1
42	白苔，薄苔，沉脉，淡红舌，黄苔，精神恍惚，涩脉，易悲	1
43	沉脉，恶心，黄苔，口苦，弦脉，胁痛，厌食，厌油腻	1
44	白苔，薄苔，不寐，大便时干时稀，腹胀，胁部胀痛，心烦，厌油腻	1
45	恶心，腹痛，红绛舌，黄苔，黏腻苔，心烦，胸闷，厌食	1
46	薄苔，淡红舌，黄苔，尿黄赤，弦脉，胁部阵发痛，胸闷，厌食	1
47	白苔，薄苔，单腹胀大，腹露青筋，黏腻苔，弦脉，胸闷，厌食	1
48	薄苔，不寐，恶心，黄苔，黏腻苔，脘痞，胸闷，厌食	1
49	白苔，单腹胀大，腹胀，红绛舌，黏腻苔，皮肤色黄，胸闷，厌食	1
50	白睛黄染，恶心，腹胀，舌质暗，太息，胁痛，胸满，厌食	1

序号	症状及组合	频数/次
51	黄苔，黏腻苔，少腹胀，脘痞，弦脉，小腹胀，胁胀，厌食	1
52	恶寒发热，红绛舌，黄苔，口苦，黏腻苔，胁部阵发痛，胁痛，厌食	1
53	薄苔，恶心，黏腻苔，脘痞，胃胀，弦脉，胁痛，厌食	1
54	白苔，薄苔，沉脉，脘痞，胃胀，弦脉，胁痛，厌食	1
55	嗳气，白苔，淡红舌，恶心，黏腻苔，胃胀，胁痛，厌食	1
56	大便时干时稀，恶心，腹胀，面色晦暗，舌生瘀斑，舌质暗，胁痛，厌食	1
57	嗳气，白苔，腹痛，腹胀，黏腻苔，脘痞，胁部隐痛，厌食	1
58	白苔，薄苔，恶心，口苦，面色苍黄，尿黄赤，胁部隐痛，厌食	1
59	白苔，薄苔，沉脉，腹痛，红绛舌，弦脉，小便淡黄，厌食	1
60	白苔，薄苔，不寐，红绛舌，舌润，舌质暗，脘痞，厌食	1
61	白苔，薄苔，沉脉，单腹胀大，淡红舌，腹露青筋，面色晦暗，厌食	1
62	嗳气，呃逆，腹胀，红绛舌，乳房胀痛，脘痞，胁痛，胸闷	1
63	嗳气，恶心，黄苔，口苦，脘痞，胁部胀痛，胁部阵发痛，胸闷	1
64	薄苔，恶心，黄苔，黏腻苔，胃胀，弦脉，胁部胀痛，胸闷	1
65	白苔，薄苔，沉脉，急躁易怒，太息，弦脉，胁胀，心烦	1
66	白苔，薄苔，不寐，恶心，急躁易怒，口苦，弦脉，心烦	1
67	薄苔，不寐，呃逆，红绛舌，黄苔，舌脉怒张，胃脘胀痛，心烦	1
68	白苔，闭经，不寐，淡红舌，闷闷不乐，黏腻苔，胁痛，胁胀	1
69	腹胀，红绛舌，舌润，舌生瘀斑，舌质暗，太息，脘痞，胁胀	1
70	白苔，薄苔，不寐，恶心，红绛舌，黏腻苔，舌润，胁胀	1
71	白苔，薄苔，沉脉，呃逆，腹胀，胃脘痛，弦脉，胁痛	1
72	嗳气，薄苔，泛酸，黄苔，尿黄赤，胃脘痛，胃脘灼热，胁痛	1
73	不寐，沉脉，腹露青筋，腹胀，黄苔，黏腻苔，尿黄赤，弦脉	1
74	白睛黄染，白苔，腹胀，黏腻苔，尿黄赤，皮肤色黄，脘痞，胃胀	1
75	嗳气，白苔，不寐，淡红舌，腹胀，黄苔，胃脘痛，胃脘灼热	1

10. 9 个症状

以 9 个症状来表达肝气郁结的类型共有 55 种情况，详见表 5-9。

表 5-9　肝气郁结表现为 9 个症状的情况

序号	症状及组合	频数 / 次
1	不寐，呃逆，恶心，黏腻苔，舌生瘀斑，舌质暗，胃脘胀痛，厌食，紫舌	1
2	急躁易怒，乳房胀痛，乳房肿块，舌质暗，心烦，躁动不安，肿块坚硬，肿块推之可移，肿块压痛	1
3	白苔，薄苔，呃逆，急躁易怒，闷闷不乐，舌生瘀斑，心烦，胸闷，肿块坚硬	1
4	不寐，黄苔，急躁易怒，弦脉，胁部胀痛，胁部阵发痛，心烦，胸部胀痛，躁动不安	1
5	白苔，薄苔，沉脉，呃逆，脘痞，弦脉，胁胀，心烦，躁动不安	1
6	白睛黄染，不寐，黄苔，尿黄赤，胃脘痛，弦脉，胁痛，心烦，躁动不安	1
7	白苔，薄苔，不孕，乳房胀痛，少腹疼痛，少腹胀，弦脉，心烦，躁动不安	1
8	不寐，红绛舌，黄苔，哭笑无常，面色晦暗，黏腻苔，弦脉，心烦，躁动不安	1
9	薄苔，红绛舌，黄苔，少腹疼痛，舌质暗，小腹疼痛，月经先期，月经血块，月经紫暗	1
10	白苔，薄苔，淡红舌，少腹疼痛，少腹胀，月经量少，月经先后无定期，月经血块，月经紫暗	1
11	白苔，恶心，黏腻苔，舌生瘀斑，舌质暗，小腹胀，月经量少，月经血块，月经紫暗	1
12	不孕，沉脉，恶心，红绛舌，少腹疼痛，弦脉，月经量少，月经血块，月经紫暗	1
13	不孕，呃逆，黄苔，急躁易怒，面色晦暗，乳房胀痛，月经量少，月经血块，月经紫暗	1
14	嗳气，不寐，恶心，泛酸，腹胀，月经后期，月经量多，月经血块，月经紫暗	1
15	红绛舌，乳房胀痛，弦脉，小腹疼痛，小腹胀，胁部胀痛，胸部胀痛，月经血块，月经紫暗	1
16	白苔，薄苔，不孕，红绛舌，黏腻苔，小腹疼痛，小腹胀，月经量少，月经紫暗	1
17	白苔，薄苔，不孕，沉脉，恶心，腹痛，厌食，月经先后无定期，月经血块	1
18	白苔，薄苔，不孕，沉脉，淡红舌，弦脉，月经后期，月经量多，月经血块	1
19	白苔，不孕，红绛舌，舌脉怒张，舌质暗，弦脉，月经不调，月经量多，月经血块	1

序号	症状及组合	频数/次
20	不寐，沉脉，红绛舌，口苦，涩脉，舌质暗，弦脉，心烦，月经量少	1
21	白苔，薄苔，不孕，腹痛，红绛舌，舌脉怒张，舌质暗，弦脉，月经量多	1
22	白苔，薄苔，不寐，太息，胁胀，心烦，胸闷，月经不调，月经后期	1
23	白苔，闭经，不孕，沉脉，大便不爽，舌质暗，弦脉，小腹胀，月经后期	1
24	薄苔，红绛舌，黄苔，闷闷不乐，面色苍黄，目光呆滞，尿黄赤，弦脉，月经后期	1
25	恶心，腹胀，红绛舌，黄苔，黏腻苔，胁部胀痛，胁痛，厌食，厌油腻	1
26	恶心，腹胀，红绛舌，黄苔，黏腻苔，尿黄赤，胁痛，厌食，厌油腻	1
27	白睛黄染，恶心，腹胀，红绛舌，黄苔，黏腻苔，弦脉，胁部隐痛，厌油腻	1
28	白苔，恶寒发热，恶心，黄苔，口苦，黏腻苔，尿黄赤，脘痞，厌油腻	1
29	不寐，腹痛，腹胀，黄苔，黏腻苔，尿黄赤，胁痛，胸闷，厌食	1
30	薄苔，不寐，呃逆，红绛舌，黄苔，急躁易怒，胁痛，胸闷，厌食	1
31	不寐，沉脉，大便不爽，尿黄赤，涩脉，弦脉，胁部阵发痛，胸满，厌食	1
32	白睛黄染，红绛舌，黄苔，黏腻苔，皮肤色黄，胁部刺痛，胁胀，心烦，厌食	1
33	大便时干时稀，黄苔，急躁易怒，口苦，面色苍黄，黏腻苔，尿黄赤，心烦，厌食	1
34	白苔，泛酸，红绛舌，黏腻苔，舌润，舌质暗，胃脘痛，胁胀，厌食	1
35	白苔，薄苔，不寐，恶心，红绛舌，黏腻苔，舌润，胁胀，厌食	1
36	白苔，不寐，沉脉，大便不爽，黏腻苔，尿黄赤，弦脉，胁痛，厌食	1
37	白苔，薄苔，淡红舌，呃逆，恶心，胃脘痛，胃脘胀痛，胁部胀痛，厌食	1
38	薄苔，不寐，腹胀，红绛舌，黄苔，口苦，面黄晦暗，胁部胀痛，厌食	1

中医「单元证」辨证研究

序号	症状及组合	频数/次
39	沉脉，泛酸，腹胀，红绛舌，面色晦暗，尿黄赤，胃脘痛，弦脉，厌食	1
40	白睛黄染，沉脉，单腹胀大，黄苔，面色苍黄，黏腻苔，皮肤色黄，弦脉，厌食	1
41	嗳气，白苔，薄苔，不寐，沉脉，沉默寡言，闷闷不乐，弦脉，厌食	1
42	薄苔，大便不爽，单腹胀大，腹胀，红绛舌，面色晦暗，黏腻苔，舌润，厌食	1
43	嗳气，白苔，薄苔，淡红舌，口苦，闷闷不乐，黏腻苔，胸闷，咽如物梗且吐咽不解	1
44	薄苔，沉默寡言，红绛舌，黄苔，急躁易怒，口苦，尿黄赤，胁胀，胸闷	1
45	嗳气，白睛黄染，不寐，恶心，腹胀，黄苔，皮肤色黄，胁痛，胸闷	1
46	白睛黄染，恶心，红绛舌，黄苔，口苦，尿黄赤，皮肤色黄，脘痞，胸闷	1
47	薄苔，恶心，黄苔，急躁易怒，口苦，舌质暗，太息，胁部胀痛，心烦	1
48	薄苔，闭经，不寐，腹胀，红绛舌，黄苔，急躁易怒，口苦，心烦	1
49	薄苔，不寐，红绛舌，黏腻苔，尿黄赤，舌润，弦脉，胁痛，胁胀	1
50	单腹胀大，恶寒发热，腹胀，红绛舌，黄苔，面色苍黄，黏腻苔，脘痞，胁部胀痛	1
51	沉脉，红绛舌，黄苔，口苦，黏腻苔，尿黄赤，呕吐苦水，少腹疼痛，弦脉	1
52	嗳气，闭经，泛酸，腹胀，红绛舌，面色晦暗，胃脘胀痛，胃脘灼热，胃胀	1
53	红绛舌，黄苔，口苦，面色苍黄，黏腻苔，尿黄赤，呕吐酸水，胃脘痛，胃脘灼热	1
54	呃逆，恶心，泛酸，红绛舌，黄苔，黏腻苔，舌质暗，脘痞，胃脘痛	1
55	嗳气，白苔，薄苔，不寐，淡红舌，腹胀，面黄晦暗，呕吐酸水，胃脘痛	1

第五章　肝系统单元证的临床表现形式

11. 10 个症状

以 10 个症状来表达肝气郁结的类型共有 39 种情况，详见表 5-10。

表 5-10　肝气郁结表现为 10 个症状的情况

序号	症状及组合	频数 / 次
1	白苔，薄苔，沉脉，淡红舌，急躁易怒，黏腻苔，弦脉，心烦，易悲，周身沉重	1
2	白睛黄染，白苔，淡红舌，恶心，黏腻苔，尿黄赤，皮肤色黄，弦脉，厌油腻，周身沉重	1
3	白苔，大便不爽，腹胀，黄苔，黏腻苔，尿黄赤，胁痛，胸闷，厌食，周身沉重	1
4	白苔，红绛舌，黏腻苔，尿黄赤，脘痞，弦脉，胁部隐痛，胁部胀痛，胸闷，周身沉重	1
5	不寐，淡红舌，黄苔，急躁易怒，黏腻苔，舌质暗，胁胀，月经不调，肿块坚硬，肿块压痛	1
6	薄苔，恶寒发热，黄苔，尿黄赤，乳房胀痛，乳房肿块，弦脉，心烦，肿块坚硬，肿块疼痛	1
7	白苔，不寐，红绛舌，目光呆滞，舌质暗，心烦，月经不调，月经量少，月经先期，躁动不安	1
8	白苔，薄苔，腹部胀痛，乳房胀痛，涩脉，胁部胀痛，心烦，月经量多，月经先后无定期，躁动不安	1
9	不寐，红绛舌，乳房胀痛，少腹疼痛，弦脉，胁胀，心烦，月经不调，月经后期，躁动不安	1
10	薄苔，不寐，淡红舌，黄苔，弦脉，小便淡黄，心烦，厌食，月经后期，躁动不安	1
11	白苔，不寐，红绛舌，黏腻苔，舌质暗，弦脉，心烦，胸闷，易悲，躁动不安	1
12	白苔，沉脉，淡红舌，急躁易怒，舌生瘀斑，弦脉，胁部胀痛，心烦，厌食，躁动不安	1
13	白苔，薄苔，不寐，恶心，腹胀，红绛舌，黄苔，心烦，厌食，躁动不安	1
14	闭经，红绛舌，黄苔，急躁易怒，乳房胀痛，舌生瘀斑，舌质暗，小腹疼痛，心烦，躁动不安	1
15	白苔，不孕，红绛舌，乳房胀痛，舌脉怒张，舌质暗，弦脉，月经量多，月经血块，月经紫暗	1
16	白苔，薄苔，急躁易怒，乳房胀痛，小腹疼痛，小腹胀，胁部胀痛，胸部胀痛，月经血块，月经紫暗	1

序号	症状及组合	频数/次
17	不孕，沉脉，红绛舌，黄苔，黏腻苔，舌脉怒张，舌质暗，心烦，月经先期，月经紫暗	1
18	白苔，不孕，沉脉，腹痛，腹胀，舌质暗，小腹胀，月经量多，月经先后无定期，月经血块	1
19	薄苔，恶心，腹胀，红绛舌，黄苔，舌质暗，弦脉，小腹疼痛，厌食，月经血块	1
20	白苔，表情淡漠，不寐，淡红舌，腹胀，急躁易怒，口苦，厌食，月经量少，月经先后无定期	1
21	薄苔，恶心，腹胀，红绛舌，黄苔，口苦，尿黄赤，心烦，厌食，厌油腻	1
22	白睛黄染，不寐，腹胀，红绛舌，急躁易怒，口苦，尿黄赤，胁部隐痛，厌食，厌油腻	1
23	嗳气，薄苔，淡红舌，黄苔，面色晦暗，黏腻苔，弦脉，胁部胀痛，胸闷，厌油腻	1
24	白苔，薄苔，恶寒发热，恶心，腹胀，尿黄赤，弦脉，胁痛，心烦，厌油腻	1
25	黄苔，精神恍惚，闷闷不乐，黏腻苔，舌质暗，太息，脘痞，胁部胀痛，胸闷，厌食	1
26	薄苔，淡红舌，腹胀，黄苔，口苦，面黄晦暗，小便淡黄，胁部隐痛，胸闷，厌食	1
27	白睛黄染，不寐，腹胀，黄苔，黏腻苔，尿黄赤，皮肤色黄，胁部胀痛，心烦，厌食	1
28	嗳气，白苔，大便不爽，大便时干时稀，呃逆，红绛舌，涩脉，胃脘胀痛，弦脉，厌食	1
29	沉脉，单腹胀大，红绛舌，黄苔，面黄晦暗，尿黄赤，舌生瘀斑，舌质暗，弦脉，厌食	1
30	薄苔，沉脉，呃逆，泛酸，腹部胀痛，红绛舌，黄苔，口苦，弦脉，厌食	1
31	白苔，沉脉，单腹胀大，腹部徵瘕，腹露青筋，腹痛，腹胀，黏腻苔，胃脘痛，厌食	1
32	不寐，红绛舌，黄苔，急躁易怒，闷闷不乐，黏腻苔，太息，弦脉，心烦，胸闷	1
33	白苔，不寐，沉脉，闷闷不乐，涩脉，舌生瘀斑，舌质暗，太息，心烦，胸闷	1
34	薄苔，不寐，恶心，黄苔，口苦，黏腻苔，脘痞，弦脉，胁痛，胸闷	1

序号	症状及组合	频数/次
35	嗳气，薄苔，泛酸，红绛舌，黄苔，急躁易怒，口苦，胃脘胀痛，胁痛，心烦	1
36	嗳气，薄苔，不寐，泛酸，红绛舌，黄苔，尿黄赤，胃脘胀痛，弦脉，胁痛	1
37	嗳气，白苔，恶心，腹胀，急躁易怒，面色晦暗，黏腻苔，舌质暗，脘痞，胁部胀痛	1
38	薄苔，沉脉，大便不爽，淡红舌，腹胀，黄苔，口苦，黏腻苔，弦脉，胁部隐痛	1
39	嗳气，白苔，薄苔，不寐，泛酸，红绛舌，黏腻苔，舌质暗，脘痞，胃脘痛	1

12. 11 个症状

以 11 个症状来表达肝气郁结的类型共有 26 种情况，详见表 5-11。

表 5-11　肝气郁结表现为 11 个症状的情况

序号	症状及组合	频数/次
1	恶心，腹痛，腹胀，红绛舌，黄苔，黏腻苔，胁部胀痛，胸部胀痛，月经血块，月经紫暗，紫舌	1
2	白苔，大便不爽，大便时干时稀，恶心，腹胀，面黄晦暗，黏腻苔，胁部刺痛，胁部胀痛，胁痛，周身沉重	1
3	薄苔，淡红舌，黄苔，面色晦暗，乳房胀痛，乳房肿块，太息，心烦，胸闷，躁动不安，肿块压痛	1
4	不寐，红绛舌，黄苔，口苦，黏腻苔，尿黄赤，乳房胀痛，乳房肿块，脘痞，胸闷，肿块压痛	1
5	沉脉，红绛舌，黄苔，黏腻苔，乳房肿块，涩脉，舌生瘀斑，舌质暗，弦脉，肿块疼痛，肿块推之可移	1
6	白苔，薄苔，不孕，腹痛，乳房胀痛，心烦，月经后期，月经量少，月经血块，月经紫暗，躁动不安	1
7	不寐，沉脉，淡红舌，黄苔，急躁易怒，尿黄赤，舌生瘀斑，心烦，易悲，月经先后无定期，躁动不安	1
8	不寐，红绛舌，急躁易怒，乳房胀痛，少腹疼痛，弦脉，心烦，胸闷，月经不调，月经后期，躁动不安	1
9	白苔，薄苔，不寐，腹胀，红绛舌，面黄晦暗，舌质暗，胁部胀痛，心烦，厌食，躁动不安	1

序号	症状及组合	频数/次
10	白苔，不寐，沉脉，恶心，黄苔，急躁易怒，黏腻苔，弦脉，心烦，胸闷，躁动不安	1
11	闭经，红绛舌，急躁易怒，闷闷不乐，面色晦暗，乳房胀痛，乳房肿块，舌质暗，胁胀，心烦，躁动不安	1
12	薄苔，恶心，黄苔，急躁易怒，精神恍惚，口苦，哭笑无常，黏腻苔，脘痞，心烦，躁动不安	1
13	表情淡漠，沉默寡言，红绛舌，黄苔，哭笑无常，闷闷不乐，目光呆滞，黏腻苔，尿黄赤，心烦，躁动不安	1
14	不孕，红绛舌，乳房胀痛，少腹疼痛，少腹胀，舌质暗，小腹疼痛，小腹胀，月经后期，月经血块，月经紫暗	1
15	白苔，薄苔，大便不爽，红绛舌，乳房胀痛，涩脉，舌质暗，弦脉，月经后期，月经血块，月经紫暗	1
16	嗳气，白苔，不寐，沉脉，精神恍惚，口苦，面色苍黄，涩脉，心烦，月经量少，月经先期	1
17	不寐，沉脉，黄苔，呕吐酸水，脘痞，胃脘痛，弦脉，胁痛，心烦，胸闷，易悲	1
18	白苔，薄苔，不寐，恶心，红绛舌，目光呆滞，黏腻苔，舌润，脘痞，胁部胀痛，易悲	1
19	嗳气，恶心，腹痛，红绛舌，尿黄赤，呕吐苦水，太息，胁痛，心烦，胸闷，厌油腻	1
20	白苔，大便时干时稀，红绛舌，黄苔，口苦，黏腻苔，尿黄赤，胃脘痛，胁部胀痛，胸闷，厌食	1
21	嗳气，不寐，泛酸，红绛舌，黄苔，黏腻苔，胃脘胀痛，弦脉，胁部胀痛，胸部胀痛，厌食	1
22	白睛黄染，单腹胀大，腹胀，红绛舌，黄苔，黏腻苔，尿黄赤，皮肤色黄，舌质暗，胁部胀痛，厌食	1
23	白苔，沉脉，大便不爽，呃逆，恶心，闷闷不乐，面黄晦暗，黏腻苔，弦脉，胁痛，咽如物梗且吐咽不解	1
24	闭经，沉脉，红绛舌，急躁易怒，乳房胀痛，舌质暗，胃脘痛，弦脉，胁部胀痛，心烦，胸闷	1
25	嗳气，薄苔，不寐，沉脉，红绛舌，黄苔，涩脉，舌质暗，太息，弦脉，心烦	1
26	嗳气，白苔，薄苔，不孕，沉脉，腹胀，黄苔，黏腻苔，少腹疼痛，胃脘痛，弦脉	1

13. 12个症状

以 12 个症状来表达肝气郁结的类型共有 13 种情况，详见表 5-12。

表 5-12　肝气郁结表现为 12 个症状的情况

序号	症状及组合	频数/次
1	闭经，黄苔，精神恍惚，目光呆滞，黏腻苔，舌质暗，太息，胁胀，心烦，胸闷，躁动不安，紫舌	1
2	白睛黄染，白苔，不寐，单腹胀大，腹胀，红绛舌，面黄晦暗，胁部隐痛，胁胀，胸闷，厌食，紫舌	1
3	嗳气，不寐，黄苔，口苦，闷闷不乐，舌质暗，弦脉，小便淡黄，胁部胀痛，胸闷，厌食，紫舌	1
4	薄苔，不寐，淡红舌，恶心，黄苔，胁痛，心烦，厌食，月经血块，月经紫暗，躁动不安，周身沉重	1
5	不寐，沉脉，恶心，红绛舌，急躁易怒，黏腻苔，尿黄赤，舌质暗，脘痞，心烦，月经量多，躁动不安	1
6	闭经，不寐，沉脉，腹部胀痛，乳房胀痛，少腹疼痛，少腹胀，胁部胀痛，心烦，厌食，月经后期，躁动不安	1
7	白苔，薄苔，淡红舌，恶心，闷闷不乐，少腹疼痛，少腹胀，舌生瘀斑，心烦，月经量少，月经血块，月经紫暗	1
8	白苔，薄苔，不寐，不孕，淡红舌，面黄晦暗，乳房胀痛，小腹疼痛，小腹胀，厌食，月经量少，月经先后无定期	1
9	薄苔，不寐，呃逆，腹部徵瘕，腹胀，红绛舌，黄苔，急躁易怒，胁痛，胸闷，月经后期，月经量少	1
10	白苔，不寐，沉脉，淡红舌，恶心，精神恍惚，面色苍黄，尿黄赤，太息，脘痞，胸闷，月经后期	1
11	白苔，薄苔，不寐，恶心，红绛舌，目光呆滞，黏腻苔，舌润，脘痞，胁痛，胁胀，易悲	1
12	薄苔，红绛舌，黄苔，急躁易怒，口苦，面色晦暗，黏腻苔，呕吐苦水，弦脉，小便淡黄，胸闷，厌食	1
13	嗳气，薄苔，恶心，腹胀，红绛舌，黄苔，尿黄赤，太息，弦脉，胁部胀痛，胁痛，胸满	1

14. 13个症状

以 13 个症状来表达肝气郁结的类型共有 7 种情况，详见表 5-13。

表 5-13　肝气郁结表现为 13 个症状的情况

序号	症状及组合	频数 / 次
1	嗳气，薄苔，不寐，红绛舌，黄苔，急躁易怒，胃脘痛，心烦，胸闷，躁动不安，肿块坚硬，肿块疼痛，肿块推之可移	1
2	白睛黄染，红绛舌，黄苔，口苦，黏腻苔，尿黄赤，皮肤色黄，弦脉，胁胀，心烦，胸闷，厌食，躁动不安	1
3	薄苔，不寐，恶心，红绛舌，黄苔，乳房胀痛，胁胀，心烦，胸闷，月经量多，月经先后无定期，月经血块，月经紫暗	1
4	白苔，薄苔，不寐，不孕，沉脉，急躁易怒，闷闷不乐，乳房胀痛，弦脉，心烦，月经先后无定期，月经血块，月经紫暗	1
5	沉脉，恶心，闷闷不乐，舌质暗，脘痞，弦脉，小腹疼痛，小腹胀，胁部胀痛，心烦，胸闷，厌食，月经血块	1
6	白睛黄染，不寐，单腹胀大，腹露青筋，黄苔，黏腻苔，尿黄赤，舌脉怒张，舌质暗，脘痞，心烦，胸闷，厌食	1
7	嗳气，薄苔，腹胀，黄苔，精神恍惚，黏腻苔，太息，脘痞，胃脘灼热，弦脉，胁胀，胸闷，厌食	1

15. 14 个症状

以 14 个症状来表达肝气郁结的类型共有 6 种情况，详见表 5-14。

表 5-14　肝气郁结表现为 14 个症状的情况

序号	症状及组合	频数 / 次
1	白苔，薄苔，不寐，淡红舌，急躁易怒，乳房胀痛，乳房肿块，心烦，月经后期，月经量少，月经血块，躁动不安，肿块推之可移，肿块压痛	1
2	白苔，薄苔，不寐，恶心，腹胀，红绛舌，黄苔，急躁易怒，尿黄赤，脘痞，胁部胀痛，心烦，胸闷，躁动不安	1
3	白苔，薄苔，沉脉，腹胀，急躁易怒，尿黄赤，舌生瘀斑，弦脉，胸闷，厌食，月经量多，月经先后无定期，月经血块，月经紫暗	1
4	白苔，薄苔，腹痛，腹胀，急躁易怒，乳房胀痛，舌质暗，太息，胁部胀痛，心烦，胸闷，月经后期，月经量少，月经血块	1
5	白睛黄染，白苔，薄苔，不寐，大便不爽，恶心，红绛舌，口苦，尿黄赤，皮肤色黄，脘痞，胁部刺痛，厌食，厌油腻	1
6	白苔，大便不爽，大便时干时稀，淡红舌，呃逆，恶心，泛酸，腹胀，急躁易怒，口苦，黏腻苔，弦脉，胁胀，胸闷	1

16. 15 个症状

以 15 个症状来表达肝气郁结的类型共有 3 种情况，详见表 5-15。

表 5-15　肝气郁结表现为 15 个症状的情况

序号	症状及组合	频数/次
1	薄苔，不寐，腹胀，红绛舌，黄苔，急躁易怒，闷闷不乐，目光呆滞，黏腻苔，尿黄赤，舌质暗，胁部胀痛，心烦，厌食，躁动不安	1
2	不寐，恶寒发热，红绛舌，黄苔，急躁易怒，黏腻苔，太息，脘痞，胃胀，弦脉，胁痛，厌食，月经量少，月经血块，月经紫暗	1
3	白睛黄染，薄苔，恶寒发热，红绛舌，黄苔，口苦，面色晦暗，黏腻苔，尿黄赤，涩脉，弦脉，胁痛，胸闷，厌食，厌油腻	1

17. 16 个症状

以 16 个症状来表达肝气郁结的类型共有 1 种情况，详见表 5-16。

表 5-16　肝气郁结表现为 16 个症状的情况

序号	症状及组合	频数/次
1	嗳气，白苔，恶心，急躁易怒，乳房胀痛，舌质暗，太息，弦脉，小腹疼痛，小腹胀，胁痛，心烦，月经血块，月经紫暗，躁动不安，紫舌	1

18. 17 个症状

以 17 个症状来表达肝气郁结的类型共有 2 种情况，详见表 5-17。

表 5-17　肝气郁结表现为 17 个症状的情况

序号	症状及组合	频数/次
1	嗳气，白苔，薄苔，不寐，大便不爽，淡红舌，腹胀，急躁易怒，黏腻苔，乳房胀痛，少腹疼痛，舌质黯，心烦，厌食，月经后期，月经血块，月经紫黯	1
2	白睛黄染，大便不爽，腹胀，红绛舌，黄苔，急躁易怒，口苦，面色晦暗，黏腻苔，尿黄赤，舌质黯，胁部胀痛，心烦，胸闷，厌食，厌油腻，周身沉重	1

19. 20 个症状

以 20 个症状来表达肝气郁结的类型共有 1 种情况，详见表 5-18。

表 5-18　肝气郁结表现为 20 个症状的情况

序号	症状及组合	频数 / 次
1	白苔，薄苔，不寐，沉脉，沉默寡言，腹痛，急躁易怒，闷闷不乐，乳房胀痛，涩脉，太息，弦脉，小腹胀，胁部胀痛，心烦，胸部胀痛，月经后期，月经血块，月经紫暗，躁动不安	1

二、肝血虚证

肝血虚证在中医历代医案数据库[1]中共呈现出了 48 种生命状态，具体如下。

1. 无症状

没有典型症状来表达肝血虚的情况共出现 32 次。

2. 1 个症状

以 1 个症状来表达肝血虚的类型共有 7 种情况，详见表 5-19。

表 5-19　肝血虚表现为 1 个症状的情况

序号	症状及组合	频数 / 次
1	弦脉	8
2	头晕	6
3	不寐	4
4	面色无华	3
5	细脉	2
6	淡红舌	2
7	心悸	1

3. 2 个症状

以 2 个症状来表达肝血虚的类型共有 10 种情况，详见表 5-20。

表 5-20　肝血虚表现为 2 个症状的情况

序号	症状及组合	频数 / 次
1	细脉，弦脉	7
2	目眩，头晕	5
3	不寐，弦脉	2
4	头晕，弦脉	1

序号	症状及组合	频数／次
5	头晕，细脉	1
6	目眩，细脉	1
7	目昏，细脉	1
8	面色无华，头晕	1
9	目昏，目眩	1
10	淡红舌，面色无华	1

4. 3个症状

以3个症状来表达肝血虚的类型共有7种情况，详见表5-21。

表5-21 肝血虚表现为3个症状的情况

序号	症状及组合	频数／次
1	目眩，头晕，心悸	1
2	不寐，头晕，心悸	1
3	不寐，多梦，心悸	1
4	不寐，目昏，弦脉	1
5	多梦，头晕，细脉	1
6	不寐，目昏，头晕	1
7	不寐，淡红舌，多梦	1

5. 4个症状

以4个症状来表达肝血虚的类型共有10种情况，详见表5-22。

表5-22 肝血虚表现为4个症状的情况

序号	症状及组合	频数／次
1	多梦，细脉，弦脉，心悸	1
2	目眩，头晕，细脉，心悸	1
3	不寐，目眩，细脉，心悸	1
4	不寐，目昏，头晕，心悸	1
5	淡红舌，多梦，头晕，心悸	1
6	不寐，多梦，头晕，心悸	1
7	目眩，头晕，细脉，弦脉	1
8	目昏，头晕，细脉，弦脉	1
9	不寐，多梦，目昏，弦脉	1
10	不寐，目昏，目眩，头晕	1

6. 5个症状

以5个症状来表达肝血虚的类型共有9种情况，详见表5-23。

表5-23　肝血虚表现为5个症状的情况

序号	症状及组合	频数/次
1	不寐，淡红舌，面色无华，弦脉，心悸	1
2	不寐，多梦，目眩，头晕，心悸	1
3	不寐，淡红舌，面色无华，头晕，心悸	1
4	不寐，淡红舌，多梦，头晕，心悸	1
5	不寐，目眩，头晕，细脉，弦脉	1
6	面色无华，目昏，目眩，头晕，细脉	1
7	不寐，目昏，目眩，头晕，细脉	1
8	不寐，多梦，目昏，目眩，头晕	1
9	不寐，淡红舌，面色无华，目昏，头晕	1

7. 6个症状

以6个症状来表达肝血虚的类型共有2种情况，详见表5-24。

表5-24　肝血虚表现为6个症状的情况

序号	症状及组合	频数/次
1	淡红舌，面色无华，目昏，目眩，头晕，心悸	1
2	淡红舌，面色无华，目眩，头晕，细脉，弦脉	1

8. 7个症状

以7个症状来表达肝血虚的类型共有2种情况，详见表5-25。

表5-25　肝血虚表现为7个症状的情况

序号	症状及组合	频数/次
1	不寐，面色无华，目眩，头晕，细脉，弦脉，心悸	1
2	不寐，淡红舌，面色无华，目昏，头晕，细脉，心悸	1

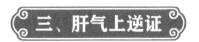

三、肝气上逆证

肝气上逆证在中医历代医案数据库中共呈现出了8种生命状态，具体如下。

1. 无症状

没有典型症状来表达肝气上逆的情况共出现 45 次。

2. 1 个症状

以 1 个症状来表达肝气上逆的类型共有 3 种情况，详见表 5-26。

表 5-26　肝气上逆表现为 1 个症状的情况

序号	症状及组合	频数 / 次
1	头晕	11
2	胸闷	7
3	恶心	5

3. 2 个症状

以 2 个症状来表达肝气上逆的类型共有 3 种情况，详见表 5-27。

表 5-27　肝气上逆表现为 2 个症状的情况

序号	症状及组合	频数 / 次
1	头晕，胸闷	4
2	恶心，头晕	3
3	恶心，胸闷	1

4. 3 个症状

以 3 个症状来表达肝气上逆的类型共有 1 种情况，详见表 5-28。

表 5-28　肝气上逆表现为 3 个症状的情况

序号	症状及组合	频数 / 次
1	恶心，头晕，胸闷	1

四、肝火炽盛证

　　肝火炽盛证在中医历代医案数据库中共呈现出了 252 种生命状态，具体如下。

1. 无症状

没有典型症状来表达肝火炽盛的情况共出现 147 次。

2. 1个症状

以1个症状来表达肝火炽盛的类型共有25种情况，详见表5-29。

表5-29　肝火炽盛表现为1个症状的情况

序号	症状及组合	频数/次
1	数脉	27
2	头晕	21
3	红绛舌	20
4	吐血	14
5	咳血	12
6	头痛	10
7	便干	10
8	咽干	6
9	偏头痛	6
10	鼻衄	6
11	心烦	5
12	目昏	5
13	神识昏蒙	4
14	目赤	4
15	齿衄	4
16	皮肤瘙痒	3
17	目眩	3
18	流泪	3
19	口苦	3
20	急躁易怒	3
21	胸中炽热	2
22	头胀	2
23	抽搐	2
24	目痛	1
25	眵多	1

3. 2个症状

以2个症状来表达肝火炽盛的类型共有64种情况，详见表5-30。

表5-30　肝火炽盛表现为2个症状的情况

序号	症状及组合	频数/次
1	目眩，头晕	9
2	红绛舌，头晕	6
3	红绛舌，心烦	5

序号	症状及组合	频数/次
4	头痛，头晕	5
5	咳血，数脉	5
6	便干，红绛舌	5
7	数脉，吐血	4
8	鼻衄，数脉	4
9	红绛舌，咳血	4
10	口苦，咽干	3
11	红绛舌，头痛	3
12	神识昏蒙，数脉	3
13	红绛舌，数脉	3
14	便干，数脉	3
15	红绛舌，皮肤瘙痒	3
16	便干，有力脉	2
17	头痛，心烦	2
18	数脉，头胀	2
19	数脉，头晕	2
20	目昏，头晕	2
21	便干，头晕	2
22	目眩，头痛	2
23	面色红，神识昏蒙	2
24	红绛舌，神识昏蒙	2
25	抽搐，神识昏蒙	2
26	目赤，目昏	2
27	眵多，目赤	2
28	胸中炽热，有力脉	1
29	吐血，有力脉	1
30	神识昏蒙，有力脉	1
31	皮肤瘙痒，有力脉	1
32	咳血，有力脉	1
33	数脉，咽干	1
34	咳血，咽干	1
35	红绛舌，咽干	1
36	鼻衄，咽干	1
37	流泪，畏光	1
38	便干，胸中炽热	1
39	吐血，心烦	1

序号	症状及组合	频数/次
40	目赤，心烦	1
41	口苦，心烦	1
42	急躁易怒，吐血	1
43	红绛舌，吐血	1
44	鼻衄，吐血	1
45	口苦，头胀	1
46	急躁易怒，头胀	1
47	神识昏蒙，头晕	1
48	急躁易怒，头晕	1
49	数脉，头痛	1
50	急躁易怒，头痛	1
51	便干，头痛	1
52	偏头痛，数脉	1
53	急躁易怒，神识昏蒙	1
54	便干，神识昏蒙	1
55	目痛，偏头痛	1
56	面色红，偏头痛	1
57	急躁易怒，皮肤瘙痒	1
58	流泪，目眩	1
59	目昏，目痛	1
60	面色红，目赤	1
61	红绛舌，口苦	1
62	便干，口苦	1
63	抽搐，红绛舌	1
64	鼻衄，便干	1

4. 3个症状

以3个症状来表达肝火炽盛的类型共有55种情况，详见表5-31。

表5-31　肝火炽盛表现为3个症状的情况

序号	症状及组合	频数/次
1	目眩，数脉，头晕	3
2	便干，红绛舌，头晕	3
3	头晕，心烦，躁动不安	2
4	急躁易怒，心烦，躁动不安	2
5	红绛舌，头晕，心烦	2

序号	症状及组合	频数/次
6	红绛舌，急躁易怒，心烦	2
7	红绛舌，头痛，头晕	2
8	头痛，心烦，躁动不安	1
9	面色红，心烦，躁动不安	1
10	咳血，心烦，躁动不安	1
11	红绛舌，心烦，躁动不安	1
12	抽搐，心烦，躁动不安	1
13	红绛舌，数脉，躁动不安	1
14	便干，胸中炽热，有力脉	1
15	数脉，心烦，有力脉	1
16	便干，偏头痛，有力脉	1
17	心烦，胸中炽热，咽干	1
18	偏头痛，数脉，咽干	1
19	便干，偏头痛，畏光	1
20	目昏，目眩，畏光	1
21	红绛舌，吐血，胸中炽热	1
22	目眩，头晕，胸中炽热	1
23	头痛，头晕，心烦	1
24	鼻衄，头痛，心烦	1
25	口苦，神识昏蒙，心烦	1
26	便干，神识昏蒙，心烦	1
27	红绛舌，皮肤瘙痒，心烦	1
28	齿衄，急躁易怒，心烦	1
29	抽搐，神识昏蒙，头胀	1
30	便干，头痛，头晕	1
31	面色红，数脉，头晕	1
32	咳血，数脉，头晕	1
33	红绛舌，神识昏蒙，头晕	1
34	红绛舌，目眩，头晕	1
35	眵多，目眩，头晕	1
36	抽搐，红绛舌，头晕	1
37	抽搐，神识昏蒙，头痛	1
38	便干，神识昏蒙，头痛	1
39	目昏，皮肤瘙痒，头痛	1
40	红绛舌，目昏，头痛	1
41	红绛舌，口苦，头痛	1

中医『单元证』辨证研究

序号	症状及组合	频数/次
42	红绛舌，急躁易怒，头痛	1
43	抽搐，红绛舌，头痛	1
44	目赤，目痛，数脉	1
45	目昏，目痛，偏头痛	1
46	红绛舌，目昏，偏头痛	1
47	红绛舌，口苦，皮肤瘙痒	1
48	红绛舌，目赤，目痛	1
49	红绛舌，面色红，目赤	1
50	便干，面色红，目赤	1
51	红绛舌，急躁易怒，目赤	1
52	便干，眵多，目赤	1
53	红绛舌，咳血，面色红	1
54	便干，红绛舌，流泪	1
55	鼻衄，便干，红绛舌	1

5. 4个症状

以 4 个症状来表达肝火炽盛的类型共有 46 种情况，详见表 5-32。

表 5-32　肝火炽盛表现为 4 个症状的情况

序号	症状及组合	频数/次
1	便干，红绛舌，心烦，躁动不安	3
2	红绛舌，数脉，心烦，躁动不安	2
3	红绛舌，急躁易怒，心烦，躁动不安	2
4	便干，头痛，心烦，躁动不安	1
5	急躁易怒，口苦，心烦，躁动不安	1
6	红绛舌，口苦，心烦，躁动不安	1
7	神识昏蒙，头痛，头晕，躁动不安	1
8	便干，红绛舌，皮肤瘙痒，躁动不安	1
9	红绛舌，数脉，心烦，有力脉	1
10	抽搐，神识昏蒙，数脉，有力脉	1
11	齿衄，红绛舌，口苦，咽干	1
12	流泪，目眩，数脉，畏光	1
13	流泪，目赤，目痛，畏光	1
14	红绛舌，流泪，目痛，畏光	1
15	鼻衄，便干，吐血，心烦	1

序号	症状及组合	频数／次
16	抽搐，目眩，头晕，心烦	1
17	鼻衄，口苦，头晕，心烦	1
18	红绛舌，急躁易怒，头晕，心烦	1
19	红绛舌，急躁易怒，数脉，心烦	1
20	红绛舌，口苦，面色红，心烦	1
21	红绛舌，急躁易怒，面色红，心烦	1
22	红绛舌，急躁易怒，口苦，心烦	1
23	口苦，目赤，头晕，吐血	1
24	红绛舌，目眩，头晕，头胀	1
25	面色红，皮肤瘙痒，头痛，头晕	1
26	目赤，目昏，头痛，头晕	1
27	红绛舌，目昏，头痛，头晕	1
28	红绛舌，急躁易怒，头痛，头晕	1
29	齿衄，红绛舌，头痛，头晕	1
30	便干，红绛舌，头痛，头晕	1
31	目昏，目眩，数脉，头晕	1
32	咳血，目眩，数脉，头晕	1
33	便干，目昏，数脉，头晕	1
34	红绛舌，面色红，数脉，头晕	1
35	眵多，红绛舌，数脉，头晕	1
36	面色红，目眩，神识昏蒙，头晕	1
37	红绛舌，目赤，目眩，头晕	1
38	便干，红绛舌，目昏，头晕	1
39	眵多，红绛舌，咳血，头晕	1
40	便干，齿衄，红绛舌，头晕	1
41	便干，红绛舌，神识昏蒙，头痛	1
42	便干，红绛舌，目赤，头痛	1
43	便干，红绛舌，急躁易怒，数脉	1
44	眵多，红绛舌，目赤，目痛	1
45	便干，眵多，红绛舌，流泪	1
46	鼻衄，齿衄，红绛舌，咳血	1

6. 5 个症状

以 5 个症状来表达肝火炽盛的类型共有 25 种情况，详见表 5-33。

表 5-33　肝火炽盛表现为 5 个症状的情况

序号	症状及组合	频数 / 次
1	口苦，目痛，心烦，咽干，躁动不安	1
2	红绛舌，数脉，心烦，畏光，躁动不安	1
3	红绛舌，头痛，头晕，心烦，躁动不安	1
4	红绛舌，急躁易怒，头晕，心烦，躁动不安	1
5	红绛舌，目赤，数脉，心烦，躁动不安	1
6	红绛舌，口苦，皮肤瘙痒，心烦，躁动不安	1
7	便干，红绛舌，面色红，心烦，躁动不安	1
8	便干，红绛舌，口苦，心烦，躁动不安	1
9	鼻衄，便干，红绛舌，急躁易怒，躁动不安	1
10	目眩，神识昏蒙，数脉，头晕，有力脉	1
11	便干，口苦，数脉，心烦，咽干	1
12	口苦，目眩，皮肤瘙痒，头晕，咽干	1
13	红绛舌，口苦，目眩，头晕，咽干	1
14	红绛舌，流泪，目痛，头痛，畏光	1
15	眵多，流泪，目赤，头痛，畏光	1
16	抽搐，红绛舌，神识昏蒙，头晕，心烦	1
17	急躁易怒，目昏，目眩，头晕，心烦	1
18	红绛舌，急躁易怒，目眩，头晕，心烦	1
19	红绛舌，急躁易怒，口苦，头晕，心烦	1
20	便干，红绛舌，急躁易怒，神识昏蒙，心烦	1
21	便干，红绛舌，急躁易怒，口苦，心烦	1
22	便干，红绛舌，目眩，头痛，头晕	1
23	红绛舌，口苦，目赤，数脉，头痛	1
24	抽搐，红绛舌，面色红，目赤，神识昏蒙	1
25	鼻衄，红绛舌，流泪，面色红，目赤	1

7. 6 个症状

以 6 个症状来表达肝火炽盛的类型共有 16 种情况，详见表 5-34。

表 5-34　肝火炽盛表现为 6 个症状的情况

序号	症状及组合	频数 / 次
1	便干，红绛舌，头晕，心烦，有力脉，躁动不安	1
2	目昏，目眩，数脉，头晕，心烦，躁动不安	1
3	红绛舌，面色红，神识昏蒙，头晕，心烦，躁动不安	1
4	红绛舌，急躁易怒，目昏，目痛，心烦，躁动不安	1
5	红绛舌，急躁易怒，口苦，心烦，咽干，有力脉	1

序号	症状及组合	频数/次
6	便干，目眩，头痛，头晕，胸中炽热，有力脉	1
7	急躁易怒，目眩，数脉，头晕，吐血，咽干	1
8	齿衄，红绛舌，口苦，头痛，头晕，咽干	1
9	鼻衄，红绛舌，面色红，目眩，头晕，胸中炽热	1
10	便干，红绛舌，皮肤瘙痒，头痛，头晕，心烦	1
11	红绛舌，急躁易怒，口苦，头痛，头晕，心烦	1
12	便干，红绛舌，急躁易怒，目眩，头晕，心烦	1
13	便干，红绛舌，急躁易怒，偏头痛，头痛，心烦	1
14	便干，红绛舌，急躁易怒，目眩，头痛，心烦	1
15	便干，红绛舌，面色红，目眩，神识昏蒙，头胀	1
16	便干，红绛舌，急躁易怒，数脉，头痛，头晕	1

8. 7个症状

以7个症状来表达肝火炽盛的类型共有9种情况，详见表5-35。

表5-35　肝火炽盛表现为7个症状的情况

序号	症状及组合	频数/次
1	红绛舌，口苦，面色红，头痛，心烦，咽干，躁动不安	1
2	抽搐，红绛舌，目昏，目眩，头晕，心烦，躁动不安	1
3	便干，红绛舌，口苦，目眩，头晕，心烦，躁动不安	1
4	红绛舌，目赤，目昏，目痛，数脉，头胀，有力脉	1
5	红绛舌，目赤，目昏，目痛，数脉，头痛，有力脉	1
6	便干，红绛舌，口苦，数脉，头晕，头胀，咽干	1
7	便干，红绛舌，口苦，流泪，目赤，目痛，畏光	1
8	便干，红绛舌，急躁易怒，目眩，头痛，头晕，心烦	1
9	便干，红绛舌，急躁易怒，面色红，目赤，头晕，心烦	1

9. 8个症状

以8个症状来表达肝火炽盛的类型共有4种情况，详见表5-36。

表5-36　肝火炽盛表现为8个症状的情况

序号	症状及组合	频数/次
1	红绛舌，面色红，数脉，头痛，头晕，心烦，有力脉，躁动不安	1
2	便干，急躁易怒，口苦，目痛，偏头痛，心烦，咽干，躁动不安	1
3	鼻衄，便干，红绛舌，急躁易怒，目赤，头晕，心烦，躁动不安	1
4	红绛舌，急躁易怒，口苦，目眩，头痛，头晕，心烦，咽干	1

10. 9 个症状

以 9 个症状来表达肝火炽盛的类型共有 3 种情况，详见表 5-37。

表 5-37 肝火炽盛表现为 9 个症状的情况

序号	症状及组合	频数 / 次
1	急躁易怒，口苦，面色红，目眩，头晕，吐血，心烦，咽干，躁动不安	1
2	眵多，红绛舌，口苦，流泪，目赤，目痛，头痛，畏光，咽干	1
3	便干，红绛舌，急躁易怒，面色红，目昏，目眩，神识昏蒙，头晕，心烦	1

11. 10 个症状

以 10 个症状来表达肝火炽盛的类型共有 1 种情况，详见表 5-38。

表 5-38 肝火炽盛表现为 10 个症状的情况

序号	症状及组合	频数 / 次
1	便干，红绛舌，口苦，流泪，目赤，目昏，目痛，头痛，心烦，咽干	1

12. 11 个症状

以 11 个症状来表达肝火炽盛的类型共有 3 种情况，详见表 5-39。

表 5-39 肝火炽盛表现为 11 个症状的情况

序号	症状及组合	频数 / 次
1	便干，红绛舌，口苦，面色红，目赤，目眩，头晕，心烦，咽干，有力脉，躁动不安	1
2	红绛舌，急躁易怒，口苦，面色红，目痛，目眩，头痛，头晕，心烦，咽干，躁动不安	1
3	鼻衄，便干，齿衄，红绛舌，急躁易怒，口苦，面色红，目赤，头痛，头晕，心烦	1

五、肝风内动证

肝风内动证在中医历代医案数据库[1]中共呈现出了 391 种生命状态，具体如下。

1. 无症状

没有典型症状来表达肝风内动的情况共出现 53 次。

2. 1 个症状

以 1 个症状来表达肝风内动的类型共有 34 种情况，详见表 5-40。

表 5-40 肝风内动表现为 1 个症状的情况

序号	症状及组合	频数 / 次
1	弦脉	16
2	头晕	15
3	偏头痛	10
4	抽搐	8
5	头痛	7
6	耳鸣	7
7	神识昏蒙	6
8	目眩	5
9	躁动不安	4
10	精神恍惚	4
11	大便次数少	4
12	四肢震颤	3
13	四肢麻木	3
14	目昏	3
15	半身不遂	3
16	突然昏倒	2
17	呕吐痰涎	2
18	筋脉拘急	2
19	大脉	2
20	左半身不遂	1
21	指纹色青	1
22	右半身不遂	1
23	小便失禁	1
24	项强	1
25	四肢活动不利	1
26	四肢抽搐	1
27	舌强	1
28	两目上视	1
29	口噤	1
30	口角流涎	1
31	肥胖	1
32	反应迟钝	1
33	大汗	1
34	不语	1

中医「单元证」辨证研究

3. 2个症状

以2个症状来表达肝风内动的类型共有82种情况，详见表5-41。

表5-41　肝风内动表现为2个症状的情况

序号	症状及组合	频数/次
1	目眩，头晕	18
2	耳鸣，头晕	6
3	头晕，弦脉	5
4	筋脉拘急，四肢麻木	3
5	神识昏蒙，壮热	2
6	神识昏蒙，谵语	2
7	右半身不遂，语言謇涩	2
8	呕吐痰涎，弦脉	2
9	大脉，弦脉	2
10	头痛，头晕	2
11	四肢振颤，头晕	2
12	目昏，头晕	2
13	抽搐，头痛	2
14	神识昏蒙，四肢抽搐	2
15	头晕，左半身麻木	1
16	舌强，左半身麻木	1
17	弦脉，壮热	1
18	抽搐，指纹色青	1
19	四肢振颤，谵语	1
20	反应迟钝，谵语	1
21	弦脉，躁动不安	1
22	神识昏蒙，躁动不安	1
23	大便次数少，躁动不安	1
24	抽搐，躁动不安	1
25	弦脉，语言謇涩	1
26	有力脉，右半身不遂	1
27	目闭不开，小便失禁	1
28	大便次数少，项强	1
29	突然昏倒，弦脉	1
30	头摇不定，弦脉	1
31	四肢振颤，弦脉	1
32	手麻，弦脉	1
33	偏头痛，弦脉	1

序号	症状及组合	频数/次
34	面色红，弦脉	1
35	口噤，弦脉	1
36	反应迟钝，弦脉	1
37	大汗，弦脉	1
38	神识昏蒙，突然昏倒	1
39	目眩，突然昏倒	1
40	抽搐，突然昏倒	1
41	四肢麻木，头晕	1
42	肥胖，头晕	1
43	耳聋，头晕	1
44	大脉，头晕	1
45	面色红，头摇不定	1
46	四肢振颤，头痛	1
47	神识昏蒙，头痛	1
48	耳聋，头痛	1
49	四肢活动不利，四肢振颤	1
50	神识昏蒙，四肢振颤	1
51	面色红，四肢振颤	1
52	四肢活动不利，四肢麻木	1
53	四肢抽搐，四肢麻木	1
54	目眩，四肢麻木	1
55	肥胖，四肢麻木	1
56	耳聋，四肢麻木	1
57	大便次数少，四肢活动不利	1
58	筋脉拘急，四肢抽搐	1
59	大便次数少，四肢抽搐	1
60	神识昏蒙，手麻	1
61	偏头痛，手麻	1
62	筋脉拘急，手麻	1
63	呕吐痰涎，神识昏蒙	1
64	目闭不开，神识昏蒙	1
65	面色红，神识昏蒙	1
66	精神恍惚，神识昏蒙	1
67	大脉，神识昏蒙	1
68	大汗，神识昏蒙	1
69	口角歪斜，舌强	1

序号	症状及组合	频数/次
70	呕吐痰涎，偏头痛	1
71	耳聋，偏头痛	1
72	大便次数少，呕吐痰涎	1
73	筋脉拘急，目眩	1
74	大脉，目眩	1
75	大汗，面色红	1
76	抽搐，面色红	1
77	角弓反张，两目上视	1
78	口角歪斜，口眼㖞斜	1
79	抽搐，口噤	1
80	抽搐，口角歪斜	1
81	耳聋，耳鸣	1
82	不语，大汗	1

4. 3个症状

以3个症状来表达肝风内动的类型共有71种情况，详见表5-42。

表5-42　肝风内动表现为3个症状的情况

序号	症状及组合	频数/次
1	口角歪斜，口眼㖞斜，眼歪斜	5
2	目眩，头晕，弦脉	4
3	耳鸣，目眩，头晕	3
4	目眩，头晕，突然昏倒	2
5	目眩，呕吐痰涎，头晕	2
6	耳聋，头痛，左半身麻木	1
7	神识昏蒙，突然昏倒，左半身不遂	1
8	四肢抽搐，突然昏倒，壮热	1
9	大汗，头晕，壮热	1
10	抽搐，神识昏蒙，壮热	1
11	抽搐，耳鸣，壮热	1
12	不语，大汗，壮热	1
13	嗜睡，项强，指纹色青	1
14	面色潮红，项强，指纹色青	1
15	两目上视，四肢抽搐，指纹色青	1
16	精神恍惚，头晕，谵语	1
17	目眩，头晕，躁动不安	1

序号	症状及组合	频数 / 次
18	反应迟钝，头摇不定，躁动不安	1
19	面色红，头痛，躁动不安	1
20	喉中痰鸣，四肢抽搐，躁动不安	1
21	神识昏蒙，头晕，语言謇涩	1
22	肥胖，嗜睡，语言謇涩	1
23	肥胖，神识昏蒙，语言謇涩	1
24	舌强，舌歪，语言謇涩	1
25	瞪目直视，舌强，语言謇涩	1
26	不语，面色红，右半身不遂	1
27	抽搐，突然昏倒，小便失禁	1
28	抽搐，神识昏蒙，项强	1
29	两目上视，舌强，项强	1
30	目闭不开，偏头痛，项强	1
31	四肢抽搐，突然昏倒，弦脉	1
32	两目上视，突然昏倒，弦脉	1
33	抽搐，突然昏倒，弦脉	1
34	头痛，头晕，弦脉	1
35	抽搐，神识昏蒙，弦脉	1
36	目昏，目眩，弦脉	1
37	大汗，目昏，弦脉	1
38	四肢麻木，头痛，头晕	1
39	目眩，头痛，头晕	1
40	大便次数少，头痛，头晕	1
41	手麻，四肢麻木，头晕	1
42	目眩，四肢麻木，头晕	1
43	抽搐，四肢麻木，头晕	1
44	半身不遂，四肢麻木，头晕	1
45	耳鸣，四肢活动不利，头晕	1
46	肥胖，四肢抽搐，头晕	1
47	精神恍惚，手麻，头晕	1
48	耳鸣，手麻，头晕	1
49	目眩，偏头痛，头晕	1
50	目昏，目眩，头晕	1
51	面色红，目眩，头晕	1
52	筋脉拘急，目眩，头晕	1
53	喉中痰鸣，目眩，头晕	1

序号	症状及组合	频数/次
54	耳聋，目眩，头晕	1
55	抽搐，目眩，头晕	1
56	半身不遂，目眩，头晕	1
57	大脉，耳鸣，头晕	1
58	大汗，耳鸣，头晕	1
59	抽搐，头痛，头摇不定	1
60	神识昏蒙，四肢抽搐，头摇不定	1
61	抽搐，神识昏蒙，头摇不定	1
62	反应迟钝，精神恍惚，头摇不定	1
63	口噤，神识昏蒙，头痛	1
64	目昏，偏头痛，头痛	1
65	不语，神识昏蒙，四肢麻木	1
66	目昏，偏头痛，手麻	1
67	角弓反张，两目上视，舌强	1
68	不语，反应迟钝，舌强	1
69	抽搐，目昏，偏头痛	1
70	大便次数少，耳鸣，偏头痛	1
71	大便次数少，大脉，偏头痛	1

5. 4个症状

以4个症状来表达肝风内动的类型共有75种情况，详见表5-43。

表5-43　肝风内动表现为4个症状的情况

序号	症状及组合	频数/次
1	肥胖，舌歪，语言謇涩，左半身麻木	2
2	口角歪斜，口眼㖞斜，眼歪斜，语言謇涩	2
3	肥胖，面色红，躁动不安，左半身麻木	1
4	耳聋，神识昏蒙，突然昏倒，左半身麻木	1
5	肥胖，目眩，头晕，左半身麻木	1
6	四肢抽搐，弦脉，语言謇涩，左半身不遂	1
7	有力脉，躁动不安，谵语，壮热	1
8	角弓反张，神识昏蒙，谵语，壮热	1
9	神识昏蒙，弦脉，躁动不安，壮热	1
10	口噤，神识昏蒙，小便失禁，壮热	1
11	角弓反张，头痛，项强，壮热	1
12	抽搐，大便次数少，项强，壮热	1

序号	症状及组合	频数/次
13	神识昏蒙，四肢抽搐，弦脉，壮热	1
14	抽搐，神识昏蒙，弦脉，壮热	1
15	角弓反张，神识昏蒙，头晕，壮热	1
16	抽搐，喉中痰鸣，躁动不安，指纹色青	1
17	抽搐，神识昏蒙，项强，指纹色青	1
18	面色潮红，头痛，弦脉，躁动不安	1
19	耳鸣，目眩，头晕，躁动不安	1
20	四肢抽搐，四肢麻木，四肢振颤，躁动不安	1
21	大汗，筋脉拘急，四肢麻木，躁动不安	1
22	抽搐，喉中痰鸣，神识昏蒙，躁动不安	1
23	舌强，四肢活动不利，右半身不遂，语言謇涩	1
24	口角歪斜，四肢活动不利，右半身不遂，语言謇涩	1
25	筋脉拘急，口角流涎，项强，语言謇涩	1
26	舌强，头摇不定，弦脉，语言謇涩	1
27	口角歪斜，四肢抽搐，弦脉，语言謇涩	1
28	大脉，舌强，四肢麻木，语言謇涩	1
29	半身不遂，舌强，神识昏蒙，语言謇涩	1
30	抽搐，突然昏倒，弦脉，有力脉	1
31	口角歪斜，口眼㖞斜，四肢麻木，眼歪斜	1
32	口角歪斜，口眼㖞斜，神识昏蒙，眼歪斜	1
33	口角歪斜，口噤，口眼㖞斜，眼歪斜	1
34	精神恍惚，口角歪斜，口眼㖞斜，眼歪斜	1
35	肥胖，口角歪斜，口眼㖞斜，眼歪斜	1
36	不语，角弓反张，项强，小便失禁	1
37	神识昏蒙，失语，头摇不定，小便失禁	1
38	角弓反张，口噤，弦脉，项强	1
39	耳聋，目眩，头晕，项强	1
40	口噤，神识昏蒙，头痛，项强	1
41	耳鸣，目昏，头痛，项强	1
42	抽搐，大便次数少，头痛，项强	1
43	抽搐，大便次数少，口噤，项强	1
44	神识昏蒙，四肢抽搐，突然昏倒，弦脉	1
45	目眩，头痛，头晕，弦脉	1
46	目昏，头痛，头晕，弦脉	1
47	耳鸣，头痛，头晕，弦脉	1
48	大脉，头痛，头晕，弦脉	1

序号	症状及组合	频数/次
49	耳鸣，四肢麻木，头晕，弦脉	1
50	大汗，目眩，头晕，弦脉	1
51	舌强，四肢麻木，头痛，弦脉	1
52	瞪目直视，神识昏蒙，头痛，弦脉	1
53	抽搐，两目上视，头痛，弦脉	1
54	抽搐，神识昏蒙，四肢振颤，弦脉	1
55	喉中痰鸣，神识昏蒙，头晕，突然昏倒	1
56	面色红，四肢抽搐，头痛，突然昏倒	1
57	目眩，四肢麻木，头痛，头晕	1
58	抽搐，偏头痛，头痛，头晕	1
59	耳聋，目眩，头痛，头晕	1
60	目眩，偏头痛，四肢麻木，头晕	1
61	目昏，目眩，四肢麻木，头晕	1
62	耳鸣，目眩，四肢麻木，头晕	1
63	半身不遂，目眩，四肢麻木，头晕	1
64	耳聋，目昏，四肢麻木，头晕	1
65	耳鸣，两目上视，四肢麻木，头晕	1
66	目眩，神识昏蒙，四肢抽搐，头晕	1
67	大便次数少，目昏，目眩，头晕	1
68	大汗，精神恍惚，目眩，头晕	1
69	角弓反张，口噤，四肢抽搐，头摇不定	1
70	抽搐，口噤，嗜睡，头痛	1
71	偏头痛，嗜睡，四肢抽搐，四肢振颤	1
72	抽搐，耳鸣，目眩，四肢振颤	1
73	口噤，两目上视，神识昏蒙，四肢抽搐	1
74	抽搐，角弓反张，呕吐痰涎，嗜睡	1
75	大便次数少，瞪目直视，口噤，神识昏蒙	1

6. 5个症状

以5个症状来表达肝风内动的类型共有54种情况，详见表5-44。

表5-44　肝风内动表现为5个症状的情况

序号	症状及组合	频数/次
1	神识昏蒙，小便失禁，躁动不安，壮热，左半身不遂	1
2	口角歪斜，口眼㖞斜，眼歪斜，语言謇涩，左半身不遂	1
3	口角歪斜，舌强，头晕，语言謇涩，左半身不遂	1

序号	症状及组合	频数/次
4	面色红，神识昏蒙，突然昏倒，小便失禁，左半身不遂	1
5	大便次数少，神识昏蒙，躁动不安，谵语，壮热	1
6	抽搐，瞪目直视，项强，躁动不安，壮热	1
7	抽搐，神识昏蒙，突然昏倒，项强，壮热	1
8	抽搐，口噤，神识昏蒙，项强，壮热	1
9	抽搐，大汗，神识昏蒙，项强，壮热	1
10	抽搐，口噤，嗜睡，弦脉，壮热	1
11	抽搐，目闭不开，神识昏蒙，躁动不安，指纹色青	1
12	抽搐，筋脉拘急，神识昏蒙，项强，指纹色青	1
13	抽搐，精神恍惚，两目上视，项强，指纹色青	1
14	耳聋，神识昏蒙，弦脉，躁动不安，谵语	1
15	大汗，耳聋，四肢振颤，躁动不安，谵语	1
16	耳鸣，头痛，头晕，弦脉，躁动不安	1
17	筋脉拘急，失语，四肢活动不利，弦脉，躁动不安	1
18	耳鸣，目昏，头晕，突然昏倒，躁动不安	1
19	口噤，面色红，四肢活动不利，头晕，躁动不安	1
20	口角歪斜，口眼㖞斜，舌强，眼歪斜，语言謇涩	1
21	舌强，头摇不定，弦脉，小便失禁，语言謇涩	1
22	抽搐，舌强，神识昏蒙，小便失禁，语言謇涩	1
23	神识昏蒙，四肢活动不利，突然昏倒，弦脉，语言謇涩	1
24	肥胖，目眩，头晕，弦脉，语言謇涩	1
25	目眩，四肢麻木，头痛，头晕，语言謇涩	1
26	抽搐，舌强，头痛，头晕，语言謇涩	1
27	口噤，面色潮红，四肢振颤，头摇不定，语言謇涩	1
28	耳聋，口噤，神识昏蒙，四肢活动不利，语言謇涩	1
29	不语，神识昏蒙，四肢振颤，项强，右半身不遂	1
30	不语，面色红，目闭不开，突然昏倒，右半身不遂	1
31	大便次数少，肥胖，神识昏蒙，失语，右半身不遂	1
32	口角流涎，口角歪斜，口眼㖞斜，面色红，眼歪斜	1
33	大便次数少，目昏，神识昏蒙，四肢振颤，小便失禁	1
34	神识昏蒙，四肢抽搐，头晕，突然昏倒，弦脉	1
35	抽搐，两目上视，神识昏蒙，突然昏倒，弦脉	1
36	半身不遂，不语，神识昏蒙，突然昏倒，弦脉	1
37	大便次数少，耳鸣，目眩，头晕，弦脉	1
38	大便次数少，口噤，神识昏蒙，四肢振颤，弦脉	1
39	抽搐，口角歪斜，神识昏蒙，失语，弦脉	1

中医『单元证』辨证研究

序号	症状及组合	频数/次
40	反应迟钝，四肢抽搐，头痛，头晕，突然昏倒	1
41	目眩，舌强，四肢活动不利，头痛，突然昏倒	1
42	大脉，肥胖，目眩，头晕，突然昏倒	1
43	舌强，神识昏蒙，四肢活动不利，头痛，突然昏倒	1
44	抽搐，神识昏蒙，嗜睡，头痛，突然昏倒	1
45	耳鸣，目闭不开，四肢麻木，头痛，头晕	1
46	两目上视，神识昏蒙，四肢抽搐，头痛，头晕	1
47	抽搐，神识昏蒙，嗜睡，头痛，头晕	1
48	大汗，目眩，四肢活动不利，四肢麻木，头晕	1
49	瞪目直视，口角歪斜，目眩，四肢活动不利，头晕	1
50	口角流涎，面色红，目昏，目眩，头晕	1
51	反应迟钝，口角流涎，失语，四肢活动不利，头摇不定	1
52	角弓反张，口噤，两目上视，四肢抽搐，头摇不定	1
53	耳鸣，反应迟钝，口角流涎，目眩，头痛	1
54	抽搐，大便次数少，口噤，面色红，神识昏蒙	1

7. 6个症状

以 6 个症状来表达肝风内动的类型共有 26 种情况，详见表 5-45。

表 5-45　肝风内动表现为 6 个症状的情况

序号	症状及组合	频数/次
1	抽搐，口角歪斜，口眼㖞斜，眼歪斜，语言謇涩，左半身麻木	1
2	大便次数少，神识昏蒙，嗜睡，头痛，语言謇涩，左半身不遂	1
3	喉中痰鸣，面色红，神识昏蒙，嗜睡，四肢抽搐，左半身不遂	1
4	抽搐，大汗，瞪目直视，神识昏蒙，项强，壮热	1
5	抽搐，喉中痰鸣，口噤，两目上视，四肢振颤，壮热	1
6	瞪目直视，喉中痰鸣，角弓反张，神识昏蒙，四肢抽搐，壮热	1
7	抽搐，喉中痰鸣，口噤，两目上视，目闭不开，壮热	1
8	目眩，四肢麻木，四肢振颤，头摇不定，头晕，躁动不安	1
9	目眩，手麻，头痛，头晕，右半身不遂，语言謇涩	1
10	半身不遂，口角歪斜，口眼㖞斜，小便失禁，眼歪斜，语言謇涩	1
11	反应迟钝，目眩，四肢活动不利，头痛，项强，语言謇涩	1
12	大便次数少，大汗，肥胖，四肢振颤，头晕，语言謇涩	1
13	大汗，面色红，嗜睡，四肢抽搐，头痛，语言謇涩	1
14	神识昏蒙，四肢振颤，头痛，头摇不定，弦脉，有力脉	1
15	口角歪斜，口眼㖞斜，头痛，头晕，弦脉，眼歪斜	1

序号	症状及组合	频数／次
16	半身不遂，抽搐，口角歪斜，口眼㖞斜，弦脉，眼歪斜	1
17	大便次数少，目昏，神识昏蒙，四肢振颤，头晕，小便失禁	1
18	不语，大便次数少，口噤，目闭不开，嗜睡，小便失禁	1
19	大汗，耳鸣，四肢抽搐，头晕，突然昏倒，弦脉	1
20	耳鸣，目闭不开，目眩，呕吐痰涎，头晕，弦脉	1
21	大汗，面色潮红，目眩，四肢振颤，头摇不定，头晕	1
22	肥胖，面色红，舌歪，四肢活动不利，头痛，头晕	1
23	大便次数少，呕吐痰涎，神识昏蒙，四肢抽搐，头痛，头晕	1
24	大脉，耳鸣，肥胖，目眩，四肢麻木，头晕	1
25	反应迟钝，喉中痰鸣，面色潮红，呕吐痰涎，神识昏蒙，四肢抽搐	1
26	不语，抽搐，喉中痰鸣，角弓反张，面色红，神识昏蒙	1

8. 7个症状

以7个症状来表达肝风内动的类型共有16种情况，详见表5-46。

表5-46　肝风内动表现为7个症状的情况

序号	症状及组合	频数／次
1	瞪目直视，神识昏蒙，四肢抽搐，项强，小便失禁，躁动不安，壮热	1
2	大便次数少，大汗，瞪目直视，口噤，面色潮红，四肢抽搐，壮热	1
3	喉中痰鸣，呕吐痰涎，神识昏蒙，四肢抽搐，头痛，小便失禁，躁动不安	1
4	抽搐，神识昏蒙，头痛，头晕，弦脉，项强，躁动不安	1
5	抽搐，目眩，四肢振颤，头晕，突然昏倒，弦脉，躁动不安	1
6	大便次数少，喉中痰鸣，口角歪斜，神识昏蒙，失语，四肢抽搐，躁动不安	1
7	抽搐，耳鸣，舌强，四肢振颤，头晕，弦脉，语言謇涩	1
8	口角歪斜，口眼㖞斜，目眩，舌强，头晕，突然昏倒，语言謇涩	1
9	口噤，神识昏蒙，失语，头痛，头晕，突然昏倒，右半身不遂	1
10	大便次数少，筋脉拘急，两目上视，神识昏蒙，四肢振颤，弦脉，有力脉	1
11	耳鸣，口角流涎，口角歪斜，口眼㖞斜，头痛，头晕，眼歪斜	1
12	抽搐，瞪目直视，角弓反张，舌强，神识昏蒙，项强，小便失禁	1
13	耳鸣，面色红，目眩，四肢麻木，四肢振颤，头晕，弦脉	1
14	口噤，两目上视，神识昏蒙，四肢抽搐，头痛，头晕，突然昏倒	1
15	抽搐，大便次数少，耳聋，肥胖，神识昏蒙，头摇不定，头晕	1
16	抽搐，大便次数少，耳聋，肥胖，呕吐痰涎，神识昏蒙，头晕	1

9. 8个症状

以8个症状来表达肝风内动的类型共有9种情况，详见表5-47。

表5-47　肝风内动表现为8个症状的情况

序号	症状及组合	频数/次
1	口角歪斜，口眼㖞斜，目眩，头晕，突然昏倒，眼歪斜，语言謇涩，左半身不遂	1
2	不语，大脉，口角流涎，口角歪斜，舌歪，神识昏蒙，突然昏倒，左半身不遂	1
3	抽搐，口噤，神识昏蒙，四肢振颤，弦脉，小便失禁，有力脉，壮热	1
4	半身不遂，大便次数少，口角流涎，口角歪斜，舌歪，弦脉，语言謇涩，躁动不安	1
5	口角流涎，口角歪斜，口眼㖞斜，弦脉，眼歪斜，有力脉，右半身不遂，语言謇涩	1
6	口角歪斜，口眼㖞斜，目眩，神识昏蒙，突然昏倒，弦脉，眼歪斜，语言謇涩	1
7	半身不遂，目眩，神识昏蒙，四肢活动不利，四肢麻木，头晕，弦脉，语言謇涩	1
8	大汗，口噤，两目上视，神识昏蒙，四肢抽搐，头痛，弦脉，有力脉	1
9	肥胖，口角流涎，口噤，面色红，神识昏蒙，头痛，头晕，弦脉	1

10. 9个症状

以9个症状来表达肝风内动的类型共有12种情况，详见表5-48。

表5-48　肝风内动表现为9个症状的情况

序号	症状及组合	频数/次
1	大便次数少，喉中痰鸣，目眩，舌强，头晕，右半身不遂，语言謇涩，躁动不安，左半身不遂	1
2	抽搐，大便次数少，喉中痰鸣，口噤，神识昏蒙，弦脉，项强，小便失禁，壮热	1
3	大便次数少，瞪目直视，神识昏蒙，四肢抽搐，头痛，弦脉，项强，小便失禁，躁动不安	1
4	半身不遂，大便次数少，喉中痰鸣，舌强，神识昏蒙，嗜睡，弦脉，小便失禁，躁动不安	1
5	耳鸣，口角歪斜，口眼㖞斜，目眩，舌强，头晕，眼歪斜，右半身不遂，语言謇涩	1
6	大便次数少，肥胖，喉中痰鸣，口角流涎，口角歪斜，口眼㖞斜，眼歪斜，右半身不遂，语言謇涩	1
7	口角歪斜，口噤，口眼㖞斜，舌强，神识昏蒙，四肢活动不利，突然昏倒，眼歪斜，语言謇涩	1

序号	症状及组合	频数/次
8	抽搐，口角流涎，面色潮红，偏头痛，神识昏蒙，头痛，突然昏倒，弦脉，语言謇涩	1
9	不语，大脉，喉中痰鸣，口噤，面色红，舌强，神识昏蒙，弦脉，语言謇涩	1
10	筋脉拘急，面色潮红，目眩，神识昏蒙，头痛，突然昏倒，弦脉，项强，有力脉	1
11	耳鸣，喉中痰鸣，口角歪斜，口眼㖞斜，目眩，四肢抽搐，头晕，突然昏倒，眼歪斜	1
12	不语，喉中痰鸣，口噤，面色潮红，面色红，神识昏蒙，头痛，头晕，突然昏倒	1

11. 10 个症状

以 10 个症状来表达肝风内动的类型共有 5 种情况，详见表 5-49。

表 5-49　肝风内动表现为 10 个症状的情况

序号	症状及组合	频数/次
1	抽搐，口角歪斜，口眼㖞斜，目昏，目眩，头晕，弦脉，眼歪斜，躁动不安，左半身麻木	1
2	口角流涎，口角歪斜，目眩，舌强，失语，头晕，突然昏倒，弦脉，有力脉，躁动不安	1
3	抽搐，大便次数少，口噤，面色红，神识昏蒙，头痛，头晕，项强，小便失禁，躁动不安	1
4	口角歪斜，口眼㖞斜，目昏，头痛，头晕，弦脉，小便失禁，眼歪斜，右半身不遂，语言謇涩	1
5	口角歪斜，口眼㖞斜，舌歪，失语，四肢抽搐，突然昏倒，弦脉，项强，眼歪斜，右半身不遂	1

12. 11 个症状

以 11 个症状来表达肝风内动的类型共有 2 种情况，详见表 5-50。

表 5-50　肝风内动表现为 11 个症状的情况

序号	症状及组合	频数/次
1	耳鸣，口角歪斜，口眼㖞斜，舌歪，四肢活动不利，弦脉，眼歪斜，有力脉，语言謇涩，躁动不安，左半身麻木	1
2	抽搐，大便次数少，大汗，大脉，喉中痰鸣，口角流涎，口噤，面色红，目闭不开，突然昏倒，弦脉	1

13. 12个症状

以 12 个症状来表达肝风内动的类型共有 2 种情况，详见表 5-51。

表 5-51　肝风内动表现为 12 个症状的情况

序号	症状及组合	频数 / 次
1	瞪目直视，反应迟钝，口角歪斜，口噤，面色红，神识昏蒙，头痛，头晕，突然昏倒，弦脉，小便失禁，左半身不遂	1
2	不语，大脉，口角歪斜，口眼㖞斜，面色潮红，呕吐痰涎，神识昏蒙，四肢麻木，头晕，突然昏倒，眼歪斜，躁动不安	1

14. 14个症状

以 14 个症状来表达肝风内动的类型共有 1 种情况，详见表 5-52。

表 5-52　肝风内动表现为 14 个症状的情况

序号	症状及组合	频数 / 次
1	口角歪斜，口眼㖞斜，目眩，舌歪，失语，四肢麻木，头痛，头晕，弦脉，眼歪斜，有力脉，语言謇涩，左半身不遂，左半身麻木	1

15. 17个症状

以 17 个症状来表达肝风内动的类型共有 1 种情况，详见表 5-53。

表 5-53　肝风内动表现为 17 个症状的情况

序号	症状及组合	频数 / 次
1	大便次数少，耳鸣，口角流涎，口角歪斜，口眼㖞斜，面色红，目眩，舌歪，嗜睡，手麻，头晕，弦脉，眼歪斜，有力脉，语言謇涩，躁动不安，左半身不遂	1

六、肝阴虚（肝阳上亢）证

（一）肝阴虚证

肝阴虚证在中医历代医案数据库[1]中共呈现出了 68 种生命状态，具体如下。

1. 无症状

没有典型症状来表达肝阴虚的情况共出现 53 次。

2. 1 个症状

以 1 个症状来表达肝阴虚的类型共有 11 种情况，详见表 5-54。

表 5-54　肝阴虚表现为 1 个症状的情况

序号	症状及组合	频数 / 次
1	红绛舌	13
2	弦脉	11
3	鼻衄	6
4	心悸	5
5	月经先期	4
6	耳鸣	4
7	目涩	3
8	头晕	2
9	不寐	2
10	头昏	1
11	目眩	1

3. 2 个症状

以 2 个症状来表达肝阴虚的类型共有 15 种情况，详见表 5-55。

表 5-55　肝阴虚表现为 2 个症状的情况

序号	症状及组合	频数 / 次
1	不寐，红绛舌	5
2	红绛舌，弦脉	4
3	目眩，头晕	4
4	不寐，心悸	3
5	红绛舌，月经先期	2
6	头晕，弦脉	2
7	红绛舌，头晕	2
8	红绛舌，头昏	2
9	鼻衄，红绛舌	2
10	头昏，月经先期	1
11	目眩，弦脉	1
12	不寐，弦脉	1
13	头昏，头晕	1
14	目眩，头昏	1
15	红绛舌，目涩	1

中医「单元证」辨证研究

4. 3个症状

以3个症状来表达肝阴虚的类型共有18种情况，详见表5-56。

表5-56 肝阴虚表现为3个症状的情况

序号	症状及组合	频数/次
1	不寐，红绛舌，弦脉	3
2	目眩，头晕，心悸	2
3	不寐，心悸，月经先期	1
4	红绛舌，弦脉，月经先期	1
5	头昏，头晕，心悸	1
6	耳鸣，头晕，心悸	1
7	鼻衄，头晕，弦脉	1
8	耳鸣，头昏，弦脉	1
9	红绛舌，头昏，头晕	1
10	不寐，头昏，头晕	1
11	鼻衄，头昏，头晕	1
12	红绛舌，目眩，头晕	1
13	耳鸣，目眩，头晕	1
14	不寐，目眩，头晕	1
15	不寐，目涩，头晕	1
16	不寐，红绛舌，头晕	1
17	不寐，红绛舌，头昏	1
18	鼻衄，耳鸣，头昏	1

5. 4个症状

以4个症状来表达肝阴虚的类型共有14种情况，详见表5-57。

表5-57 肝阴虚表现为4个症状的情况

序号	症状及组合	频数/次
1	不寐，红绛舌，头晕，心悸	2
2	耳鸣，目眩，头晕，月经先期	1
3	耳鸣，目涩，头晕，月经先期	1
4	红绛舌，头晕，弦脉，心悸	1
5	不寐，头晕，弦脉，心悸	1
6	不寐，红绛舌，弦脉，心悸	1
7	耳鸣，红绛舌，头晕，心悸	1
8	不寐，红绛舌，头昏，心悸	1
9	红绛舌，目涩，头晕，弦脉	1

序号	症状及组合	频数/次
10	不寐，红绛舌，头晕，弦脉	1
11	耳鸣，目眩，头昏，头晕	1
12	鼻衄，耳鸣，头昏，头晕	1
13	不寐，红绛舌，目眩，头晕	1
14	不寐，红绛舌，目涩，头昏	1

6. 5个症状

以5个症状来表达肝阴虚的类型共有6种情况，详见表5-58。

表5-58　肝阴虚表现为5个症状的情况

序号	症状及组合	频数/次
1	耳鸣，目眩，头晕，弦脉，心悸	2
2	不寐，目眩，头晕，弦脉，心悸	1
3	不寐，红绛舌，头晕，弦脉，心悸	1
4	不寐，耳鸣，目眩，头晕，心悸	1
5	耳鸣，红绛舌，目涩，头晕，心悸	1
6	不寐，耳鸣，目涩，头晕，心悸	1

7. 6个症状

以6个症状来表达肝阴虚的类型共有3种情况，详见表5-59。

表5-59　肝阴虚表现为6个症状的情况

序号	症状及组合	频数/次
1	不寐，耳鸣，红绛舌，头晕，弦脉，心悸	1
2	不寐，耳鸣，红绛舌，头昏，弦脉，心悸	1
3	不寐，耳鸣，目涩，目眩，头晕，弦脉	1

（二）肝阳上亢证

肝阳上亢证在中医历代医案数据库中共呈现出了281种生命状态，具体如下。

1. 无症状

没有典型症状来表达肝阳上亢的情况共出现11次。

2. 1个症状

以1个症状来表达肝阳上亢的类型共有16种情况，详见表5-60。

表 5-60　肝阳上亢表现为 1 个症状的情况

序号	症状及组合	频数 / 次
1	弦脉	7
2	头晕	4
3	头痛	4
4	不寐	3
5	红绛舌	2
6	耳鸣	2
7	语言謇涩	1
8	心烦	1
9	下肢无力	1
10	突然昏倒	1
11	头昏	1
12	头部胀痛	1
13	神识昏蒙	1
14	面色红	1
15	口干	1
16	耳聋	1

3. 2 个症状

以 2 个症状来表达肝阳上亢的类型共有 34 种情况，详见表 5-61。

表 5-61　肝阳上亢表现为 2 个症状的情况

序号	症状及组合	频数 / 次
1	口干，弦脉	4
2	红绛舌，弦脉	3
3	不寐，弦脉	3
4	目眩，头晕	2
5	目昏，头晕	2
6	不寐，头痛	2
7	头晕，语言謇涩	1
8	弦脉，有力脉	1
9	头痛，心悸	1
10	恶心，心悸	1
11	不寐，心悸	1
12	弦脉，心烦	1
13	头痛，心烦	1
14	头晕，弦脉	1

序号	症状及组合	频数/次
15	手麻，弦脉	1
16	目赤，弦脉	1
17	黄苔，弦脉	1
18	头晕，下肢无力	1
19	手麻，头晕	1
20	神识昏蒙，头晕	1
21	耳鸣，头晕	1
22	恶心，头晕	1
23	红绛舌，头痛	1
24	肥胖，头痛	1
25	耳鸣，头痛	1
26	耳聋，头痛	1
27	不寐，四肢麻木	1
28	面色潮红，神识昏蒙	1
29	红绛舌，口干	1
30	不寐，黄苔	1
31	多梦，红绛舌	1
32	不寐，红绛舌	1
33	耳聋，耳鸣	1
34	不寐，恶心	1

4. 3个症状

以3个症状来表达肝阳上亢的类型共有37种情况，详见表5-62。

表5-62　肝阳上亢表现为3个症状的情况

序号	症状及组合	频数/次
1	头晕，弦脉，心悸	2
2	口干，头晕，弦脉	2
3	恶心，目眩，头晕	2
4	头部胀痛，头晕，语言謇涩	1
5	红绛舌，面色潮红，语言謇涩	1
6	红绛舌，弦脉，有力脉	1
7	黄苔，神识昏蒙，有力脉	1
8	红绛舌，口干，咽干	1
9	目眩，弦脉，心悸	1
10	红绛舌，头晕，心悸	1

序号	症状及组合	频数／次
11	恶心，头晕，心悸	1
12	不寐，头晕，心悸	1
13	不寐，弦脉，心烦	1
14	不寐，头晕，心烦	1
15	不寐，目赤，心烦	1
16	头痛，头晕，弦脉	1
17	恶心，头晕，弦脉	1
18	口干，目昏，弦脉	1
19	耳鸣，黄苔，弦脉	1
20	目昏，头昏，下肢无力	1
21	恶心，口干，下肢无力	1
22	目眩，头晕，突然昏倒	1
23	红绛舌，四肢麻木，突然昏倒	1
24	目昏，头痛，头晕	1
25	红绛舌，头痛，头晕	1
26	不寐，头痛，头晕	1
27	耳鸣，目眩，头晕	1
28	不寐，目眩，头晕	1
29	不寐，面色红，头晕	1
30	红绛舌，口苦，头晕	1
31	多梦，急躁易怒，头晕	1
32	多梦，黄苔，头晕	1
33	耳聋，头昏，头痛	1
34	多梦，神识昏蒙，头痛	1
35	红绛舌，黄苔，头昏	1
36	红绛舌，黄苔，神识昏蒙	1
37	不寐，红绛舌，急躁易怒	1

5. 4个症状

以4个症状来表达肝阳上亢的类型共有45种情况，详见表5-63。

表5-63　肝阳上亢表现为4个症状的情况

序号	症状及组合	频数／次
1	黄苔，弦脉，心烦，躁动不安	1
2	红绛舌，四肢麻木，心烦，躁动不安	1
3	不寐，面色红，心烦，躁动不安	1
4	红绛舌，黄苔，神识昏蒙，躁动不安	1

序号	症状及组合	频数/次
5	红绛舌，头晕，弦脉，语言謇涩	1
6	红绛舌，口干，头痛，语言謇涩	1
7	面色红，突然昏倒，弦脉，有力脉	1
8	不寐，目赤，弦脉，有力脉	1
9	急躁易怒，口干，心烦，咽干	1
10	不寐，恶心，头晕，咽干	1
11	目眩，头晕，心烦，心悸	1
12	红绛舌，口苦，弦脉，心悸	1
13	头痛，头晕，突然昏倒，心悸	1
14	耳鸣，四肢麻木，头晕，心悸	1
15	不寐，目眩，头晕，心悸	1
16	不寐，面色红，头晕，心悸	1
17	多梦，红绛舌，头晕，心悸	1
18	不寐，耳鸣，头晕，心悸	1
19	耳鸣，健忘，头痛，心悸	1
20	红绛舌，头部胀痛，头昏，心烦	1
21	不寐，头痛，下肢无力，弦脉	1
22	口角喎斜，神识昏蒙，突然昏倒，弦脉	1
23	目眩，头痛，头晕，弦脉	1
24	不寐，头痛，头晕，弦脉	1
25	目眩，四肢麻木，头晕，弦脉	1
26	红绛舌，目昏，头晕，弦脉	1
27	不寐，头昏，头痛，弦脉	1
28	红绛舌，神识昏蒙，头痛，弦脉	1
29	口角歪斜，面色潮红，神识昏蒙，弦脉	1
30	红绛舌，黄苔，口角喎斜，弦脉	1
31	目眩，头痛，头晕，突然昏倒	1
32	不寐，红绛舌，头痛，头晕	1
33	不寐，多梦，头痛，头晕	1
34	不寐，手麻，头昏，头晕	1
35	红绛舌，神识昏蒙，头部胀痛，头晕	1
36	红绛舌，目眩，头部胀痛，头晕	1
37	红绛舌，黄苔，手麻，头晕	1
38	黄苔，口角歪斜，目眩，头晕	1
39	肥胖，红绛舌，面色潮红，头晕	1
40	恶心，耳鸣，面色潮红，头晕	1

中医『单元证』辨证研究

序号	症状及组合	频数 / 次
41	不寐，多梦，急躁易怒，头晕	1
42	耳鸣，红绛舌，黄苔，头晕	1
43	恶心，红绛舌，黄苔，头晕	1
44	红绛舌，黄苔，目酸胀，头部胀痛	1
45	肥胖，红绛舌，黄苔，神识昏蒙	1

6. 5 个症状

以 5 个症状来表达肝阳上亢的类型共有 27 种情况，详见表 5-64。

表 5-64　肝阳上亢表现为 5 个症状的情况

序号	症状及组合	频数 / 次
1	目昏，头晕，心烦，心悸，躁动不安	1
2	不寐，红绛舌，头部胀痛，心烦，躁动不安	1
3	不寐，黄苔，急躁易怒，弦脉，躁动不安	1
4	红绛舌，头晕，突然昏倒，心烦，语言謇涩	1
5	红绛舌，面色潮红，头痛，头晕，语言謇涩	1
6	口角㖞斜，头晕，突然昏倒，弦脉，有力脉	1
7	红绛舌，口苦，头晕，弦脉，有力脉	1
8	不寐，头痛，头晕，弦脉，心悸	1
9	黄苔，头部胀痛，头晕，弦脉，心悸	1
10	不寐，目眩，头晕，弦脉，心悸	1
11	黄苔，口干，头晕，弦脉，心悸	1
12	黄苔，口苦，头晕，突然昏倒，心悸	1
13	不寐，目眩，头痛，头晕，心悸	1
14	恶心，耳鸣，目眩，头晕，心悸	1
15	不寐，目眩，神识昏蒙，头晕，心烦	1
16	红绛舌，急躁易怒，头痛，头晕，弦脉	1
17	不寐，口干，目昏，头晕，弦脉	1
18	红绛舌，目昏，目眩，头晕，下肢无力	1
19	红绛舌，黄苔，面色红，神识昏蒙，突然昏倒	1
20	不寐，恶心，黄苔，头昏，头胀	1
21	肥胖，红绛舌，口干，头痛，头晕	1
22	不寐，多梦，黄苔，头痛，头晕	1
23	不寐，红绛舌，目昏，四肢麻木，头晕	1
24	恶心，口角㖞斜，口苦，目眩，头晕	1
25	红绛舌，黄苔，急躁易怒，目眩，头晕	1
26	急躁易怒，面色红，目赤，头昏，头痛	1
27	肥胖，红绛舌，黄苔，急躁易怒，面色红	1

7. 6 个症状

以 6 个症状来表达肝阳上亢的类型共有 35 种情况，详见表 5-65。

表 5-65　肝阳上亢表现为 6 个症状的情况

序号	症状及组合	频数 / 次
1	不寐，红绛舌，口苦，心烦，咽干，躁动不安	1
2	不寐，红绛舌，黄苔，头胀，心烦，躁动不安	1
3	急躁易怒，头晕，弦脉，心烦，有力脉，语言謇涩	1
4	目眩，神识昏蒙，四肢麻木，头晕，弦脉，语言謇涩	1
5	红绛舌，黄苔，口干，口苦，弦脉，语言謇涩	1
6	黄苔，手麻，头痛，头晕，突然昏倒，语言謇涩	1
7	不寐，目眩，四肢麻木，头痛，头晕，语言謇涩	1
8	耳鸣，口苦，目眩，头晕，下肢无力，咽干	1
9	红绛舌，黄苔，急躁易怒，口角歪斜，头晕，咽干	1
10	不寐，红绛舌，头痛，头晕，弦脉，心悸	1
11	红绛舌，黄苔，口干，头晕，弦脉，心悸	1
12	不寐，红绛舌，口干，头晕，弦脉，心悸	1
13	不寐，红绛舌，口干，手麻，下肢无力，心悸	1
14	不寐，多梦，恶心，头部胀痛，头晕，心悸	1
15	多梦，耳鸣，红绛舌，目眩，头晕，心悸	1
16	不寐，多梦，耳鸣，目酸胀，头晕，心悸	1
17	红绛舌，口苦，目眩，头痛，头晕，心烦	1
18	红绛舌，急躁易怒，目眩，头痛，头晕，心烦	1
19	不寐，红绛舌，黄苔，头痛，头晕，心烦	1
20	恶心，红绛舌，急躁易怒，头昏，头晕，心烦	1
21	红绛舌，口干，面色潮红，目眩，头晕，心烦	1
22	不寐，耳鸣，红绛舌，黄苔，头晕，心烦	1
23	不寐，黄苔，口干，头昏，头晕，弦脉	1
24	红绛舌，目赤，目眩，头部胀痛，头晕，弦脉	1
25	恶心，耳鸣，目酸胀，目眩，头晕，弦脉	1
26	肥胖，红绛舌，黄苔，目眩，头晕，弦脉	1
27	恶心，耳鸣，口干，口苦，头晕，弦脉	1
28	不寐，多梦，红绛舌，口干，口苦，弦脉	1
29	不寐，红绛舌，口苦，目昏，头痛，头晕	1
30	黄苔，面色红，目赤，四肢麻木，头昏，头晕	1
31	多梦，耳聋，耳鸣，目眩，头部胀痛，头晕	1
32	不寐，耳鸣，红绛舌，黄苔，手麻，头晕	1
33	不寐，红绛舌，口干，面色红，目眩，头晕	1
34	不寐，耳鸣，红绛舌，黄苔，目眩，头晕	1
35	恶心，耳鸣，口干，口苦，头昏，头痛	1

中医「单元证」辨证研究

8. 7个症状

以 7 个症状来表达肝阳上亢的类型共有 31 种情况，详见表 5-66。

表 5-66　肝阳上亢表现为 7 个症状的情况

序号	症状及组合	频数/次
1	不寐，多梦，头痛，头晕，心烦，心悸，躁动不安	1
2	不寐，健忘，头部胀痛，头昏，心烦，心悸，躁动不安	1
3	不寐，红绛舌，目昏，目眩，头晕，心烦，躁动不安	1
4	红绛舌，急躁易怒，口苦，目赤，头部胀痛，心烦，躁动不安	1
5	肥胖，目眩，头昏，下肢无力，弦脉，心悸，语言謇涩	1
6	耳鸣，红绛舌，目眩，头晕，突然昏倒，弦脉，有力脉	1
7	红绛舌，黄苔，目赤，四肢麻木，头昏，弦脉，有力脉	1
8	不寐，多梦，黄苔，头部胀痛，头晕，心悸，咽干	1
9	不寐，多梦，红绛舌，口苦，面色红，心烦，咽干	1
10	不寐，红绛舌，黄苔，口干，目昏，头晕，咽干	1
11	不寐，耳鸣，急躁易怒，口干，头昏，心烦，心悸	1
12	不寐，红绛舌，目眩，头痛，头晕，弦脉，心悸	1
13	不寐，恶心，耳鸣，目眩，头晕，弦脉，心悸	1
14	不寐，耳鸣，黄苔，口干，头晕，弦脉，心悸	1
15	不寐，红绛舌，目昏，四肢麻木，头痛，头晕，心悸	1
16	不寐，多梦，肥胖，急躁易怒，目眩，头晕，心悸	1
17	恶心，耳鸣，急躁易怒，目眩，头晕，突然昏倒，心烦	1
18	不寐，红绛舌，黄苔，目眩，头部胀痛，头晕，心烦	1
19	恶心，耳鸣，急躁易怒，目昏，目眩，头晕，心烦	1
20	多梦，红绛舌，面色红，目赤，目眩，头晕，心烦	1
21	不寐，恶心，红绛舌，黄苔，目酸胀，头痛，心烦	1
22	红绛舌，口干，目昏，目酸胀，头部胀痛，头昏，弦脉	1
23	恶心，耳鸣，目赤，目昏，目眩，头昏，弦脉	1
24	不寐，多梦，红绛舌，黄苔，头痛，头晕，下肢无力	1
25	肥胖，黄苔，口苦，面色红，目昏，头晕，头胀	1
26	多梦，黄苔，口苦，面色红，手麻，头痛，头胀	1
27	不寐，耳鸣，肥胖，目昏，目酸胀，头痛，头晕	1
28	不寐，耳鸣，红绛舌，黄苔，口干，头昏，头晕	1
29	不寐，耳鸣，黄苔，口苦，目眩，手麻，头晕	1
30	口干，口苦，面色潮红，目眩，头部胀痛，头昏，头痛	1
31	不寐，多梦，耳鸣，红绛舌，急躁易怒，面色潮红，头部胀痛	1

9. 8个症状

以 8 个症状来表达肝阳上亢的类型共有 24 种情况，详见表 5-67。

表 5-67　肝阳上亢表现为 8 个症状的情况

序号	症状及组合	频数 / 次
1	不寐，黄苔，目眩，头晕，弦脉，心烦，有力脉，躁动不安	1
2	不寐，红绛舌，口苦，面色红，头痛，心烦，咽干，躁动不安	1
3	不寐，红绛舌，目眩，头晕，弦脉，心烦，心悸，躁动不安	1
4	不寐，耳鸣，急躁易怒，目眩，头晕，心烦，心悸，躁动不安	1
5	不寐，耳鸣，红绛舌，头痛，头晕，头胀，心烦，躁动不安	1
6	恶心，耳鸣，手麻，四肢麻木，头痛，头晕，心烦，躁动不安	1
7	不寐，红绛舌，急躁易怒，面色潮红，目眩，头晕，心烦，躁动不安	1
8	不寐，红绛舌，黄苔，口干，目眩，头晕，心烦，躁动不安	1
9	恶心，红绛舌，黄苔，口干，口角歪斜，突然昏倒，心烦，语言謇涩	1
10	红绛舌，黄苔，神识昏蒙，头痛，头晕，弦脉，心悸，有力脉	1
11	多梦，耳鸣，红绛舌，目眩，四肢麻木，头晕，弦脉，有力脉	1
12	不寐，红绛舌，口苦，头部胀痛，头晕，心烦，心悸，咽干	1
13	不寐，恶心，耳鸣，红绛舌，黄苔，头晕，心烦，心悸	1
14	不寐，耳鸣，红绛舌，口干，口苦，头晕，弦脉，心悸	1
15	不寐，耳鸣，红绛舌，黄苔，目眩，头晕，突然昏倒，心悸	1
16	不寐，黄苔，健忘，口干，头痛，头晕，弦脉，心烦	1
17	多梦，恶心，耳鸣，红绛舌，急躁易怒，目昏，头痛，心烦	1
18	不寐，多梦，耳聋，目昏，目酸胀，头昏，头胀，弦脉	1
19	恶心，耳鸣，红绛舌，急躁易怒，目酸胀，头部胀痛，头晕，弦脉	1
20	耳聋，耳鸣，健忘，目酸胀，目眩，神识昏蒙，头晕，弦脉	1
21	不寐，恶心，红绛舌，黄苔，口干，目眩，头晕，弦脉	1
22	不寐，多梦，红绛舌，目昏，目酸胀，目眩，头痛，头晕	1
23	不寐，恶心，耳鸣，红绛舌，口干，目昏，头痛，头晕	1
24	不寐，恶心，红绛舌，黄苔，健忘，目眩，头部胀痛，头晕	1

10. 9个症状

以 9 个症状来表达肝阳上亢的类型共有 15 种情况，详见表 5-68。

表 5-68　肝阳上亢表现为 9 个症状的情况

序号	症状及组合	频数 / 次
1	耳鸣，急躁易怒，面色潮红，目昏，四肢麻木，头晕，心烦，语言謇涩，躁动不安	1
2	不寐，多梦，口干，头痛，头晕，心烦，心悸，咽干，躁动不安	1
3	不寐，耳鸣，红绛舌，黄苔，头部胀痛，头晕，心烦，心悸，躁动不安	1
4	不寐，多梦，耳鸣，红绛舌，健忘，头晕，心烦，心悸，躁动不安	1
5	口干，口角歪斜，面色潮红，目赤，神识昏蒙，头晕，突然昏倒，弦脉，有力脉	1
6	耳鸣，红绛舌，急躁易怒，口苦，目眩，头痛，头晕，心烦，咽干	1
7	不寐，肥胖，红绛舌，健忘，目眩，头痛，头晕，心烦，心悸	1
8	肥胖，红绛舌，黄苔，口干，面色红，头晕，头胀，弦脉，心悸	1
9	不寐，耳鸣，红绛舌，黄苔，口干，目酸胀，目昏，头胀，心悸	1
10	不寐，多梦，红绛舌，急躁易怒，目眩，头部胀痛，头晕，弦脉，心烦	1
11	不寐，耳鸣，红绛舌，口干，口苦，头昏，头痛，下肢无力，心烦	1
12	不寐，多梦，恶心，红绛舌，黄苔，健忘，头部胀痛，头晕，心烦	1
13	不寐，多梦，红绛舌，黄苔，急躁易怒，口苦，目眩，头晕，心烦	1
14	恶心，红绛舌，黄苔，急躁易怒，口角歪斜，口苦，面色红，目赤，突然昏倒	1
15	不寐，多梦，耳鸣，红绛舌，黄苔，急躁易怒，口苦，目眩，头晕	1

11. 10 个症状

以 10 个症状来表达肝阳上亢的类型共有 11 种情况，详见表 5-69。

表 5-69　肝阳上亢表现为 10 个症状的情况

序号	症状及组合	频数 / 次
1	不寐，红绛舌，口干，目眩，头晕，弦脉，心烦，心悸，有力脉，躁动不安	1
2	不寐，多梦，口干，四肢麻木，头痛，头晕，弦脉，心烦，咽干，躁动不安	1
3	不寐，恶心，黄苔，急躁易怒，口干，头痛，头晕，心烦，咽干，躁动不安	1
4	多梦，恶心，耳鸣，红绛舌，口苦，目眩，头晕，心烦，咽干，躁动不安	1
5	耳鸣，黄苔，急躁易怒，口苦，头部胀痛，头晕，弦脉，心烦，咽干，有力脉	1

序号	症状及组合	频数/次
6	不寐，红绛舌，急躁易怒，面色红，头痛，头晕，头胀，弦脉，心烦，咽干	1
7	不寐，红绛舌，急躁易怒，口干，面色潮红，头部胀痛，头晕，弦脉，心烦，咽干	1
8	不寐，多梦，耳聋，耳鸣，红绛舌，急躁易怒，目眩，头痛，头晕，心烦	1
9	不寐，多梦，肥胖，红绛舌，口苦，面色红，四肢麻木，头痛，头晕，弦脉	1
10	不寐，多梦，恶心，耳聋，红绛舌，口干，口苦，头痛，头晕，弦脉	1
11	多梦，耳鸣，黄苔，急躁易怒，口苦，面色潮红，目眩，头部胀痛，头晕，弦脉	1

12. 11个症状

以11个症状来表达肝阳上亢的类型共有3种情况，详见表5-70。

表5-70　肝阳上亢表现为11个症状的情况

序号	症状及组合	频数/次
1	不寐，黄苔，急躁易怒，口苦，面色红，目赤，目酸胀，弦脉，心烦，咽干，躁动不安	1
2	不寐，耳聋，耳鸣，红绛舌，急躁易怒，健忘，头晕，下肢无力，弦脉，心烦，躁动不安	1
3	不寐，耳鸣，红绛舌，健忘，口干，口苦，四肢麻木，头痛，头晕，弦脉，心烦	1

13. 12个症状

以12个症状来表达肝阳上亢的类型共有1种情况，详见表5-71。

表5-71　肝阳上亢表现为12个症状的情况

序号	症状及组合	频数/次
1	不寐，多梦，恶心，耳聋，耳鸣，红绛舌，急躁易怒，口干，目眩，头晕，头胀，咽干	1

14. 14个症状

以14个症状来表达肝阳上亢的类型共有1种情况，详见表5-72。

中医『单元证』辨证研究

表 5-72　肝阳上亢表现为 14 个症状的情况

序号	症状及组合	频数 / 次
1	不寐，多梦，红绛舌，急躁易怒，口干，面色红，头痛，头晕，头胀，下肢无力，弦脉，心烦，咽干，躁动不安	1

七、胆火证

胆火证在中医历代医案数据库中共呈现出了 2 种生命状态，具体如下。

1. 无症状

没有典型症状来表达胆火的情况共出现 52 次。

2. 1 个症状

以 1 个症状来表达胆火的类型共有 1 种情况，详见表 5-73。

表 5-73　胆火证表现为 1 个症状的情况

序号	症状及组合	频数 / 次
1	鼻流浊涕	11

八、肝胆湿热证

肝胆湿热证在中医历代医案数据库[1]中共呈现出了 109 种生命状态，具体如下。

1. 无症状

没有典型症状来表达肝胆湿热的情况共出现 4 次。

2. 1 个症状

以 1 个症状来表达肝胆湿热的类型共有 3 种情况，详见表 5-74。

表 5-74　肝胆湿热表现为 1 个症状的情况

序号	症状及组合	频数 / 次
1	弦脉	1
2	尿黄赤	1
3	红绛舌	1

3. 2个症状

以2个症状来表达肝胆湿热的类型共有10种情况，详见表5-75。

表5-75　肝胆湿热表现为2个症状的情况

序号	症状及组合	频数/次
1	红绛舌，黄苔	2
2	尿黄赤，胁痛	1
3	皮肤色黄，弦脉	1
4	口苦，弦脉	1
5	腹胀，尿黄赤	1
6	白睛黄染，尿黄赤	1
7	红绛舌，急躁易怒	1
8	腹胀，红绛舌	1
9	恶心，红绛舌	1
10	大便次数少，恶心	1

4. 3个症状

以3个症状来表达肝胆湿热的类型共有12种情况，详见表5-76。

表5-76　肝胆湿热表现为3个症状的情况

序号	症状及组合	频数/次
1	红绛舌，口苦，尿黄赤	2
2	黏腻苔，弦脉，胁痛	1
3	黄苔，弦脉，胁痛	1
4	黄苔，口干，弦脉	1
5	白睛黄染，尿黄赤，皮肤色黄	1
6	白睛黄染，黏腻苔，尿黄赤	1
7	急躁易怒，口苦，尿黄赤	1
8	急躁易怒，口干，尿黄赤	1
9	便干，红绛舌，尿黄赤	1
10	白睛黄染，红绛舌，尿黄赤	1
11	红绛舌，黄苔，黏腻苔	1
12	白睛黄染，大便次数少，恶心	1

5. 4个症状

以4个症状来表达肝胆湿热的类型共有20种情况，详见表5-77。

表 5-77　肝胆湿热表现为 4 个症状的情况

序号	症状及组合	频数／次
1	红绛舌，口苦，尿黄赤，食少	2
2	恶心，口干，口苦，厌食	1
3	腹胀，红绛舌，食少，胁痛	1
4	红绛舌，尿黄赤，皮肤色黄，胁痛	1
5	恶心，腹胀，尿黄赤，胁痛	1
6	口干，口苦，黏腻苔，胁痛	1
7	恶心，黄苔，呕吐，弦脉	1
8	红绛舌，黄苔，黏腻苔，弦脉	1
9	便干，红绛舌，黄苔，弦脉	1
10	白睛黄染，尿黄赤，皮肤色黄，食少	1
11	口干，口苦，尿黄赤，食少	1
12	便干，黄苔，黏腻苔，食少	1
13	白睛黄染，腹胀，尿黄赤，皮肤色黄	1
14	白睛黄染，红绛舌，面色黄，皮肤色黄	1
15	大便次数少，恶心，口苦，呕吐	1
16	白睛黄染，口干，口苦，尿黄赤	1
17	红绛舌，急躁易怒，口苦，尿黄赤	1
18	便干，红绛舌，口干，尿黄赤	1
19	白睛黄染，厚苔，黄苔，尿黄赤	1
20	大便次数少，红绛舌，黄苔，尿黄赤	1

6. 5 个症状

以 5 个症状来表达肝胆湿热的类型共有 23 种情况，详见表 5-78。

表 5-78　肝胆湿热表现为 5 个症状的情况

序号	症状及组合	频数／次
1	腹胀，面色黄，黏腻苔，皮肤色黄，厌食	1
2	恶心，口苦，尿黄赤，呕吐，厌食	1
3	白睛黄染，恶心，黄苔，尿黄赤，厌食	1
4	厚苔，黄苔，口苦，黏腻苔，厌食	1
5	红绛舌，黄苔，口苦，黏腻苔，厌食	1
6	恶心，黄苔，口苦，黏腻苔，厌食	1
7	尿黄赤，呕吐，食少，弦脉，胁痛	1
8	白睛黄染，黏腻苔，尿黄赤，弦脉，胁痛	1
9	红绛舌，口干，口苦，食少，胁痛	1
10	恶心，黄苔，黏腻苔，呕吐，胁痛	1

序号	症状及组合	频数/次
11	红绛舌，黄苔，口苦，尿黄赤，弦脉	1
12	白睛黄染，面色黄，尿黄赤，皮肤色黄，食少	1
13	白睛黄染，腹胀，尿黄赤，皮肤色黄，食少	1
14	白睛黄染，恶心，腹胀，皮肤色黄，食少	1
15	白睛黄染，红绛舌，面色黄，尿黄赤，食少	1
16	白睛黄染，便干，恶心，尿黄赤，食少	1
17	白睛黄染，黄苔，黏腻苔，尿黄赤，皮肤色黄	1
18	白睛黄染，口干，口苦，尿黄赤，皮肤色黄	1
19	白睛黄染，大便次数少，腹胀，黄苔，皮肤色黄	1
20	恶心，红绛舌，黄苔，黏腻苔，呕吐	1
21	便干，红绛舌，急躁易怒，口苦，尿黄赤	1
22	便干，红绛舌，急躁易怒，口干，尿黄赤	1
23	白睛黄染，便干，腹胀，口干，面色黄	1

7. 6个症状

以6个症状来表达肝胆湿热的类型共有8种情况，详见表5-79。

表5-79　肝胆湿热表现为6个症状的情况

序号	症状及组合	频数/次
1	白睛黄染，大便次数少，口干，弦脉，胁痛，厌食	1
2	白睛黄染，黄苔，尿黄赤，呕吐，弦脉，厌食	1
3	白睛黄染，厚苔，黄苔，面色黄，皮肤色黄，厌食	1
4	白睛黄染，恶心，黄苔，口苦，黏腻苔，厌食	1
5	恶心，红绛舌，厚苔，黄苔，面色黄，厌食	1
6	便干，大便次数少，大便艰难，急躁易怒，口苦，食少	1
7	白睛黄染，黄苔，口苦，黏腻苔，尿黄赤，呕吐	1
8	便干，大便次数少，大便艰难，红绛舌，黄苔，黏腻苔	1

8. 7个症状

以7个症状来表达肝胆湿热的类型共有11种情况，详见表5-80。

表5-80　肝胆湿热表现为7个症状的情况

序号	症状及组合	频数/次
1	白睛黄染，恶心，尿黄赤，呕吐，皮肤色黄，胁痛，厌食	1
2	白睛黄染，便干，黄苔，尿黄赤，皮肤色黄，弦脉，厌食	1
3	红绛舌，黄苔，口苦，黏腻苔，尿黄赤，弦脉，厌食	1

序号	症状及组合	频数/次
4	白睛黄染，黄苔，口苦，黏腻苔，尿黄赤，弦脉，厌食	1
5	恶心，腹胀，红绛舌，黄苔，黏腻苔，呕吐，厌食	1
6	白睛黄染，黄苔，口苦，面色黄，黏腻苔，尿黄赤，厌食	1
7	便干，腹胀，红绛舌，厚苔，口苦，尿黄赤，厌食	1
8	便干，大便艰难，红绛舌，口干，黏腻苔，食少，胁痛	1
9	便干，恶心，口干，黏腻苔，尿黄赤，呕吐，食少	1
10	白睛黄染，便干，大便次数少，大便艰难，恶心，面色黄，呕吐	1
11	厚苔，黄苔，急躁易怒，口干，口苦，黏腻苔，尿黄赤	1

9. 8 个症状

以 8 个症状来表达肝胆湿热的类型共有 9 种情况，详见表 5-81。

表 5-81　肝胆湿热表现为 8 个症状的情况

序号	症状及组合	频数/次
1	白睛黄染，便干，恶心，口苦，尿黄赤，呕吐，皮肤色黄，厌食	1
2	白睛黄染，红绛舌，口干，口苦，面色黄，尿黄赤，皮肤色黄，厌食	1
3	恶心，红绛舌，厚苔，口干，面色黄，尿黄赤，皮肤色黄，厌食	1
4	便干，大便次数少，大便艰难，黄苔，口苦，黏腻苔，尿黄赤，厌食	1
5	白睛黄染，恶心，尿黄赤，呕吐，皮肤色黄，食少，弦脉，胁痛	1
6	白睛黄染，红绛舌，黄苔，黏腻苔，尿黄赤，呕吐，皮肤色黄，胁痛	1
7	便干，红绛舌，黄苔，急躁易怒，口干，口苦，尿黄赤，弦脉	1
8	便干，大便艰难，腹胀，红绛舌，黄苔，口苦，黏腻苔，食少	1
9	便干，恶心，红绛舌，黄苔，口干，口苦，黏腻苔，尿黄赤	1

10. 9 个症状

以 9 个症状来表达肝胆湿热的类型共有 6 种情况，详见表 5-82。

表 5-82　肝胆湿热表现为 9 个症状的情况

序号	症状及组合	频数/次
1	白睛黄染，便干，恶心，红绛舌，黄苔，黏腻苔，尿黄赤，弦脉，厌食	1
2	白睛黄染，大便艰难，腹胀，厚苔，黄苔，黏腻苔，尿黄赤，皮肤色黄，厌食	1
3	便干，恶心，红绛舌，黄苔，口苦，尿黄赤，食少，弦脉，胁痛	1

179

第五章　肝系统单元证的临床表现形式

序号	症状及组合	频数/次
4	白睛黄染，腹胀，厚苔，口干，口苦，尿黄赤，皮肤色黄，弦脉，胁痛	1
5	大便次数少，恶心，厚苔，黄苔，黏腻苔，尿黄赤，呕吐，食少，弦脉	1
6	恶心，红绛舌，厚苔，黄苔，口干，口苦，面色黄，黏腻苔，食少	1

11. 10 个症状

以 10 个症状来表达肝胆湿热的类型共有 3 种情况，详见表 5-83。

表 5-83　肝胆湿热表现为 10 个症状的情况

序号	症状及组合	频数/次
1	便干，大便次数少，大便艰难，腹胀，红绛舌，黄苔，口苦，尿黄赤，弦脉，胁痛	1
2	便干，大便次数少，大便艰难，红绛舌，黄苔，急躁易怒，口苦，黏腻苔，食少，弦脉	1
3	白睛黄染，便干，大便次数少，大便艰难，红绛舌，口干，口苦，尿黄赤，皮肤色黄，食少	1

12. 11 个症状

以 11 个症状来表达肝胆湿热的类型共有 1 种情况，详见表 5-84。

表 5-84　肝胆湿热表现为 11 个症状的情况

序号	症状及组合	频数/次
1	白睛黄染，腹胀，红绛舌，厚苔，黄苔，急躁易怒，口干，口苦，黏腻苔，尿黄赤，厌食	1

13. 12 个症状

以 12 个症状来表达肝胆湿热的类型共有 1 种情况，详见表 5-85。

表 5-85　肝胆湿热表现为 12 个症状的情况

序号	症状及组合	频数/次
1	白睛黄染，便干，大便次数少，大便艰难，恶心，腹胀，黄苔，口苦，黏腻苔，尿黄赤，皮肤色黄，厌食	1

中医「单元证」辨证研究

14. 14个症状

以14个症状来表达肝胆湿热的类型共有1种情况，详见表5-86。

表5-86　肝胆湿热表现为14个症状的情况

序号	症状及组合	频数/次
1	白睛黄染，便干，大便次数少，大便艰难，恶心，红绛舌，厚苔，黄苔，口干，口苦，黏腻苔，尿黄赤，皮肤色黄，厌食	1

参考文献

[1] 张启明，王永炎，张志斌，等.中医历代医案数据库的建立与统计方法［J］.山东中医药大学学报，2005, 29(4)：298-299.

第六章

脾系统单元证的临床表现形式

一、脾气虚（脾不统血／脾气下陷）证

（一）脾气虚证

脾气虚证在中医历代医案数据库[1]中共呈现出了165种生命状态，具体如下。

1. 无症状

没有典型症状来表达脾气虚的情况共出现32次。

2. 1个症状

以1个症状来表达脾气虚的类型共有16种情况，详见表6-1。

表6-1 脾气虚表现为1个症状的情况

序号	症状及组合	频数／次
1	白苔	5
2	大便稀	4
3	厌食	3
4	乏力	3
5	消瘦	2
6	四肢无力	2
7	缓脉	2
8	大便次数多	2

序号	症状及组合	频数/次
9	胃脘胀痛	1
10	神疲	1
11	胖大舌	1
12	面色无华	1
13	面色黄	1
14	口淡乏味	1
15	沉脉	1
16	薄苔	1

3. 2个症状

以2个症状来表达脾气虚的类型共有24种情况,详见表6-2。

表6-2 脾气虚表现为2个症状的情况

序号	症状及组合	频数/次
1	大便次数多,大便稀	9
2	淡白舌,乏力	2
3	薄苔,带下量多	2
4	白苔,沉脉	2
5	白苔,薄苔	2
6	淡红舌,厌食	1
7	白苔,厌食	1
8	淡红舌,胃脘胀痛	1
9	大便稀,胃脘胀痛	1
10	乏力,神疲	1
11	淡白舌,神疲	1
12	淡白舌,面色无华	1
13	沉脉,面色无华	1
14	沉脉,面部浮肿	1
15	薄苔,面部浮肿	1
16	白苔,面部浮肿	1
17	淡白舌,缓脉	1
18	大便稀,乏力	1
19	白苔,乏力	1
20	白苔,淡红舌	1
21	带下量多,淡白舌	1

序号	症状及组合	频数/次
22	白苔，带下量多	1
23	白苔，大便稀	1
24	薄苔，沉脉	1

4. 3个症状

以3个症状来表达脾气虚的类型共有33种情况，详见表6-3。

表6-3 脾气虚表现为3个症状的情况

序号	症状及组合	频数/次
1	乏力，缓脉，神疲	2
2	薄苔，面色黄，面色无华	2
3	白苔，薄苔，淡白舌	2
4	淡白舌，畏寒，厌食	1
5	薄苔，胖大舌，厌食	1
6	白苔，面色黄，厌食	1
7	大便稀，面部浮肿，厌食	1
8	大便稀，乏力，厌食	1
9	乏力，畏寒，消瘦	1
10	淡白舌，神疲，消瘦	1
11	乏力，面色黄，消瘦	1
12	大便稀，淡白舌，消瘦	1
13	白苔，淡白舌，消瘦	1
14	大便次数多，大便稀，消瘦	1
15	白苔，沉脉，消瘦	1
16	白苔，薄苔，消瘦	1
17	大便次数多，大便稀，胃脘胀痛	1
18	面色黄，面色无华，神疲	1
19	大便稀，面部浮肿，神疲	1
20	乏力，口淡乏味，神疲	1
21	淡红舌，乏力，神疲	1
22	大便稀，乏力，胖大舌	1
23	沉脉，带下量多，胖大舌	1
24	乏力，口淡乏味，面色无华	1
25	大便次数多，大便稀，面色黄	1
26	白苔，薄苔，面色苍白	1
27	白苔，薄苔，面部浮肿	1

序号	症状及组合	频数/次
28	沉脉，淡白舌，乏力	1
29	白苔，淡白舌，乏力	1
30	薄苔，沉脉，乏力	1
31	白苔，带下量多，淡白舌	1
32	白苔，薄苔，带下量多	1
33	沉脉，大便次数多，大便稀	1

5. 4个症状

以4个症状来表达脾气虚的类型共有24种情况，详见表6-4。

表6-4 脾气虚表现为4个症状的情况

序号	症状及组合	频数/次
1	大便次数多，大便稀，神疲，消瘦	2
2	白苔，薄苔，沉脉，淡红舌	2
3	大便稀，胖大舌，消瘦，厌食	1
4	乏力，面色无华，消瘦，厌食	1
5	带下量多，面部浮肿，消瘦，厌食	1
6	大便稀，乏力，胃脘胀痛，厌食	1
7	白苔，四肢无力，畏寒，厌食	1
8	大便稀，乏力，神疲，厌食	1
9	白苔，薄苔，神疲，厌食	1
10	乏力，面色无华，胖大舌，厌食	1
11	乏力，面色黄，面色无华，厌食	1
12	大便稀，淡白舌，乏力，厌食	1
13	淡白舌，面色无华，胖大舌，消瘦	1
14	乏力，面色黄，面色无华，消瘦	1
15	淡白舌，乏力，面色无华，消瘦	1
16	大便稀，淡白舌，乏力，胃脘胀痛	1
17	白苔，薄苔，淡红舌，胃脘胀痛	1
18	面色黄，面色无华，神疲，四肢无力	1
19	带下量多，面色黄，神疲，四肢无力	1
20	大便次数多，乏力，胖大舌，神疲	1
21	淡白舌，乏力，面色苍白，神疲	1
22	薄苔，淡白舌，乏力，神疲	1
23	白苔，薄苔，淡红舌，胖大舌	1
24	白苔，大便次数多，大便稀，淡白舌	1

6. 5个症状

以5个症状来表达脾气虚的类型共有20种情况，详见表6-5。

表6-5　脾气虚表现为5个症状的情况

序号	症状及组合	频数／次
1	白苔，淡白舌，神疲，消瘦，厌食	1
2	大便稀，淡白舌，乏力，胃脘胀痛，厌食	1
3	大便次数多，大便稀，面色无华，神疲，厌食	1
4	淡白舌，乏力，面色苍白，神疲，厌食	1
5	白苔，淡红舌，面部浮肿，四肢无力，消瘦	1
6	白苔，沉脉，淡红舌，胖大舌，消瘦	1
7	大便次数多，大便稀，面色黄，面色无华，消瘦	1
8	白苔，薄苔，乏力，口淡乏味，消瘦	1
9	白苔，沉脉，淡白舌，乏力，消瘦	1
10	白苔，薄苔，乏力，面色苍白，畏寒	1
11	白苔，薄苔，大便稀，面部浮肿，畏寒	1
12	淡红舌，面色黄，面色无华，胖大舌，神疲	1
13	淡白舌，面色黄，面色无华，胖大舌，神疲	1
14	大便稀，淡白舌，乏力，胖大舌，神疲	1
15	白苔，大便稀，淡白舌，胖大舌，神疲	1
16	白苔，薄苔，淡白舌，口淡乏味，面色无华	1
17	白苔，大便次数多，大便稀，缓脉，面色苍白	1
18	白苔，薄苔，沉脉，淡红舌，乏力	1
19	白苔，薄苔，大便稀，淡白舌，乏力	1
20	白苔，薄苔，沉脉，带下量多，淡白舌	1

7. 6个症状

以6个症状来表达脾气虚的类型共有25种情况，详见表6-6。

表6-6　脾气虚表现为6个症状的情况

序号	症状及组合	频数／次
1	白苔，薄苔，淡红舌，面色黄，面色无华，消瘦	2
2	白苔，大便稀，面色黄，面色无华，消瘦，厌食	1
3	白苔，薄苔，淡红舌，乏力，消瘦，厌食	1
4	白苔，淡白舌，面色无华，胖大舌，神疲，厌食	1
5	白苔，淡白舌，缓脉，胖大舌，神疲，厌食	1
6	白苔，大便次数多，淡白舌，面色无华，神疲，厌食	1
7	白苔，带下量多，淡白舌，面色苍白，神疲，厌食	1

序号	症状及组合	频数/次
8	白苔，薄苔，大便次数多，乏力，神疲，厌食	1
9	白苔，薄苔，大便稀，淡白舌，乏力，厌食	1
10	白苔，大便次数多，大便稀，淡白舌，面色黄，消瘦	1
11	大便次数多，大便稀，淡白舌，乏力，面色苍白，消瘦	1
12	白苔，薄苔，大便稀，淡白舌，乏力，消瘦	1
13	淡红舌，面色黄，面色无华，神疲，四肢无力，胃脘胀痛	1
14	白苔，薄苔，淡红舌，缓脉，面色无华，胃脘胀痛	1
15	淡白舌，面部浮肿，面色无华，胖大舌，神疲，畏寒	1
16	白苔，薄苔，沉脉，淡红舌，乏力，畏寒	1
17	白苔，大便稀，淡白舌，乏力，胖大舌，四肢无力	1
18	白苔，淡白舌，乏力，面色黄，面色无华，四肢无力	1
19	白苔，大便稀，淡白舌，乏力，口淡乏味，神疲	1
20	白苔，薄苔，沉脉，乏力，缓脉，神疲	1
21	白苔，薄苔，沉脉，淡白舌，乏力，神疲	1
22	白苔，薄苔，带下量多，淡白舌，口淡乏味，胖大舌	1
23	白苔，沉脉，淡白舌，乏力，面色黄，面色无华	1
24	白苔，沉脉，大便次数多，大便稀，缓脉，面色无华	1
25	白苔，薄苔，淡白舌，乏力，缓脉，面色苍白	1

8. 7个症状

以7个症状来表达脾气虚的类型共有8种情况，详见表6-7。

表6-7 脾气虚表现为7个症状的情况

序号	症状及组合	频数/次
1	薄苔，沉脉，乏力，面色黄，面色无华，消瘦，厌食	1
2	白苔，沉脉，大便稀，淡红舌，乏力，消瘦，厌食	1
3	薄苔，淡白舌，面部浮肿，面色黄，面色无华，神疲，厌食	1
4	白苔，薄苔，淡白舌，口淡乏味，面色苍白，神疲，厌食	1
5	白苔，薄苔，大便稀，淡红舌，乏力，胖大舌，厌食	1
6	沉脉，淡白舌，乏力，缓脉，面色苍白，胖大舌，消瘦	1
7	白苔，薄苔，大便稀，淡白舌，乏力，面色无华，神疲	1
8	白苔，薄苔，大便次数多，大便稀，淡白舌，乏力，神疲	1

9. 8个症状

以8个症状来表达脾气虚的类型共有7种情况，详见表6-8。

表6-8 脾气虚表现为8个症状的情况

序号	症状及组合	频数/次
1	白苔，淡白舌，乏力，口淡乏味，面色黄，面色无华，神疲，厌食	1
2	沉脉，大便次数多，大便稀，淡红舌，乏力，面色黄，面色无华，厌食	1
3	白苔，薄苔，大便次数多，乏力，面色黄，面色无华，神疲，消瘦	1
4	白苔，薄苔，沉脉，大便次数多，大便稀，淡白舌，缓脉，畏寒	1
5	沉脉，大便稀，淡白舌，乏力，缓脉，口淡乏味，胖大舌，四肢无力	1
6	白苔，沉脉，大便稀，淡白舌，乏力，口淡乏味，胖大舌，神疲	1
7	白苔，薄苔，大便稀，乏力，口淡乏味，面部浮肿，面色无华，胖大舌	1

10. 9个症状

以9个症状来表达脾气虚的类型共有6种情况，详见表6-9。

表6-9 脾气虚表现为9个症状的情况

序号	症状及组合	频数/次
1	沉脉，大便稀，淡白舌，乏力，面色苍白，胖大舌，神疲，消瘦，厌食	1
2	白苔，大便次数多，大便稀，乏力，面色黄，面色无华，神疲，畏寒，厌食	1
3	白苔，大便稀，淡白舌，乏力，面色苍白，面色无华，胖大舌，神疲，厌食	1
4	白苔，薄苔，大便稀，淡红舌，乏力，面色黄，面色无华，神疲，厌食	1
5	白苔，薄苔，大便稀，淡白舌，乏力，缓脉，胖大舌，四肢无力，畏寒	1
6	白苔，薄苔，大便稀，淡白舌，乏力，口淡乏味，胖大舌，神疲，畏寒	1

11. 10个症状

以10个症状来表达脾气虚的类型共有1种情况，详见表6-10。

中医「单元证」辨证研究

表 6-10　脾气虚表现为 10 个症状的情况

序号	症状及组合	频数 / 次
1	白苔，薄苔，带下量多，淡白舌，乏力，面色黄，面色无华，神疲，畏寒，胃脘胀痛	1

（二）脾不统血证

脾不统血证在中医历代医案数据库[1]中共呈现出了 43 种生命状态，具体如下。

1. 无症状

没有典型症状来表达脾不统血的情况共出现 13 次。

2. 1 个症状

以 1 个症状来表达脾不统血的类型共有 9 种情况，详见表 6-11。

表 6-11　脾不统血表现为 1 个症状的情况

序号	症状及组合	频数 / 次
1	便血	14
2	白苔	4
3	月经量多	3
4	心悸	3
5	经期延长	3
6	神疲	1
7	面色无华	1
8	淡白舌	1
9	斑紫暗	1

3. 2 个症状

以 2 个症状来表达脾不统血的类型共有 10 种情况，详见表 6-12。

表 6-12　脾不统血表现为 2 个症状的情况

序号	症状及组合	频数 / 次
1	经期延长，月经量多	2
2	心悸，月经量多	1
3	神疲，月经量多	1
4	面色㿠白，心悸	1
5	便血，心悸	1

序号	症状及组合	频数 / 次
6	斑紫暗，心悸	1
7	面色无华，神疲	1
8	白苔，经期延长	1
9	白苔，便血	1
10	白苔，斑紫暗	1

4. 3个症状

以3个症状来表达脾不统血的类型共有11种情况，详见表6-13。

表6-13　脾不统血表现为3个症状的情况

序号	症状及组合	频数 / 次
1	白苔，面色无华，神疲	2
2	经期延长，神疲，心悸	1
3	白苔，神疲，心悸	1
4	淡白舌，面色无华，心悸	1
5	白苔，面色㿠白，心悸	1
6	淡白舌，面色无华，神疲	1
7	斑紫暗，面色无华，神疲	1
8	淡白舌，面色㿠白，神疲	1
9	白苔，淡白舌，神疲	1
10	白苔，淡白舌，面色㿠白	1
11	白苔，斑紫暗，淡白舌	1

5. 4个症状

以4个症状来表达脾不统血的类型共有7种情况，详见表6-14。

表6-14　脾不统血表现为4个症状的情况

序号	症状及组合	频数 / 次
1	白苔，淡白舌，面色无华，神疲	2
2	斑紫暗，神疲，心悸，月经量多	1
3	淡白舌，经期延长，心悸，月经量多	1
4	淡白舌，经期延长，面色㿠白，月经量多	1
5	白苔，斑紫暗，面色㿠白，月经量多	1
6	淡白舌，经期延长，面色无华，神疲	1
7	白苔，斑紫暗，淡白舌，面色无华	1

6. 5个症状

以5个症状来表达脾不统血的类型共有3种情况，详见表6-15。

表6-15 脾不统血表现为5个症状的情况

序号	症状及组合	频数/次
1	白苔，斑紫暗，面色㿠白，心悸，月经量多	1
2	淡白舌，经期延长，面色㿠白，神疲，月经量多	1
3	白苔，斑紫暗，淡白舌，面色㿠白，神疲	1

7. 6个症状

以6个症状来表达脾不统血的类型共有2种情况，详见表6-16。

表6-16 脾不统血表现为6个症状的情况

序号	症状及组合	频数/次
1	白苔，斑紫暗，面色无华，神疲，心悸，月经量多	1
2	白苔，斑紫暗，淡白舌，经期延长，面色㿠白，月经量多	1

（三）脾气下陷证

脾气下陷证在中医历代医案数据库[1]中共呈现出了20种生命状态，具体如下。

1. 无症状

没有典型症状来表达脾气下陷的情况共出现14次。

2. 1个症状

以1个症状来表达脾气下陷的类型共有4种情况，详见表6-17。

表6-17 脾气下陷表现为1个症状的情况

序号	症状及组合	频数/次
1	大便稀	6
2	乏力	4
3	沉脉	2
4	淡白舌	1

3. 2个症状

以2个症状来表达脾气下陷的类型共有7种情况，详见表6-18。

表6-18　脾气下陷表现为2个症状的情况

序号	症状及组合	频数/次
1	白苔，乏力	3
2	白苔，淡白舌	3
3	大便稀，乏力	2
4	大便稀，淡白舌	2
5	白苔，大便稀	2
6	淡白舌，乏力	1
7	沉脉，乏力	1

4. 3个症状

以3个症状来表达脾气下陷的类型共有5种情况，详见表6-19。

表6-19　脾气下陷表现为3个症状的情况

序号	症状及组合	频数/次
1	大便稀，淡白舌，乏力	1
2	白苔，淡白舌，乏力	1
3	沉脉，大便稀，淡白舌	1
4	白苔，沉脉，淡白舌	1
5	白苔，沉脉，大便稀	1

5. 4个症状

以4个症状来表达脾气下陷的类型共有3种情况，详见表6-20。

表6-20　脾气下陷表现为4个症状的情况

序号	症状及组合	频数/次
1	白苔，沉脉，大便稀，淡白舌	3
2	白苔，大便稀，淡白舌，乏力	1
3	白苔，沉脉，淡白舌，乏力	1

二、脾阳虚证

脾阳虚证在中医历代医案数据库[1]中共呈现出了184种生命状态，具体如下。

1. 无症状

没有典型症状来表达脾阳虚的情况共出现12次。

2. 1个症状

以1个症状来表达脾阳虚的类型共有14种情况，详见表6-21。

表6-21 脾阳虚表现为1个症状的情况

序号	症状及组合	频数/次
1	大便稀	4
2	腹胀	3
3	淡白舌	3
4	肢冷	2
5	腹痛	2
6	白苔	2
7	消瘦	1
8	细脉	1
9	脘痞	1
10	四肢无力	1
11	神疲	1
12	弱脉	1
13	滑苔	1
14	单腹胀大	1

3. 2个症状

以2个症状来表达脾阳虚的类型共有26种情况，详见表6-22。

表6-22 脾阳虚表现为2个症状的情况

序号	症状及组合	频数/次
1	面色黄，脘痞	2
2	白苔，食少	2
3	大便胶冻，淡白舌	2
4	大便胶冻，大便稀	2
5	食少，肢冷	1
6	白苔，肢冷	1
7	神疲，厌食	1
8	乏力，厌食	1
9	面部浮肿，下肢浮肿	1
10	腹胀，细脉	1
11	淡白舌，细脉	1
12	白苔，细脉	1
13	腹胀，脘痞	1

序号	症状及组合	频数/次
14	淡白舌，脘痞	1
15	濡脉，食少	1
16	大便稀，食少	1
17	肠鸣，食少	1
18	濡脉，神疲	1
19	沉脉，神疲	1
20	腹胀，面部浮肿	1
21	大便稀，腹胀	1
22	肠鸣，腹胀	1
23	白苔，淡白舌	1
24	大便稀，单腹胀大	1
25	大便次数多，大便稀	1
26	白苔，沉脉	1

4. 3个症状

以3个症状来表达脾阳虚的类型共有26种情况，详见表6-23。

表6-23 脾阳虚表现为3个症状的情况

序号	症状及组合	频数/次
1	神疲，厌食，肢冷	1
2	呕吐，神疲，肢冷	1
3	肠鸣，面部浮肿，肢冷	1
4	白苔，细脉，厌食	1
5	脘痞，畏寒，厌食	1
6	乏力，神疲，厌食	1
7	大便胶冻，神疲，厌食	1
8	大便稀，腹胀，厌食	1
9	大便稀，乏力，厌食	1
10	乏力，食少，消瘦	1
11	弱脉，神疲，消瘦	1
12	面色黄，面色无华，细脉	1
13	沉脉，腹痛，细脉	1
14	大便胶冻，大便稀，细脉	1
15	沉脉，腹胀，脘痞	1
16	大便稀，濡脉，食少	1
17	大便稀，滑苔，食少	1

中医『单元证』辨证研究

序号	症状及组合	频数 / 次
18	大便稀，腹胀，食少	1
19	白苔，乏力，食少	1
20	沉脉，大便稀，弱脉	1
21	白苔，淡白舌，呕吐	1
22	大便次数多，大便稀，呕吐	1
23	白苔，大便稀，滑苔	1
24	大便次数多，大便稀，腹胀	1
25	大便胶冻，淡白舌，腹痛	1
26	沉脉，大便次数多，大便稀	1

5. 4 个症状

以 4 个症状来表达脾阳虚的类型共有 33 种情况，详见表 6-24。

表 6-24　脾阳虚表现为 4 个症状的情况

序号	症状及组合	频数 / 次
1	白苔，沉脉，淡白舌，细脉	2
2	大便稀，淡白舌，厌食，肢冷	1
3	乏力，神疲，细脉，肢冷	1
4	淡白舌，面部浮肿，细脉，肢冷	1
5	面色无华，呕吐，四肢无力，肢冷	1
6	大便次数多，大便稀，腹胀，肢冷	1
7	大便次数多，大便稀，细脉，厌食	1
8	乏力，神疲，脘痞，厌食	1
9	面色黄，面色无华，脘痞，厌食	1
10	面色苍白，神疲，四肢无力，厌食	1
11	大便次数多，大便稀，腹胀，厌食	1
12	大便次数多，大便稀，单腹胀大，下肢浮肿	1
13	大便稀，弱脉，食少，细脉	1
14	乏力，腹痛，食少，细脉	1
15	沉脉，单腹胀大，神疲，细脉	1
16	腹痛，腹胀，濡脉，细脉	1
17	大便稀，腹痛，腹胀，细脉	1
18	乏力，腹胀，食少，畏寒	1
19	大便稀，腹痛，食少，脘痞	1
20	白苔，大便稀，食少，脘痞	1
21	大便胶冻，面色无华，神疲，食少	1

序号	症状及组合	频数/次
22	大便稀，腹胀，濡脉，食少	1
23	白苔，大便稀，濡脉，食少	1
24	白苔，乏力，腹胀，食少	1
25	大便次数多，大便稀，呕吐，神疲	1
26	大便次数多，大便稀，腹胀，神疲	1
27	大便稀，淡白舌，乏力，神疲	1
28	大便次数多，大便稀，乏力，神疲	1
29	白苔，沉脉，大便稀，神疲	1
30	肠鸣，大便稀，腹痛，呕吐	1
31	大便次数多，大便稀，面色黄，面色无华	1
32	大便稀，单腹胀大，腹胀，面色无华	1
33	大便次数多，大便稀，腹痛，面色黄	1

6. 5个症状

以 5 个症状来表达脾阳虚的类型共有 23 种情况，详见表 6-25。

表6-25　脾阳虚表现为 5 个症状的情况

序号	症状及组合	频数/次
1	淡白舌，腹胀，畏寒，厌食，肢冷	1
2	弱脉，神疲，食少，消瘦，肢冷	1
3	淡白舌，腹痛，腹胀，消瘦，肢冷	1
4	白苔，肠鸣，大便稀，细脉，肢冷	1
5	白苔，沉脉，面色无华，弱脉，肢冷	1
6	大便次数多，大便稀，腹痛，腹胀，肢冷	1
7	白苔，沉脉，神疲，下肢浮肿，厌食	1
8	淡白舌，腹胀，面部浮肿，下肢浮肿，厌食	1
9	白苔，单腹胀大，腹痛，下肢浮肿，厌食	1
10	白苔，沉脉，滑苔，脘痞，厌食	1
11	大便次数多，大便胶冻，大便稀，神疲，厌食	1
12	白苔，肠鸣，大便稀，乏力，厌食	1
13	大便稀，面色黄，面色无华，细脉，消瘦	1
14	大便次数多，大便胶冻，面色黄，四肢无力，消瘦	1
15	白苔，腹胀，面色黄，面色无华，消瘦	1
16	白苔，大便稀，腹痛，滑苔，消瘦	1
17	白苔，乏力，面部浮肿，神疲，下肢浮肿	1
18	面色苍白，呕吐，神疲，畏寒，细脉	1

序号	症状及组合	频数/次
19	淡白舌，乏力，面色黄，面色无华，细脉	1
20	白苔，淡白舌，乏力，腹痛，食少	1
21	白苔，沉脉，滑苔，面部浮肿，濡脉	1
22	白苔，大便次数多，大便稀，乏力，呕吐	1
23	大便次数多，大便稀，淡白舌，腹痛，面色苍白	1

7. 6个症状

以6个症状来表达脾阳虚的类型共有23种情况，详见表6-26。

表6-26　脾阳虚表现为6个症状的情况

序号	症状及组合	频数/次
1	白苔，滑苔，神疲，畏寒，厌食，肢冷	1
2	白苔，淡白舌，神疲，食少，细脉，肢冷	1
3	大便稀，单腹胀大，面色黄，神疲，食少，肢冷	1
4	大便稀，淡白舌，面色黄，面色无华，食少，肢冷	1
5	沉脉，淡白舌，腹痛，腹胀，食少，肢冷	1
6	白苔，面色黄，弱脉，四肢无力，消瘦，厌食	1
7	沉脉，腹胀，弱脉，四肢无力，消瘦，厌食	1
8	白苔，面部浮肿，面色黄，呕吐，细脉，厌食	1
9	乏力，面色黄，面色无华，神疲，脘痞，厌食	1
10	沉脉，腹痛，腹胀，呕吐，脘痞，厌食	1
11	大便稀，乏力，腹痛，腹胀，呕吐，厌食	1
12	白苔，大便次数多，大便稀，淡白舌，面色无华，厌食	1
13	大便次数多，大便稀，神疲，食少，下肢浮肿，消瘦	1
14	淡白舌，滑苔，弱脉，四肢无力，细脉，消瘦	1
15	白苔，沉脉，呕吐，神疲，细脉，消瘦	1
16	大便次数多，大便稀，淡白舌，腹胀，呕吐，消瘦	1
17	肠鸣，大便次数多，大便稀，腹胀，面色黄，消瘦	1
18	淡白舌，乏力，腹胀，食少，脘痞，下肢浮肿	1
19	沉脉，乏力，呕吐，神疲，食少，细脉	1
20	白苔，淡白舌，呕吐，神疲，四肢无力，畏寒	1
21	白苔，大便稀，滑苔，神疲，食少，畏寒	1
22	大便稀，淡白舌，乏力，腹痛，神疲，食少	1
23	大便稀，腹痛，面部浮肿，面色黄，濡脉，弱脉	1

8. 7个症状

以7个症状来表达脾阳虚的类型共有17种情况，详见表6-27。

表6-27　脾阳虚表现为7个症状的情况

序号	症状及组合	频数/次
1	大便次数多，大便稀，面色黄，细脉，消瘦，厌食，肢冷	1
2	白苔，大便次数多，大便稀，滑苔，畏寒，厌食，肢冷	1
3	大便次数多，大便稀，腹痛，滑苔，脘痞，厌食，肢冷	1
4	大便稀，乏力，面色黄，面色无华，神疲，畏寒，肢冷	1
5	白苔，沉脉，弱脉，神疲，四肢无力，脘痞，肢冷	1
6	沉脉，淡白舌，腹胀，呕吐，神疲，食少，肢冷	1
7	白苔，淡白舌，乏力，腹胀，面色苍白，食少，肢冷	1
8	白苔，沉脉，大便次数多，大便稀，淡白舌，面色苍白，肢冷	1
9	白苔，大便稀，淡白舌，乏力，神疲，消瘦，厌食	1
10	大便次数多，大便稀，单腹胀大，呕吐，神疲，细脉，厌食	1
11	白苔，大便稀，淡白舌，乏力，面部浮肿，畏寒，厌食	1
12	白苔，肠鸣，大便稀，淡白舌，四肢无力，脘痞，厌食	1
13	白苔，沉脉，乏力，面色苍白，神疲，食少，消瘦	1
14	沉脉，大便稀，单腹胀大，面色黄，弱脉，神疲，消瘦	1
15	白苔，大便次数多，大便稀，单腹胀大，腹胀，食少，下肢浮肿	1
16	沉脉，大便稀，淡白舌，乏力，腹痛，面色无华，细脉	1
17	白苔，沉脉，大便稀，腹胀，面色黄，食少，畏寒	1

9. 8个症状

以8个症状来表达脾阳虚的类型共有9种情况，详见表6-28。

表6-28　脾阳虚表现为8个症状的情况

序号	症状及组合	频数/次
1	白苔，大便次数多，大便稀，淡白舌，面色苍白，消瘦，厌食，肢冷	1
2	肠鸣，沉脉，大便稀，腹胀，弱脉，四肢无力，消瘦，厌食	1
3	白苔，大便稀，单腹胀大，乏力，滑苔，脘痞，下肢浮肿，厌食	1
4	白苔，肠鸣，淡白舌，乏力，滑苔，面色苍白，脘痞，厌食	1
5	白苔，大便稀，乏力，面色黄，神疲，食少，畏寒，消瘦	1
6	沉脉，大便稀，淡白舌，面色苍白，弱脉，神疲，食少，消瘦	1
7	白苔，肠鸣，大便次数多，大便胶冻，大便稀，腹痛，神疲，消瘦	1
8	白苔，肠鸣，大便次数多，大便稀，腹胀，濡脉，食少，细脉	1
9	大便胶冻，淡白舌，乏力，腹痛，面色黄，面色无华，食少，细脉	1

10. 9 个症状

以 9 个症状来表达脾阳虚的类型共有 7 种情况，详见表 6-29。

表 6-29　脾阳虚表现为 9 个症状的情况

序号	症状及组合	频数/次
1	大便稀，淡白舌，乏力，面部浮肿，神疲，畏寒，下肢浮肿，厌食，肢冷	1
2	肠鸣，大便稀，淡白舌，乏力，腹胀，面色无华，神疲，厌食，肢冷	1
3	白苔，沉脉，大便次数多，大便稀，淡白舌，面色苍白，弱脉，细脉，肢冷	1
4	肠鸣，沉脉，大便次数多，大便稀，淡白舌，呕吐，濡脉，细脉，肢冷	1
5	白苔，大便次数多，大便稀，滑苔，面色苍白，神疲，四肢无力，细脉，厌食	1
6	白苔，淡白舌，乏力，腹胀，面色黄，面色无华，神疲，细脉，消瘦	1
7	白苔，大便胶冻，大便稀，淡白舌，乏力，神疲，食少，脘痞，消瘦	1

11. 10 个症状

以 10 个症状来表达脾阳虚的类型共有 1 种情况，详见表 6-30。

表 6-30　脾阳虚表现为 10 个症状的情况

序号	症状及组合	频数/次
1	白苔，大便次数多，大便稀，淡白舌，乏力，腹痛，面色黄，面色无华，厌食，肢冷	1

12. 11 个症状

以 11 个症状来表达脾阳虚的类型共有 2 种情况，详见表 6-31。

表 6-31　脾阳虚表现为 11 个症状的情况

序号	症状及组合	频数/次
1	白苔，大便次数多，大便稀，淡白舌，乏力，腹痛，面色苍白，呕吐，脘痞，厌食，肢冷	1
2	白苔，大便次数多，大便稀，淡白舌，乏力，腹痛，面部浮肿，面色黄，面色无华，濡脉，细脉	1

13. 12 个症状

以 12 个症状来表达脾阳虚的类型共有 2 种情况，详见表 6-32。

表6-32　脾阳虚表现为12个症状的情况

序号	症状及组合	频数/次
1	白苔，大便稀，单腹胀大，淡白舌，腹痛，腹胀，面色黄，面色无华，呕吐，消瘦，厌食，肢冷	1
2	白苔，沉脉，大便稀，淡白舌，乏力，面色黄，面色无华，神疲，食少，脘痞，细脉，肢冷	1

三、湿邪困脾证

湿邪困脾证在中医历代医案数据库[1]中共呈现出了89种生命状态，具体如下。

1. 无症状

没有典型症状来表达湿邪困脾的情况共出现61次。

2. 1个症状

以1个症状来表达湿邪困脾的类型共有14种情况，详见表6-33。

表6-33　湿邪困脾表现为1个症状的情况

序号	症状及组合	频数/次
1	大便稀	10
2	厌食	5
3	口淡乏味	5
4	白苔	5
5	腹胀	4
6	带下量多	4
7	皮肤瘙痒	3
8	单腹胀大	3
9	小便量少	2
10	下肢浮肿	2
11	尿黄赤	2
12	黏腻苔	2
13	白睛黄染	2
14	面部浮肿	1

3. 2个症状

以2个症状来表达湿邪困脾的类型共有19种情况，详见表6-34。

表6-34　湿邪困脾表现为2个症状的情况

序号	症状及组合	频数/次
1	尿黄赤，小便量少	3
2	白苔，黏腻苔	3
3	白苔，带下量多	2
4	白苔，大便稀	2
5	尿黄赤，厌食	1
6	黏腻苔，厌食	1
7	厚苔，厌食	1
8	尿黄赤，下肢浮肿	1
9	尿黄赤，皮肤瘙痒	1
10	白苔，皮肤瘙痒	1
11	腹胀，尿黄赤	1
12	大便稀，黏腻苔	1
13	白苔，面部浮肿	1
14	白苔，口淡乏味	1
15	白苔，厚苔	1
16	单腹胀大，腹胀	1
17	带下量多，腹胀	1
18	白苔，腹胀	1
19	白苔，单腹胀大	1

4. 3个症状

以3个症状来表达湿邪困脾的类型共有27种情况，详见表6-35。

表6-35　湿邪困脾表现为3个症状的情况

序号	症状及组合	频数/次
1	白苔，厚苔，黏腻苔	3
2	大便稀，单腹胀大，下肢浮肿	2
3	白苔，黏腻苔，皮肤瘙痒	2
4	白苔，大便稀，黏腻苔	2
5	下肢浮肿，小便量少，厌食	1
6	单腹胀大，小便量少，厌食	1
7	尿黄赤，皮肤瘙痒，厌食	1
8	腹胀，皮肤瘙痒，厌食	1

序号	症状及组合	频数／次
9	黏腻苔，尿黄赤，厌食	1
10	腹胀，尿黄赤，厌食	1
11	白睛黄染，尿黄赤，厌食	1
12	白苔，黏腻苔，厌食	1
13	白苔，厚苔，厌食	1
14	白睛黄染，厚苔，厌食	1
15	单腹胀大，尿黄赤，小便量少	1
16	白苔，尿黄赤，小便量少	1
17	腹胀，面部浮肿，小便量少	1
18	单腹胀大，面部浮肿，下肢浮肿	1
19	大便稀，腹胀，尿黄赤	1
20	白苔，带下量多，尿黄赤	1
21	白睛黄染，大便稀，尿黄赤	1
22	大便稀，口淡乏味，黏腻苔	1
23	大便稀，腹胀，黏腻苔	1
24	白苔，单腹胀大，黏腻苔	1
25	白苔，腹胀，口淡乏味	1
26	白苔，腹胀，厚苔	1
27	白苔，大便稀，带下量多	1

5. 4个症状

以 4 个症状来表达湿邪困脾的类型共有 12 种情况，详见表 6-36。

表 6-36 湿邪困脾表现为 4 个症状的情况

序号	症状及组合	频数／次
1	白睛黄染，厚苔，尿黄赤，厌食	1
2	白苔，大便稀，腹胀，厌食	1
3	白睛黄染，大便稀，腹胀，厌食	1
4	白苔，黏腻苔，尿黄赤，小便量少	1
5	单腹胀大，面部浮肿，尿黄赤，小便量少	1
6	腹胀，面部浮肿，黏腻苔，小便量少	1
7	白苔，腹胀，面部浮肿，小便量少	1
8	白苔，黏腻苔，尿黄赤，皮肤瘙痒	1
9	白苔，厚苔，黏腻苔，尿黄赤	1
10	白苔，腹胀，口淡乏味，黏腻苔	1
11	白苔，大便稀，腹胀，黏腻苔	1
12	白苔，大便稀，带下量多，口淡乏味	1

6. 5 个症状

以 5 个症状来表达湿邪困脾的类型共有 9 种情况，详见表 6-37。

表 6-37　湿邪困脾表现为 5 个症状的情况

序号	症状及组合	频数 / 次
1	单腹胀大，尿黄赤，下肢浮肿，小便量少，厌食	1
2	大便稀，面部浮肿，下肢浮肿，小便量少，厌食	1
3	白苔，面部浮肿，下肢浮肿，小便量少，厌食	1
4	白苔，单腹胀大，黏腻苔，小便量少，厌食	1
5	白苔，大便稀，腹胀，下肢浮肿，厌食	1
6	白睛黄染，厚苔，黏腻苔，尿黄赤，厌食	1
7	白苔，大便稀，口淡乏味，面部浮肿，厌食	1
8	白苔，面部浮肿，黏腻苔，尿黄赤，小便量少	1
9	白苔，大便稀，口淡乏味，黏腻苔，小便量少	1

7. 6 个症状

以 6 个症状来表达湿邪困脾的类型共有 3 种情况，详见表 6-38。

表 6-38　湿邪困脾表现为 6 个症状的情况

序号	症状及组合	频数 / 次
1	白睛黄染，白苔，厚苔，尿黄赤，小便量少，厌食	1
2	白苔，大便稀，腹胀，黏腻苔，皮肤瘙痒，厌食	1
3	白苔，大便稀，口淡乏味，面部浮肿，黏腻苔，小便量少	1

8. 7 个症状

以 7 个症状来表达湿邪困脾的类型共有 2 种情况，详见表 6-39。

表 6-39　湿邪困脾表现为 7 个症状的情况

序号	症状及组合	频数 / 次
1	白苔，大便稀，单腹胀大，面部浮肿，黏腻苔，下肢浮肿，小便量少	1
2	白苔，大便稀，腹胀，口淡乏味，黏腻苔，尿黄赤，小便量少	1

9. 8 个症状

以 8 个症状来表达湿邪困脾的类型共有 2 种情况，详见表 6-40。

表 6-40 湿邪困脾表现为 8 个症状的情况

序号	症状及组合	频数／次
1	白苔，大便稀，腹胀，黏腻苔，尿黄赤，皮肤瘙痒，小便量少，厌食	1
2	白睛黄染，白苔，大便稀，厚苔，面部浮肿，尿黄赤，小便量少，厌食	1

四、胃火炽盛证

胃火炽盛证在中医历代医案数据库[1]中共呈现出了 159 种生命状态，具体如下。

1. 无症状

没有典型症状来表达胃火炽盛的情况共出现 20 次。

2. 1 个症状

以 1 个症状来表达胃火炽盛的类型共有 15 种情况，详见表 6-41。

表 6-41 胃火炽盛表现为 1 个症状的情况

序号	症状及组合	频数／次
1	消谷善饥	4
2	红绛舌	3
3	发热	3
4	齿衄	3
5	数脉	2
6	黄苔	2
7	饮食不入	1
8	牙痛	1
9	呕吐	1
10	口苦	1
11	口渴多饮	1
12	口渴	1
13	口干	1
14	口疮	1
15	呃逆	1

3. 2个症状

以2个症状来表达胃火炽盛的类型共有34种情况，详见表6-42。

表6-42　胃火炽盛表现为2个症状的情况

序号	症状及组合	频数／次
1	面色红，心烦	2
2	黄苔，心烦	2
3	口渴多饮，小便量多	2
4	数脉，消谷善饥	2
5	口苦，数脉	2
6	发热，红绛舌	2
7	红绛舌，壮热	1
8	心烦，躁动不安	1
9	呕吐，饮食不入	1
10	发热，饮食不入	1
11	牙龈红肿，牙龈疼痛	1
12	口渴多饮，牙龈疼痛	1
13	口干，牙龈疼痛	1
14	呕吐，心烦	1
15	呃逆，心烦	1
16	便干，心烦	1
17	胃脘痛，小便量多	1
18	红绛舌，消谷善饥	1
19	呕吐，数脉	1
20	呃逆，数脉	1
21	口苦，呕吐	1
22	口渴多饮，尿黄赤	1
23	黄苔，尿黄赤	1
24	便干，尿黄赤	1
25	口渴，面色红	1
26	口臭，口渴	1
27	齿衄，口渴	1
28	发热，口干	1
29	呃逆，口疮	1
30	发热，黄苔	1
31	呃逆，发热	1
32	大便次数少，发热	1
33	大便次数少，呃逆	1
34	便干，呃逆	1

第六章　脾系统单元证的临床表现形式

4. 3个症状

以3个症状来表达胃火炽盛的类型共有29种情况，详见表6-43。

表6-43　胃火炽盛表现为3个症状的情况

序号	症状及组合	频数/次
1	便干，红绛舌，口疮	2
2	口渴多饮，数脉，壮热	1
3	口渴，面色红，壮热	1
4	口臭，口渴，壮热	1
5	红绛舌，黄苔，壮热	1
6	呕吐，心烦，躁动不安	1
7	黄苔，心烦，躁动不安	1
8	发热，心烦，躁动不安	1
9	红绛舌，口渴多饮，燥苔	1
10	数脉，牙龈红肿，牙龈疼痛	1
11	黄苔，牙龈红肿，牙龈疼痛	1
12	红绛舌，黄苔，牙痛	1
13	发热，红绛舌，牙痛	1
14	口渴，数脉，心烦	1
15	红绛舌，数脉，心烦	1
16	口渴多饮，数脉，小便量多	1
17	口干，呕吐，胃脘痛	1
18	红绛舌，呕吐，胃脘痛	1
19	便干，呕吐，数脉	1
20	黄苔，口干，数脉	1
21	大便次数少，发热，数脉	1
22	大便次数少，发热，尿黄赤	1
23	便干，呃逆，尿黄赤	1
24	红绛舌，口干，口渴多饮	1
25	便干，口干，口渴多饮	1
26	红绛舌，口干，口渴	1
27	大便次数少，红绛舌，口疮	1
28	红绛舌，黄苔，口臭	1
29	齿衄，红绛舌，口臭	1

5. 4个症状

以4个症状来表达胃火炽盛的类型共有18种情况，详见表6-44。

表 6-44　胃火炽盛表现为 4 个症状的情况

序号	症状及组合	频数／次
1	口疮，数脉，心烦，躁动不安	1
2	黄苔，尿黄赤，心烦，躁动不安	1
3	齿衄，面色红，心烦，躁动不安	1
4	发热，口渴，心烦，躁动不安	1
5	便干，红绛舌，面色红，躁动不安	1
6	便干，尿黄赤，牙痛，牙龈红肿	1
7	大便次数少，红绛舌，尿黄赤，牙痛	1
8	黄苔，口渴多饮，消谷善饥，小便量多	1
9	口干，口渴，消谷善饥，小便量多	1
10	发热，口疮，数脉，消谷善饥	1
11	发热，口渴多饮，数脉，胃脘痛	1
12	红绛舌，黄苔，数脉，胃脘痛	1
13	便干，大便次数少，大便艰难，胃脘痛	1
14	红绛舌，口干，口苦，数脉	1
15	红绛舌，口干，口渴，数脉	1
16	齿衄，黄苔，口臭，尿黄赤	1
17	红绛舌，厚苔，黄苔，口干	1
18	便干，大便次数少，大便艰难，红绛舌	1

6. 5 个症状

以 5 个症状来表达胃火炽盛的类型共有 21 种情况，详见表 6-45。

表 6-45　胃火炽盛表现为 5 个症状的情况

序号	症状及组合	频数／次
1	黄苔，口渴，数脉，消谷善饥，壮热	1
2	大便次数少，厚苔，黄苔，尿黄赤，壮热	1
3	便干，厚苔，黄苔，牙痛，燥苔	1
4	黄苔，口渴多饮，消谷善饥，小便量多，燥苔	1
5	红绛舌，口疮，口渴，数脉，燥苔	1
6	黄苔，口干，口渴多饮，尿黄赤，燥苔	1
7	大便次数少，发热，面色红，尿黄赤，饮食不入	1
8	便干，大便次数少，大便艰难，红绛舌，饮食不入	1
9	红绛舌，口渴多饮，小便量多，牙龈红肿，牙龈疼痛	1
10	便干，齿衄，口臭，尿黄赤，牙龈红肿	1
11	便干，发热，红绛舌，黄苔，牙痛	1
12	红绛舌，口渴多饮，数脉，小便量多，心烦	1

序号	症状及组合	频数/次
13	发热，黄苔，口渴，数脉，心烦	1
14	大便艰难，黄苔，口渴，尿黄赤，心烦	1
15	红绛舌，厚苔，黄苔，胃脘痛，消谷善饥	1
16	便干，红绛舌，黄苔，口苦，数脉	1
17	发热，红绛舌，口臭，口渴，数脉	1
18	便干，大便次数少，大便艰难，红绛舌，数脉	1
19	便干，大便次数少，大便艰难，发热，尿黄赤	1
20	便干，呃逆，红绛舌，黄苔，口苦	1
21	红绛舌，黄苔，口臭，口干，口渴	1

7. 6 个症状

以 6 个症状来表达胃火炽盛的类型共有 11 种情况，详见表 6-46。

表 6-46　胃火炽盛表现为 6 个症状的情况

序号	症状及组合	频数/次
1	便干，黄苔，口渴多饮，面色红，数脉，胃脘痛	2
2	便干，口臭，口疮，口渴，尿黄赤，壮热	1
3	便干，大便次数少，大便艰难，红绛舌，口渴，壮热	1
4	便干，发热，红绛舌，口苦，数脉，燥苔	1
5	红绛舌，厚苔，黄苔，口干，呕吐，饮食不入	1
6	大便次数少，口干，尿黄赤，数脉，牙龈红肿，牙龈疼痛	1
7	红绛舌，口臭，口疮，数脉，牙龈红肿，牙龈疼痛	1
8	便干，红绛舌，口渴多饮，尿黄赤，消谷善饥，心烦	1
9	便干，红绛舌，口渴，尿黄赤，数脉，心烦	1
10	便干，口干，尿黄赤，呕吐，数脉，胃脘痛	1
11	红绛舌，黄苔，口臭，口疮，口干，口渴	1

8. 7 个症状

以 7 个症状来表达胃火炽盛的类型共有 8 种情况，详见表 6-47。

表 6-47　胃火炽盛表现为 7 个症状的情况

序号	症状及组合	频数/次
1	便干，大便次数少，大便艰难，发热，红绛舌，黄苔，呕吐	2
2	大便次数少，口臭，口干，口渴，面色红，尿黄赤，壮热	1
3	大便艰难，红绛舌，口疮，口干，尿黄赤，心烦，躁动不安	1
4	红绛舌，厚苔，黄苔，口渴，尿黄赤，胃脘痛，燥苔	1

序号	症状及组合	频数/次
5	发热，红绛舌，口渴多饮，面色红，尿黄赤，牙龈红肿，牙龈疼痛	1
6	便干，红绛舌，黄苔，口苦，尿黄赤，数脉，牙痛	1
7	红绛舌，黄苔，口干，口渴多饮，尿黄赤，数脉，牙痛	1
8	便干，大便次数少，大便艰难，黄苔，口臭，口苦，呕吐	1

9. 8个症状

以8个症状来表达胃火炽盛的类型共有9种情况，详见表6-48。

表6-48　胃火炽盛表现为8个症状的情况

序号	症状及组合	频数/次
1	大便次数少，黄苔，口渴，尿黄赤，心烦，饮食不入，燥苔，壮热	1
2	大便次数少，红绛舌，黄苔，口干，口渴多饮，口苦，燥苔，壮热	1
3	红绛舌，厚苔，黄苔，口干，口渴，口苦，胃脘痛，壮热	1
4	便干，口干，面色红，尿黄赤，数脉，心烦，燥苔，躁动不安	1
5	便干，大便次数少，发热，红绛舌，黄苔，呕吐，心烦，躁动不安	1
6	便干，大便次数少，大便艰难，呃逆，红绛舌，黄苔，胃脘痛，燥苔	1
7	便干，大便次数少，大便艰难，红绛舌，黄苔，口苦，尿黄赤，胃脘痛	1
8	便干，大便次数少，大便艰难，红绛舌，黄苔，口渴多饮，尿黄赤，数脉	1
9	便干，大便次数少，大便艰难，红绛舌，黄苔，口干，口苦，尿黄赤	1

10. 9个症状

以9个症状来表达胃火炽盛的类型共有7种情况，详见表6-49。

表6-49　胃火炽盛表现为9个症状的情况

序号	症状及组合	频数/次
1	大便次数少，厚苔，黄苔，口臭，尿黄赤，饮食不入，燥苔，躁动不安，壮热	1
2	便干，齿衄，发热，厚苔，黄苔，尿黄赤，心烦，燥苔，躁动不安	1
3	发热，厚苔，黄苔，呕吐，数脉，胃脘痛，心烦，饮食不入，躁动不安	1
4	发热，厚苔，黄苔，口渴多饮，尿黄赤，呕吐，数脉，饮食不入，燥苔	1

序号	症状及组合	频数/次
5	大便次数少，发热，红绛舌，厚苔，黄苔，口渴，口苦，尿黄赤，燥苔	1
6	便干，大便次数少，大便艰难，发热，红绛舌，口渴多饮，消谷善饥，小便量多，牙痛	1
7	便干，大便次数少，大便艰难，红绛舌，黄苔，口干，口苦，呕吐，胃脘痛	1

11. 10 个症状

以 10 个症状来表达胃火炽盛的类型共有 3 种情况，详见表 6-50。

表 6-50　胃火炽盛表现为 10 个症状的情况

序号	症状及组合	频数/次
1	厚苔，黄苔，尿黄赤，呕吐，数脉，胃脘痛，心烦，饮食不入，躁动不安，壮热	1
2	便干，齿衄，大便次数少，大便艰难，黄苔，口干，口渴多饮，牙龈红肿，牙龈疼痛，燥苔	1
3	便干，大便次数少，大便艰难，呃逆，红绛舌，黄苔，口苦，呕吐，数脉，心烦	1

12. 11 个症状

以 11 个症状来表达胃火炽盛的类型共有 2 种情况，详见表 6-51。

表 6-51　胃火炽盛表现为 11 个症状的情况

序号	症状及组合	频数/次
1	便干，大便次数少，大便艰难，红绛舌，黄苔，尿黄赤，数脉，心烦，牙龈红肿，牙龈疼痛，燥苔	1
2	便干，齿衄，大便次数少，大便艰难，红绛舌，黄苔，口渴多饮，尿黄赤，牙龈红肿，牙龈疼痛，燥苔	1

13. 13 个症状

以 13 个症状来表达胃火炽盛的类型共有 1 种情况，详见表 6-52。

表 6-52　胃火炽盛表现为 13 个症状的情况

序号	症状及组合	频数/次
1	便干，大便次数少，大便艰难，红绛舌，黄苔，口臭，口疮，口渴，尿黄赤，数脉，牙痛，牙龈红肿，牙龈疼痛	1

中医「单元证」辨证研究

五、胃气上逆证

胃气上逆证在中医历代医案数据库[1]中共呈现出了 69 种生命状态，具体如下。

1. 无症状

没有典型症状来表达胃气上逆的情况共出现 15 次。

2. 1 个症状

以 1 个症状来表达胃气上逆的类型共有 13 种情况，详见表 6-53。

表 6-53　胃气上逆表现为 1 个症状的情况

序号	症状及组合	频数 / 次
1	呕吐	9
2	食已则吐	7
3	呃逆	7
4	便干	5
5	脘痞	4
6	恶心	4
7	胃胀	3
8	大便艰难	2
9	大便次数少	2
10	饮食不入	1
11	心烦	1
12	胃脘痛	1
13	嗳气	1

3. 2 个症状

以 2 个症状来表达胃气上逆的类型共有 23 种情况，详见表 6-54。

表 6-54　胃气上逆表现为 2 个症状的情况

序号	症状及组合	频数 / 次
1	便干，心烦	4
2	呕吐，心烦	3
3	呃逆，脘痞	3
4	恶心，呕吐	3
5	呕吐，胃脘痛	2

序号	症状及组合	频数／次
6	呕吐，脘痞	2
7	便干，呕吐	2
8	心烦，饮食不入	1
9	呕吐，饮食不入	1
10	便干，饮食不入	1
11	呃逆，心烦	1
12	脘痞，胃胀	1
13	呃逆，胃胀	1
14	嗳气，胃胀	1
15	食已则吐，胃脘痛	1
16	便干，胃脘痛	1
17	嗳气，脘痞	1
18	大便次数少，食已则吐	1
19	呃逆，呕吐	1
20	呃逆，恶心	1
21	大便次数少，恶心	1
22	便干，呃逆	1
23	嗳气，呃逆	1

4. 3 个症状

以 3 个症状来表达胃气上逆的类型共有 20 种情况，详见表 6-55。

表 6-55　胃气上逆表现为 3 个症状的情况

序号	症状及组合	频数／次
1	恶心，呕吐，饮食不入	3
2	便干，大便次数少，大便艰难	3
3	呕吐，心烦，饮食不入	2
4	恶心，呕吐，心烦	2
5	嗳气，胃脘痛，心烦	1
6	大便次数少，呕吐，心烦	1
7	嗳气，呕吐，心烦	1
8	大便次数少，呃逆，心烦	1
9	嗳气，呃逆，心烦	1
10	呕吐，脘痞，胃胀	1
11	大便次数少，脘痞，胃胀	1
12	嗳气，脘痞，胃脘痛	1

序号	症状及组合	频数/次
13	恶心，呕吐，胃脘痛	1
14	嗳气，食已则吐，脘痞	1
15	便干，呕吐，脘痞	1
16	便干，呃逆，脘痞	1
17	嗳气，呃逆，脘痞	1
18	大便次数少，呕吐，食已则吐	1
19	嗳气，恶心，呕吐	1
20	大便次数少，呃逆，恶心	1

5. 4个症状

以4个症状来表达胃气上逆的类型共有8种情况，详见表6-56。

表6-56 胃气上逆表现为4个症状的情况

序号	症状及组合	频数/次
1	恶心，脘痞，胃胀，心烦	1
2	呃逆，呕吐，胃脘痛，胃胀	1
3	呃逆，恶心，呕吐，胃胀	1
4	便干，呃逆，呕吐，胃脘痛	1
5	大便次数少，呕吐，食已则吐，脘痞	1
6	嗳气，呃逆，呕吐，脘痞	1
7	便干，大便次数少，大便艰难，呃逆	1
8	嗳气，便干，大便次数少，大便艰难	1

6. 5个症状

以5个症状来表达胃气上逆的类型共有2种情况，详见表6-57。

表6-57 胃气上逆表现为5个症状的情况

序号	症状及组合	频数/次
1	大便次数少，恶心，呕吐，食已则吐，饮食不入	2
2	便干，大便次数少，大便艰难，恶心，胃脘痛	1

7. 6个症状

以6个症状来表达胃气上逆的类型共有1种情况，详见表6-58。

表6-58 胃气上逆表现为6个症状的情况

序号	症状及组合	频数/次
1	便干，大便次数少，大便艰难，呃逆，食已则吐，心烦	1

8. 7个症状

以 7 个症状来表达胃气上逆的类型共有 1 种情况，详见表 6-59。

表 6-59　胃气上逆表现为 7 个症状的情况

序号	症状及组合	频数/次
1	便干，大便次数少，大便艰难，恶心，呕吐，食已则吐，心烦	1

六、胃阳虚证

胃阳虚证在中医历代医案数据库[1]中共呈现出了 16 种生命状态，具体如下。

1. 无症状

没有典型症状来表达胃阳虚的情况共出现 29 次。

2. 1个症状

以 1 个症状来表达胃阳虚的类型共有 5 种情况，详见表 6-60。

表 6-60　胃阳虚表现为 1 个症状的情况

序号	症状及组合	频数/次
1	胃脘痛	11
2	食已则吐	11
3	厌食	9
4	脘痞	5
5	呕吐	5

3. 2个症状

以 2 个症状来表达胃阳虚的类型共有 9 种情况，详见表 6-61。

表 6-61　胃阳虚表现为 2 个症状的情况

序号	症状及组合	频数/次
1	呕吐，胃脘痛	3
2	脘痞，厌食	2
3	呕吐，厌食	2
4	胃脘痛，厌食	1
5	脘痞，胃脘痛	1

中医『单元证』辨证研究

序号	症状及组合	频数/次
6	食已则吐，胃脘痛	1
7	食已则吐，脘痞	1
8	呕吐，脘痞	1
9	呕吐，食已则吐	1

4. 3 个症状

以 3 个症状来表达胃阳虚的类型共有 1 种情况，详见表 6-62。

表 6-62　胃阳虚表现为 3 个症状的情况

序号	症状及组合	频数/次
1	脘痞，胃脘痛，厌食	1

七、胃阴虚证

胃阴虚证在中医历代医案数据库[1]中共呈现出了 115 种生命状态，具体如下。

1. 无症状

没有典型症状来表达胃阴虚的情况共出现 20 次。

2. 1 个症状

以 1 个症状来表达胃阴虚的类型共有 11 种情况，详见表 6-63。

表 6-63　胃阴虚表现为 1 个症状的情况

序号	症状及组合	频数/次
1	咳血	10
2	食少	3
3	燥苔	2
4	消瘦	2
5	舌干	2
6	尿黄赤	2
7	红绛舌	2
8	胃脘痛	1
9	口干	1
10	大便艰难	1
11	大便次数少	1

3. 2个症状

以2个症状来表达胃阴虚的类型共有20种情况，详见表6-64。

表6-64　胃阴虚表现为2个症状的情况

序号	症状及组合	频数/次
1	红绛舌，口干	5
2	红绛舌，尿黄赤	4
3	红绛舌，消瘦	2
4	红绛舌，胃脘胀痛	2
5	红绛舌，胃脘痛	2
6	无苔，消瘦	1
7	口干，胃脘胀痛	1
8	泛酸，胃脘胀痛	1
9	口渴，胃脘隐痛	1
10	便干，胃脘隐痛	1
11	剥苔，胃脘痛	1
12	便干，胃脘痛	1
13	口干，数脉	1
14	红绛舌，数脉	1
15	口干，食少	1
16	口干，舌干	1
17	红绛舌，口渴	1
18	便干，咳血	1
19	泛酸，红绛舌	1
20	便干，红绛舌	1

4. 3个症状

以3个症状来表达胃阴虚的类型共有21种情况，详见表6-65。

表6-65　胃阴虚表现为3个症状的情况

序号	症状及组合	频数/次
1	便干，口干，食少	2
2	红绛舌，食少，消瘦	1
3	红绛舌，舌干，消瘦	1
4	红绛舌，口干，胃脘灼热	1
5	泛酸，胃脘痛，胃脘胀痛	1
6	便干，红绛舌，胃脘胀痛	1
7	口干，舌干，胃脘痛	1

序号	症状及组合	频数/次
8	口干，尿黄赤，胃脘痛	1
9	便干，泛酸，胃脘痛	1
10	便干，尿黄赤，数脉	1
11	便干，红绛舌，数脉	1
12	红绛舌，口干，食少	1
13	便干，剥苔，食少	1
14	红绛舌，尿黄赤，舌干	1
15	红绛舌，口渴，舌干	1
16	便干，口干，尿黄赤	1
17	红绛舌，口干，口渴	1
18	红绛舌，咳血，口渴	1
19	便干，红绛舌，口干	1
20	剥苔，大便次数少，红绛舌	1
21	便干，大便次数少，大便艰难	1

5. 4个症状

以4个症状来表达胃阴虚的类型共有27种情况，详见表6-66。

表6-66 胃阴虚表现为4个症状的情况

序号	症状及组合	频数/次
1	红绛舌，食少，消瘦，燥苔	1
2	便干，少苔，消瘦，燥苔	1
3	口干，食少，数脉，燥苔	1
4	红绛舌，食少，胃脘痛，消瘦	1
5	红绛舌，尿黄赤，舌干，消瘦	1
6	便干，红绛舌，尿黄赤，消瘦	1
7	大便次数少，红绛舌，口干，消瘦	1
8	口渴，舌干，数脉，无苔	1
9	红绛舌，口干，数脉，无苔	1
10	红绛舌，咳血，数脉，无苔	1
11	红绛舌，数脉，胃脘胀痛，胃脘灼热	1
12	便干，口干，口渴，胃脘灼热	1
13	红绛舌，舌干，胃脘痛，胃脘胀痛	1
14	泛酸，红绛舌，舌干，胃脘胀痛	1
15	便干，红绛舌，食少，胃脘隐痛	1
16	便干，少苔，食少，胃脘痛	1

序号	症状及组合	频数/次
17	便干，泛酸，舌干，胃脘痛	1
18	便干，泛酸，红绛舌，胃脘痛	1
19	便干，口干，食少，数脉	1
20	大便艰难，口干，舌干，数脉	1
21	红绛舌，口干，少苔，数脉	1
22	剥苔，大便艰难，红绛舌，数脉	1
23	便干，口干，舌干，食少	1
24	红绛舌，口干，少苔，食少	1
25	便干，红绛舌，口干，舌干	1
26	便干，红绛舌，口干，尿黄赤	1
27	便干，大便次数少，大便艰难，红绛舌	1

6. 5个症状

以5个症状来表达胃阴虚的类型共有13种情况，详见表6-67。

表6-67　胃阴虚表现为5个症状的情况

序号	症状及组合	频数/次
1	红绛舌，口渴，少苔，数脉，燥苔	1
2	便干，尿黄赤，数脉，无苔，消瘦	1
3	大便次数少，红绛舌，数脉，无苔，消瘦	1
4	大便次数少，红绛舌，舌干，胃脘隐痛，消瘦	1
5	便干，红绛舌，口干，胃脘隐痛，消瘦	1
6	便干，大便次数少，红绛舌，舌干，消瘦	1
7	红绛舌，口干，舌干，数脉，无苔	1
8	便干，红绛舌，口干，食少，无苔	1
9	泛酸，红绛舌，舌干，食少，胃脘痛	1
10	剥苔，口干，口渴，尿黄赤，胃脘痛	1
11	便干，红绛舌，尿黄赤，食少，数脉	1
12	剥苔，红绛舌，口干，口渴，数脉	1
13	便干，大便次数少，大便艰难，口干，数脉	1

7. 6个症状

以6个症状来表达胃阴虚的类型共有11种情况，详见表6-68。

中医『单元证』辨证研究

表 6-68　胃阴虚表现为 6 个症状的情况

序号	症状及组合	频数 / 次
1	剥苔，红绛舌，口干，数脉，无苔，燥苔	1
2	泛酸，食少，胃脘隐痛，胃脘灼热，无苔，消瘦	1
3	红绛舌，口干，舌干，食少，胃脘痛，消瘦	1
4	便干，大便次数少，大便艰难，舌干，胃脘痛，消瘦	1
5	红绛舌，口干，口渴，舌干，食少，消瘦	1
6	便干，大便次数少，大便艰难，口干，胃脘痛，胃脘灼热	1
7	便干，大便次数少，口干，尿黄赤，舌干，胃脘灼热	1
8	泛酸，红绛舌，口干，数脉，胃脘痛，胃脘胀痛	1
9	便干，大便次数少，大便艰难，口干，食少，数脉	1
10	大便艰难，红绛舌，口干，尿黄赤，少苔，数脉	1
11	便干，大便次数少，大便艰难，红绛舌，口干，少苔	1

8. 7 个症状

以 7 个症状来表达胃阴虚的类型共有 5 种情况，详见表 6-69。

表 6-69　胃阴虚表现为 7 个症状的情况

序号	症状及组合	频数 / 次
1	便干，剥苔，红绛舌，口干，舌干，数脉，燥苔	1
2	便干，剥苔，红绛舌，口干，数脉，胃脘隐痛，胃脘灼热	1
3	便干，泛酸，红绛舌，口干，口渴，胃脘隐痛，胃脘灼热	1
4	便干，大便次数少，大便艰难，泛酸，红绛舌，尿黄赤，胃脘痛	1
5	便干，红绛舌，口干，少苔，舌干，食少，数脉	1

9. 8 个症状

以 8 个症状来表达胃阴虚的类型共有 4 种情况，详见表 6-70。

表 6-70　胃阴虚表现为 8 个症状的情况

序号	症状及组合	频数 / 次
1	便干，剥苔，大便次数少，红绛舌，口干，尿黄赤，胃脘灼热，燥苔	1
2	便干，红绛舌，口干，口渴，少苔，食少，胃脘痛，燥苔	1
3	便干，红绛舌，口干，口渴，尿黄赤，食少，胃脘痛，消瘦	1
4	便干，红绛舌，口干，口渴，食少，胃脘隐痛，胃脘胀痛，胃脘灼热	1

10. 10 个症状

以 10 个症状来表达胃阴虚的类型共有 2 种情况，详见表 6-71。

表 6-71　胃阴虚表现为 10 个症状的情况

序号	症状及组合	频数 / 次
1	便干，大便次数少，大便艰难，红绛舌，口干，少苔，食少，胃脘痛，胃脘灼热，燥苔	1
2	便干，泛酸，红绛舌，口干，口渴，少苔，数脉，胃脘痛，胃脘隐痛，胃脘灼热	1

参考文献

[1] 张启明，王永炎，张志斌，等．中医历代医案数据库的建立与统计方法 [J]．山东中医药大学学报，2005，29(4)：298-299.

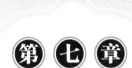

第七章
肺系统单元证的临床表现形式

一、风邪犯肺证

风邪犯肺证在中医历代医案数据库[1]中共呈现出了7种生命状态，具体如下。

1. 无症状

没有典型症状来表达风邪犯肺的情况共出现 13 次。

2. 1 个症状

以 1 个症状来表达风邪犯肺的类型共有 3 种情况，详见表 7-1。

表 7-1　风邪犯肺表现为 1 个症状的情况

序号	症状及组合	频数/次
1	咳嗽	26
2	浮脉	2
3	发热	2

3. 2 个症状

以 2 个症状来表达风邪犯肺的类型共有 2 种情况，详见表 7-2。

表 7-2　风邪犯肺表现为 2 个症状的情况

序号	症状及组合	频数/次
1	浮脉，咳嗽	7
2	发热，咳嗽	7

4. 3个症状

以 3 个症状来表达风邪犯肺的类型共有 1 种情况，详见表 7-3。

表 7-3　风邪犯肺表现为 3 个症状的情况

序号	症状及组合	频数 / 次
1	发热，浮脉，咳嗽	1

二、风寒犯肺证

风寒犯肺证在中医历代医案数据库[1]中共呈现出了 55 种生命状态，具体如下。

1. 无症状

没有典型症状来表达风寒犯肺的情况共出现 7 次。

2. 1个症状

以 1 个症状来表达风寒犯肺的类型共有 4 种情况，详见表 7-4。

表 7-4　风寒犯肺表现为 1 个症状的情况

序号	症状及组合	频数 / 次
1	咳嗽	15
2	喘	3
3	浮脉	1
4	白苔	1

3. 2个症状

以 2 个症状来表达风寒犯肺的类型共有 7 种情况，详见表 7-5。

表 7-5　风寒犯肺表现为 2 个症状的情况

序号	症状及组合	频数 / 次
1	喘，咳嗽	4
2	喘，呼吸急促	4
3	咳嗽，咳痰黏	1
4	浮脉，咳嗽	1
5	发热，咳嗽	1
6	薄苔，咳嗽	1
7	喘，发热	1

4. 3 个症状

以 3 个症状来表达风寒犯肺的类型共有 12 种情况，详见表 7-6。

表 7-6　风寒犯肺表现为 3 个症状的情况

序号	症状及组合	频数 / 次
1	呼吸急促，咳嗽，咳痰黏	2
2	咳嗽，咳痰黏，胸闷	1
3	薄苔，喘，胸闷	1
4	发热，咳嗽，无汗	1
5	发热，咳嗽，咳痰白	1
6	喘，呼吸急促，咳嗽	1
7	恶寒，浮脉，咳嗽	1
8	喘，发热，咳嗽	1
9	白苔，恶寒，咳嗽	1
10	白苔，薄苔，咳嗽	1
11	喘，浮脉，紧脉	1
12	白苔，薄苔，喘	1

5. 4 个症状

以 4 个症状来表达风寒犯肺的类型共有 14 种情况，详见表 7-7。

表 7-7　风寒犯肺表现为 4 个症状的情况

序号	症状及组合	频数 / 次
1	喘，恶寒，发热，咳嗽	2
2	咳嗽，咳痰黏，无汗，胸闷	1
3	喘，呼吸急促，咳嗽，胸闷	1
4	薄苔，呼吸急促，咳嗽，胸闷	1
5	薄苔，喘，咳嗽，胸闷	1
6	白苔，喘，咳嗽，胸闷	1
7	喘，发热，呼吸急促，无汗	1
8	白苔，薄苔，咳嗽，咳痰黏	1
9	白苔，喘，咳嗽，咳痰白	1
10	白苔，浮脉，紧脉，咳嗽	1
11	喘，发热，紧脉，咳嗽	1
12	白苔，喘，紧脉，咳嗽	1
13	白苔，薄苔，呼吸急促，咳嗽	1
14	白苔，薄苔，发热，咳嗽	1

6. 5个症状

以5个症状来表达风寒犯肺的类型共有6种情况，详见表7-8。

表7-8　风寒犯肺表现为5个症状的情况

序号	症状及组合	频数/次
1	白苔，喘，呼吸急促，咳嗽，胸闷	2
2	白苔，浮脉，咳嗽，咳痰黏，胸闷	1
3	白苔，喘，发热，咳嗽，无汗	1
4	白苔，薄苔，紧脉，咳嗽，咳痰白	1
5	白苔，薄苔，喘，咳嗽，咳痰白	1
6	白苔，薄苔，喘，呼吸急促，咳嗽	1

7. 6个症状

以6个症状来表达风寒犯肺的类型共有6种情况，详见表7-9。

表7-9　风寒犯肺表现为6个症状的情况

序号	症状及组合	频数/次
1	恶寒，发热，浮脉，紧脉，咳嗽，无汗	2
2	白苔，薄苔，浮脉，咳嗽，咳痰黏，胸闷	1
3	白苔，薄苔，咳嗽，咳痰白，咳痰黏，无汗	1
4	薄苔，恶寒，呼吸急促，咳嗽，咳痰黏，无汗	1
5	薄苔，发热，呼吸急促，咳嗽，咳痰白，咳痰黏	1
6	白苔，薄苔，喘，咳嗽，咳痰白，咳痰黏	1

8. 7个症状

以7个症状来表达风寒犯肺的类型共有4种情况，详见表7-10。

表7-10　风寒犯肺表现为7个症状的情况

序号	症状及组合	频数/次
1	白苔，薄苔，恶寒，浮脉，紧脉，咳嗽，咳痰白	2
2	白苔，薄苔，恶寒，浮脉，紧脉，咳嗽，无汗	1
3	白苔，薄苔，恶寒，发热，浮脉，咳嗽，无汗	1
4	白苔，薄苔，喘，发热，浮脉，紧脉，咳嗽	1

9. 8个症状

以8个症状来表达风寒犯肺的类型共有1种情况，详见表7-11。

中医「单元证」辨证研究

表 7-11　风寒犯肺表现为 8 个症状的情况

序号	症状及组合	频数／次
1	白苔，薄苔，喘，恶寒，咳嗽，咳痰白，咳痰黏，胸闷	1

三、风热犯肺证

风热犯肺证在中医历代医案数据库中共呈现出了 119 种生命状态，具体如下。

1. 无症状

没有典型症状来表达风热犯肺的情况共出现 7 次。

2. 1 个症状

以 1 个症状来表达风热犯肺的类型共有 3 种情况，详见表 7-12。

表 7-12　风热犯肺表现为 1 个症状的情况

序号	症状及组合	频数／次
1	咳嗽	8
2	咽干	1
3	数脉	1

3. 2 个症状

以 2 个症状来表达风热犯肺的类型共有 13 种情况，详见表 7-13。

表 7-13　风热犯肺表现为 2 个症状的情况

序号	症状及组合	频数／次
1	咳嗽，数脉	3
2	发热，咳嗽	2
3	喘，呼吸急促	2
4	喘，壮热	1
5	咳嗽，胸痛	1
6	红绛舌，胸痛	1
7	数脉，小便量少	1
8	红绛舌，数脉	1
9	口干，口渴	1

序号	症状及组合	频数/次
10	咳嗽，咳血	1
11	咳嗽，咳痰量多	1
12	红绛舌，黄苔	1
13	便干，红绛舌	1

4. 3个症状

以3个症状来表达风热犯肺的类型共有15种情况，详见表7-14。

表7-14 风热犯肺表现为3个症状的情况

序号	症状及组合	频数/次
1	发热，咳嗽，咽喉痛	1
2	咳嗽，咳痰黏，咽干	1
3	发热，红绛舌，小便量少	1
4	红绛舌，口干，头痛	1
5	咳嗽，咳血，数脉	1
6	发热，咳嗽，数脉	1
7	发热，黄苔，数脉	1
8	红绛舌，咳嗽，咳血	1
9	咳嗽，咳痰稠，咳痰黄	1
10	喘，红绛舌，咳痰稠	1
11	红绛舌，黄苔，咳嗽	1
12	发热，呼吸急促，咳嗽	1
13	喘，发热，咳嗽	1
14	便干，发热，咳嗽	1
15	便干，大便次数少，咳嗽	1

5. 4个症状

以4个症状来表达风热犯肺的类型共有20种情况，详见表7-15。

表7-15 风热犯肺表现为4个症状的情况

序号	症状及组合	频数/次
1	红绛舌，黄苔，尿黄赤，小便量少	3
2	汗出，口渴，胸痛，壮热	1
3	咳嗽，咳痰量多，口干，壮热	1
4	呼吸急促，咳嗽，咳痰黏，壮热	1

序号	症状及组合	频数/次
5	喘，呼吸急促，咳嗽，壮热	1
6	便干，大便次数少，咳嗽，壮热	1
7	黄苔，咳嗽，咽干，咽喉痛	1
8	咳嗽，咳痰黏，小便量少，咽喉痛	1
9	红绛舌，咳嗽，咳痰黏，咽干	1
10	红绛舌，咳嗽，咳血，胸痛	1
11	大便次数少，红绛舌，尿黄赤，小便量少	1
12	发热，咳嗽，咳痰量多，小便量少	1
13	发热，红绛舌，黄苔，小便量少	1
14	恶寒，发热，咳嗽，头痛	1
15	红绛舌，黄苔，咳嗽，数脉	1
16	便干，黄苔，咳嗽，数脉	1
17	发热，黄苔，咳痰量多，口渴	1
18	发热，呼吸急促，咳嗽，咳痰量多	1
19	发热，汗出，呼吸急促，咳嗽	1
20	便干，大便次数少，红绛舌，黄苔	1

6. 5个症状

以5个症状来表达风热犯肺的类型共有15种情况，详见表7-16。

表7-16　风热犯肺表现为5个症状的情况

序号	症状及组合	频数/次
1	恶寒，黄苔，咳嗽，胸痛，壮热	1
2	喘，呼吸急促，咳嗽，无汗，壮热	1
3	喘，红绛舌，呼吸急促，无汗，壮热	1
4	喘，黄苔，咳嗽，数脉，壮热	1
5	发热，黄苔，无汗，咽干，咽喉痛	1
6	发热，浮脉，数脉，头痛，咽喉痛	1
7	发热，咳嗽，咳痰黏，尿黄赤，咽喉痛	1
8	喘，发热，咳嗽，咳痰量多，无汗	1
9	便干，红绛舌，呼吸急促，尿黄赤，数脉	1
10	浮脉，红绛舌，黄苔，口干，数脉	1
11	喘，发热，咳嗽，咳痰量多，数脉	1
12	恶寒，发热，浮脉，咳嗽，数脉	1
13	便干，发热，红绛舌，咳嗽，尿黄赤	1
14	恶寒，发热，红绛舌，咳嗽，咳痰黏	1
15	便干，喘，发热，红绛舌，咳嗽	1

7. 6个症状

以 6 个症状来表达风热犯肺的类型共有 14 种情况，详见表 7-17。

表 7-17　风热犯肺表现为 6 个症状的情况

序号	症状及组合	频数 / 次
1	恶寒，红绛舌，黄苔，咳嗽，胸痛，壮热	1
2	大便次数少，恶寒，红绛舌，尿黄赤，无汗，壮热	1
3	喘，发热，红绛舌，咳嗽，头痛，咽喉痛	1
4	发热，红绛舌，黄苔，口干，尿黄赤，咽喉痛	1
5	发热，黄苔，咳嗽，数脉，头痛，无汗	1
6	发热，浮脉，黄苔，咳嗽，数脉，无汗	1
7	发热，咳嗽，咳痰稠，咳痰黄，咳痰黏，头痛	1
8	发热，汗出，黄苔，咳血，口渴，数脉	1
9	恶寒，发热，呼吸急促，咳嗽，口渴，尿黄赤	1
10	便干，大便次数少，发热，咳嗽，口干，尿黄赤	1
11	恶寒，发热，红绛舌，咳嗽，咳痰黏，尿黄赤	1
12	发热，红绛舌，黄苔，咳嗽，咳痰黏，口渴	1
13	喘，红绛舌，黄苔，咳嗽，咳痰黄，咳痰量多	1
14	便干，喘，发热，汗出，呼吸急促，咳嗽	1

8. 7个症状

以 7 个症状来表达风热犯肺的类型共有 15 种情况，详见表 7-18。

表 7-18　风热犯肺表现为 7 个症状的情况

序号	症状及组合	频数 / 次
1	大便次数少，恶寒，咳嗽，咳痰稠，尿黄赤，头痛，壮热	1
2	喘，红绛舌，咳嗽，口干，口渴，数脉，壮热	1
3	红绛舌，咳嗽，咳痰量多，口干，头痛，咽干，咽喉痛	1
4	红绛舌，咳嗽，咳痰黄，咳痰黏，头痛，咽干，咽喉痛	1
5	红绛舌，黄苔，咳嗽，咳痰黏，尿黄赤，咽干，咽喉痛	1
6	大便次数少，发热，红绛舌，咳嗽，头痛，小便量少，咽喉痛	1
7	发热，红绛舌，黄苔，尿黄赤，数脉，头痛，咽喉痛	1
8	浮脉，红绛舌，黄苔，咳嗽，咳痰黄，数脉，咽喉痛	1
9	红绛舌，咳嗽，咳痰稠，咳痰黏，咳血，胸痛，咽干	1
10	喘，汗出，红绛舌，呼吸急促，黄苔，口干，咽干	1
11	便干，发热，咳嗽，咳血，口干，尿黄赤，小便量少	1
12	恶寒，发热，咳嗽，咳痰稠，咳痰黏，咳血，头痛	1

序号	症状及组合	频数/次
13	便干，喘，发热，红绛舌，呼吸急促，黄苔，尿黄赤	1
14	喘，发热，汗出，红绛舌，呼吸急促，咳嗽，口干	1
15	喘，发热，汗出，红绛舌，呼吸急促，黄苔，咳嗽	1

9. 8 个症状

以 8 个症状来表达风热犯肺的类型共有 9 种情况，详见表 7-19。

表 7-19　风热犯肺表现为 8 个症状的情况

序号	症状及组合	频数/次
1	红绛舌，咳嗽，口渴，尿黄赤，数脉，无汗，小便量少，壮热	1
2	便干，大便次数少，红绛舌，呼吸急促，咳嗽，尿黄赤，小便量少，壮热	1
3	发热，浮脉，红绛舌，黄苔，咳嗽，数脉，咽干，咽喉痛	1
4	恶寒，发热，浮脉，红绛舌，黄苔，数脉，头痛，咽干	1
5	便干，红绛舌，黄苔，口干，口渴，尿黄赤，头痛，小便量少	1
6	恶寒，浮脉，咳嗽，咳痰稠，口渴，尿黄赤，数脉，小便量少	1
7	喘，大便次数少，发热，汗出，呼吸急促，咳嗽，尿黄赤，小便量少	1
8	便干，恶寒，发热，红绛舌，咳嗽，咳痰黄，口干，尿黄赤	1
9	便干，大便次数少，恶寒，发热，红绛舌，黄苔，咳嗽，尿黄赤	1

10. 9 个症状

以 9 个症状来表达风热犯肺的类型共有 5 种情况，详见表 7-20。

表 7-20　风热犯肺表现为 9 个症状的情况

序号	症状及组合	频数/次
1	恶寒，咳嗽，咳痰稠，咳痰黄，咳痰黏，口渴，头痛，胸痛，壮热	1
2	便干，发热，红绛舌，黄苔，咳嗽，尿黄赤，头痛，咽干，咽喉痛	1
3	发热，汗出，红绛舌，黄苔，咳嗽，咳痰黄，咳痰黏，数脉，咽干	1
4	喘，发热，红绛舌，呼吸急促，黄苔，咳嗽，咳血，无汗，胸痛	1
5	便干，发热，汗出，红绛舌，黄苔，咳嗽，口干，口渴，尿黄赤	1

11. 10 个症状

以 10 个症状来表达风热犯肺的类型共有 5 种情况，详见表 7-21。

表7-21　风热犯肺表现为10个症状的情况

序号	症状及组合	频数/次
1	便干，大便次数少，浮脉，咳嗽，咳痰黏，尿黄赤，数脉，头痛，小便量少，壮热	1
2	汗出，红绛舌，黄苔，咳嗽，咳痰黄，咳痰黏，口干，数脉，头痛，咽喉痛	1
3	便干，呼吸急促，咳嗽，咳痰稠，咳痰黏，咳血，口干，尿黄赤，数脉，胸痛	1
4	便干，大便次数少，发热，浮脉，红绛舌，黄苔，咳嗽，咳痰黏，尿黄赤，数脉	1
5	发热，浮脉，汗出，红绛舌，黄苔，咳嗽，咳痰黏，口干，口渴，数脉	1

12. 11个症状

以11个症状来表达风热犯肺的类型共有2种情况，详见表7-22。

表7-22　风热犯肺表现为11个症状的情况

序号	症状及组合	频数/次
1	便干，恶寒，发热，红绛舌，咳嗽，咳痰黏，口干，尿黄赤，头痛，无汗，小便量少	1
2	便干，浮脉，红绛舌，呼吸急促，黄苔，咳嗽，咳痰稠，咳痰黄，口渴，尿黄赤，数脉	1

13. 12个症状

以12个症状来表达风热犯肺的类型共有1种情况，详见表7-23。

表7-23　风热犯肺表现为12个症状的情况

序号	症状及组合	频数/次
1	便干，喘，红绛舌，呼吸急促，黄苔，咳嗽，咳痰稠，咳痰黄，咳痰黏，口渴，尿黄赤，数脉	1

14. 13个症状

以13个症状来表达风热犯肺的类型共有1种情况，详见表7-24。

表7-24　风热犯肺表现为13个症状的情况

序号	症状及组合	频数/次
1	大便次数少，汗出，红绛舌，黄苔，咳嗽，咳痰量多，咳痰黏，口渴，尿黄赤，头痛，小便量少，胸痛，壮热	1

四、肺热证

肺热证在中医历代医案数据库中共呈现出了 158 种生命状态，具体如下。

1. 无症状

没有典型症状来表达肺热的情况共出现 28 次。

2. 1 个症状

以 1 个症状来表达肺热的类型共有 15 种情况，详见表 7-25。

表 7-25　肺热表现为 1 个症状的情况

序号	症状及组合	频数 / 次
1	咳嗽	13
2	数脉	10
3	咳血	5
4	咽喉痛	4
5	鼻塞	4
6	喘	3
7	口渴多饮	2
8	口渴	2
9	红绛舌	2
10	发热	2
11	舌干	1
12	咳痰腥	1
13	咳痰量多	1
14	呼吸急促	1
15	大便艰难	1

3. 2 个症状

以 2 个症状来表达肺热的类型共有 19 种情况，详见表 7-26。

表 7-26　肺热表现为 2 个症状的情况

序号	症状及组合	频数 / 次
1	咳嗽，咳血	4
2	红绛舌，咳嗽	4
3	发热，咳嗽	2

序号	症状及组合	频数/次
4	喘，燥苔	1
5	发热，咽喉痛	1
6	数脉，胸痛	1
7	咳痰腥，胸痛	1
8	咳嗽，数脉	1
9	口渴，面色红	1
10	咳痰黏，咳血	1
11	咳痰腥，咳血	1
12	红绛舌，咳血	1
13	咳嗽，咳痰腥	1
14	咳嗽，咳痰量多	1
15	咳嗽，咳痰黄	1
16	呼吸急促，咳嗽	1
17	发热，黄苔	1
18	发热，呼吸急促	1
19	发热，汗出	1

4. 3个症状

以3个症状来表达肺热的类型共有28种情况，详见表7-27。

表7-27　肺热表现为3个症状的情况

序号	症状及组合	频数/次
1	喘，发热，咳嗽	3
2	发热，咳嗽，咳血	2
3	呼吸急促，咳嗽，壮热	1
4	鼻煽，呼吸急促，壮热	1
5	红绛舌，咳嗽，咽喉痛	1
6	咳嗽，咳痰量多，胸痛	1
7	发热，红绛舌，胸痛	1
8	咳嗽，咳痰腥，数脉	1
9	咳嗽，咳痰稠，数脉	1
10	喉中痰鸣，咳嗽，数脉	1
11	红绛舌，咳嗽，面色红	1
12	发热，咳嗽，面色红	1
13	黄苔，咳嗽，口渴	1
14	喘，咳嗽，口渴	1

序号	症状及组合	频数/次
15	红绛舌，咳痰黄，咳血	1
16	黄苔，咳嗽，咳血	1
17	红绛舌，咳嗽，咳血	1
18	汗出，咳痰稠，咳痰黏	1
19	大便艰难，咳嗽，咳痰黏	1
20	喘，咳嗽，咳痰黏	1
21	喘，喉中痰鸣，咳痰黏	1
22	发热，咳嗽，咳痰腥	1
23	鼻塞，红绛舌，咳痰量多	1
24	发热，咳嗽，咳痰稠	1
25	红绛舌，黄苔，咳嗽	1
26	发热，红绛舌，咳嗽	1
27	鼻煽，发热，咳嗽	1
28	鼻塞，浮脉，黄苔	1

5. 4 个症状

以 4 个症状来表达肺热的类型共有 29 种情况，详见表 7-28。

表 7-28　肺热表现为 4 个症状的情况

序号	症状及组合	频数/次
1	发热，红绛舌，呼吸急促，咳嗽	2
2	喘，黄苔，面色红，壮热	1
3	黄苔，咳嗽，咳血，壮热	1
4	咳嗽，咳痰量多，咳痰黏，壮热	1
5	红绛舌，黄苔，咳嗽，壮热	1
6	发热，浮脉，咳嗽，壮热	1
7	大便艰难，黄苔，数脉，燥苔	1
8	大便艰难，黄苔，口渴，燥苔	1
9	发热，红绛舌，数脉，咽喉痛	1
10	发热，咳嗽，咳痰稠，咽喉痛	1
11	咳嗽，咳痰黄，咳血，胸痛	1
12	发热，咳嗽，咳痰黏，胸痛	1
13	喘，咳嗽，咳痰黏，数脉	1
14	咳嗽，咳血，口渴多饮，舌干	1
15	红绛舌，黄苔，口渴多饮，舌干	1
16	呼吸急促，咳嗽，咳痰黏，舌干	1

序号	症状及组合	频数／次
17	鼻塞，大便艰难，发热，舌干	1
18	发热，咳血，口渴多饮，面色红	1
19	喘，喉中痰鸣，咳嗽，口渴	1
20	黄苔，咳嗽，咳痰黄，咳痰黏	1
21	浮脉，黄苔，咳痰稠，咳痰黏	1
22	红绛舌，呼吸急促，咳嗽，咳痰黏	1
23	鼻塞，红绛舌，咳嗽，咳痰黏	1
24	喘，发热，红绛舌，咳痰黏	1
25	喘，喉中痰鸣，黄苔，咳嗽	1
26	发热，红绛舌，黄苔，咳嗽	1
27	喘，红绛舌，呼吸急促，咳嗽	1
28	恶寒，发热，红绛舌，咳嗽	1
29	喘，喉中痰鸣，呼吸急促，黄苔	1

6. 5个症状

以5个症状来表达肺热的类型共有18种情况，详见表7-29。

表7-29　肺热表现为5个症状的情况

序号	症状及组合	频数／次
1	发热，红绛舌，黄苔，咳嗽，口渴	2
2	黄苔，咳嗽，咳痰稠，燥苔，壮热	1
3	红绛舌，呼吸急促，咳嗽，舌干，壮热	1
4	红绛舌，呼吸急促，黄苔，咳嗽，壮热	1
5	大便艰难，发热，咳嗽，咳痰稠，胸痛	1
6	浮脉，呼吸急促，咳嗽，咳血，数脉	1
7	鼻塞，大便艰难，红绛舌，黄苔，数脉	1
8	红绛舌，咳嗽，咳痰量多，咳血，舌干	1
9	红绛舌，咳嗽，咳痰量多，咳痰黏，舌干	1
10	喘，红绛舌，咳嗽，咳痰黏，面色红	1
11	恶寒，发热，红绛舌，黄苔，口渴	1
12	喘，红绛舌，咳嗽，咳痰量多，咳血	1
13	咳嗽，咳痰稠，咳痰黄，咳痰量多，咳痰黏	1
14	鼻塞，发热，咳嗽，咳痰量多，咳痰黏	1
15	红绛舌，咳嗽，咳痰稠，咳痰黄，咳痰量多	1
16	发热，黄苔，咳嗽，咳痰稠，咳痰黄	1
17	鼻煽，喘，发热，呼吸急促，咳嗽	1
18	鼻煽，喘，红绛舌，喉中痰鸣，咳嗽	1

7. 6 个症状

以 6 个症状来表达肺热的类型共有 15 种情况，详见表 7-30。

表 7-30　肺热表现为 6 个症状的情况

序号	症状及组合	频数/次
1	浮脉，红绛舌，咳嗽，数脉，咽喉痛，壮热	1
2	喘，汗出，呼吸急促，咳嗽，咳痰黏，壮热	1
3	红绛舌，呼吸急促，咳嗽，咳血，胸痛，咽喉痛	1
4	鼻煽，发热，红绛舌，咳嗽，口渴，咽喉痛	1
5	大便艰难，恶寒，发热，汗出，咳嗽，胸痛	1
6	浮脉，咳嗽，咳痰黄，咳痰黏，咳血，数脉	1
7	喘，恶寒，发热，咳嗽，咳痰量多，数脉	1
8	鼻煽，发热，红绛舌，黄苔，咳嗽，数脉	1
9	喘，恶寒，发热，汗出，呼吸急促，数脉	1
10	咳嗽，咳痰量多，咳痰黏，口渴，口渴多饮，舌干	1
11	大便艰难，红绛舌，黄苔，咳嗽，咳痰量多，口渴	1
12	大便艰难，恶寒，发热，红绛舌，黄苔，口渴	1
13	大便艰难，发热，红绛舌，呼吸急促，咳嗽，咳痰黏	1
14	大便艰难，发热，红绛舌，呼吸急促，咳嗽，咳痰稠	1
15	大便艰难，恶寒，发热，汗出，黄苔，咳嗽	1

8. 7 个症状

以 7 个症状来表达肺热的类型共有 14 种情况，详见表 7-31。

表 7-31　肺热表现为 7 个症状的情况

序号	症状及组合	频数/次
1	喘，发热，咳嗽，咳痰黏，口渴，燥苔，壮热	1
2	红绛舌，喉中痰鸣，咳嗽，口渴，口渴多饮，舌干，壮热	1
3	红绛舌，呼吸急促，黄苔，咳嗽，咳痰腥，口渴，壮热	1
4	发热，黄苔，咳嗽，咳痰稠，咳痰黄，咳痰黏，胸痛	1
5	发热，汗出，红绛舌，咳嗽，咳痰稠，咳痰黄，胸痛	1
6	鼻煽，喘，发热，红绛舌，口渴，舌干，数脉	1
7	鼻煽，喘，发热，喉中痰鸣，咳嗽，面色红，数脉	1
8	发热，浮脉，红绛舌，黄苔，咳嗽，口渴，数脉	1
9	喘，发热，浮脉，红绛舌，呼吸急促，口渴，数脉	1

序号	症状及组合	频数/次
10	喘，汗出，红绛舌，咳嗽，咳痰稠，咳痰量多，咳痰黏	1
11	鼻塞，浮脉，汗出，黄苔，咳嗽，咳痰黄，咳痰黏	1
12	喘，红绛舌，喉中痰鸣，呼吸急促，黄苔，咳嗽，咳痰黏	1
13	喘，恶寒，发热，呼吸急促，咳嗽，咳痰黄，咳痰量多	1
14	鼻煽，恶寒，发热，红绛舌，喉中痰鸣，黄苔，咳嗽	1

9. 8 个症状

以 8 个症状来表达肺热的类型共有 9 种情况，详见表 7-32。

表 7-32　肺热表现为 8 个症状的情况

序号	症状及组合	频数/次
1	喘，黄苔，咳嗽，咳痰稠，咳痰黏，数脉，胸痛，壮热	1
2	鼻塞，大便艰难，恶寒，汗出，咳嗽，口渴，胸痛，壮热	1
3	喘，黄苔，咳嗽，咳痰黄，咳痰量多，咳痰黏，数脉，壮热	1
4	喘，红绛舌，喉中痰鸣，呼吸急促，咳嗽，口渴多饮，面色红，壮热	1
5	发热，咳嗽，咳痰稠，咳痰量多，咳痰黏，数脉，胸痛，燥苔	1
6	喘，大便艰难，红绛舌，黄苔，咳嗽，咳痰量多，面色红，燥苔	1
7	鼻塞，发热，红绛舌，咳嗽，咳痰黄，咳痰黏，口渴，咽喉痛	1
8	恶寒，发热，红绛舌，黄苔，咳嗽，咳痰量多，咳痰腥，胸痛	1
9	发热，汗出，红绛舌，黄苔，咳嗽，咳痰黄，咳痰黏，口渴	1

10. 9 个症状

以 9 个症状来表达肺热的类型共有 6 种情况，详见表 7-33。

表 7-33　肺热表现为 9 个症状的情况

序号	症状及组合	频数/次
1	喘，红绛舌，呼吸急促，黄苔，咳嗽，咳痰腥，咳血，燥苔，壮热	1
2	喘，大便艰难，发热，红绛舌，咳嗽，咳痰黄，舌干，胸痛，壮热	1
3	恶寒，红绛舌，黄苔，咳嗽，咳痰黄，咳痰黏，口渴，数脉，壮热	1
4	喘，大便艰难，发热，咳嗽，咳痰稠，咳痰黏，咳血，口渴多饮，胸痛	1
5	喘，发热，红绛舌，喉中痰鸣，黄苔，咳痰黄，口渴，舌干，数脉	1
6	喘，恶寒，发热，浮脉，呼吸急促，黄苔，咳嗽，口渴多饮，数脉	1

11. 10 个症状

以 10 个症状来表达肺热的类型共有 1 种情况，详见表 7-34。

表 7-34　肺热表现为 10 个症状的情况

序号	症状及组合	频数／次
1	喘，汗出，红绛舌，黄苔，咳嗽，咳痰黄，咳痰腥，数脉，胸痛，壮热	1

12. 11 个症状

以 11 个症状来表达肺热的类型共有 2 种情况，详见表 7-35。

表 7-35　肺热表现为 11 个症状的情况

序号	症状及组合	频数／次
1	喘，红绛舌，喉中痰鸣，呼吸急促，黄苔，咳痰稠，咳痰黄，咳痰黏，口渴，面色红，燥苔	1
2	鼻煽，喘，恶寒，发热，汗出，红绛舌，呼吸急促，黄苔，咳嗽，咳痰黏，口渴多饮	1

13. 12 个症状

以 12 个症状来表达肺热的类型共有 1 种情况，详见表 7-36。

表 7-36　肺热表现为 12 个症状的情况

序号	症状及组合	频数／次
1	喘，恶寒，发热，汗出，红绛舌，呼吸急促，黄苔，咳嗽，咳痰黄，咳痰黏，口渴，燥苔	1

五、痰湿阻肺证

痰湿阻肺证在中医历代医案数据库中共呈现出了 100 种生命状态，具体如下。

1. 无症状

没有典型症状来表达痰湿阻肺的情况共出现 3 次。

2. 1 个症状

以 1 个症状来表达痰湿阻肺的类型共有 6 种情况，详见表 7-37。

表 7-37　痰湿阻肺表现为 1 个症状的情况

序号	症状及组合	频数 / 次
1	咳嗽	13
2	胸闷	1
3	哮鸣	1
4	黏腻苔	1
5	呼吸困难	1
6	发热	1

3. 2 个症状

以 2 个症状来表达痰湿阻肺的类型共有 15 种情况，详见表 7-38。

表 7-38　痰湿阻肺表现为 2 个症状的情况

序号	症状及组合	频数 / 次
1	咳嗽，黏腻苔	2
2	喘，黏腻苔	2
3	咳嗽，咳痰量多	2
4	发热，咳嗽	2
5	喘，咳嗽	2
6	喘，哮鸣	1
7	呼吸困难，食少	1
8	喘，食少	1
9	咳嗽，舌质暗	1
10	咳嗽，咳痰稀	1
11	发热，咳痰量多	1
12	咳嗽，咳痰白	1
13	呼吸急促，咳嗽	1
14	喉中痰鸣，咳嗽	1
15	喘，滑脉	1

4. 3 个症状

以 3 个症状来表达痰湿阻肺的类型共有 18 种情况，详见表 7-39。

表 7-39　痰湿阻肺表现为 3 个症状的情况

序号	症状及组合	频数 / 次
1	喘，咳嗽，黏腻苔	2
2	呼吸急促，咳嗽，咳痰黏	2
3	发热，食少，胸闷	1
4	滑脉，咳嗽，胸闷	1
5	喉中痰鸣，咳嗽，胸闷	1
6	喘，口唇青紫，哮鸣	1
7	发热，咳嗽，哮鸣	1
8	喉中痰鸣，咳嗽，食少	1
9	咳嗽，咳痰量多，黏腻苔	1
10	呼吸急促，呼吸困难，口唇青紫	1
11	咳嗽，咳痰量多，咳痰黏	1
12	喉中痰鸣，咳嗽，咳痰黏	1
13	喘，喉中痰鸣，咳痰白	1
14	喉中痰鸣，呼吸困难，咳嗽	1
15	喉中痰鸣，呼吸急促，咳嗽	1
16	喘，呼吸急促，咳嗽	1
17	发热，喉中痰鸣，咳嗽	1
18	喘，发热，咳嗽	1

5. 4 个症状

以 4 个症状来表达痰湿阻肺的类型共有 19 种情况，详见表 7-40。

表 7-40　痰湿阻肺表现为 4 个症状的情况

序号	症状及组合	频数 / 次
1	滑脉，咳嗽，咳痰稀，胸闷	2
2	喘，咳嗽，咳痰量多，胸闷	2
3	喘，咳嗽，咳痰白，胸闷	1
4	喘，滑脉，咳嗽，胸闷	1
5	喘，呼吸急促，咳嗽，胸闷	1
6	咳嗽，咳痰黏，黏腻苔，哮鸣	1
7	喘，咳嗽，黏腻苔，食少	1
8	呼吸急促，咳嗽，咳痰量多，食少	1
9	喘，咳嗽，咳痰量多，食少	1
10	喘，滑脉，咳嗽，食少	1
11	喘，呼吸困难，咳嗽，食少	1
12	喘，呼吸急促，咳痰黏，舌质暗	1

序号	症状及组合	频数/次
13	咳嗽，咳痰白，咳痰黏，黏腻苔	1
14	喘，发热，咳嗽，黏腻苔	1
15	喘，发热，咳嗽，口唇青紫	1
16	发热，咳嗽，咳痰量多，咳痰黏	1
17	喉中痰鸣，呼吸困难，咳嗽，咳痰量多	1
18	喉中痰鸣，呼吸急促，滑脉，咳嗽	1
19	喘，呼吸急促，呼吸困难，咳嗽	1

6. 5个症状

以 5 个症状来表达痰湿阻肺的类型共有 20 种情况，详见表 7-41。

表 7-41　痰湿阻肺表现为 5 个症状的情况

序号	症状及组合	频数/次
1	喘，呼吸急促，口唇青紫，哮鸣，胸闷	1
2	呼吸困难，咳嗽，咳痰黏，哮鸣，胸闷	1
3	咳嗽，咳痰白，咳痰黏，食少，胸闷	1
4	滑脉，咳嗽，咳痰黏，食少，胸闷	1
5	咳痰白，咳痰量多，咳痰稀，食少，胸闷	1
6	呼吸急促，咳痰量多，咳痰黏，黏腻苔，胸闷	1
7	滑脉，咳嗽，咳痰黏，黏腻苔，胸闷	1
8	喘，呼吸困难，咳嗽，口唇青紫，胸闷	1
9	喘，咳嗽，咳痰白，咳痰黏，胸闷	1
10	喘，滑脉，咳嗽，黏腻苔，哮鸣	1
11	喘，喉中痰鸣，咳嗽，咳痰黏，哮鸣	1
12	喘，咳嗽，咳痰白，咳痰黏，食少	1
13	喘，滑脉，咳嗽，咳痰黏，食少	1
14	喘，喉中痰鸣，滑脉，咳痰量多，食少	1
15	喘，发热，喉中痰鸣，咳嗽，食少	1
16	发热，咳嗽，咳痰白，咳痰量多，舌质暗	1
17	喘，滑脉，咳嗽，口唇青紫，黏腻苔	1
18	喘，呼吸急促，咳嗽，咳痰黏，黏腻苔	1
19	喘，咳嗽，咳痰白，咳痰量多，黏腻苔	1
20	喘，发热，喉中痰鸣，呼吸急促，咳嗽	1

7. 6 个症状

以 6 个症状来表达痰湿阻肺的类型共有 12 种情况，详见表 7-42。

表 7-42　痰湿阻肺表现为 6 个症状的情况

序号	症状及组合	频数/次
1	喘，咳痰白，咳痰黏，舌质暗，哮鸣，胸闷	1
2	喘，滑脉，咳嗽，咳痰量多，食少，胸闷	1
3	呼吸困难，咳嗽，咳痰白，咳痰黏，舌质暗，胸闷	1
4	喘，咳嗽，咳痰量多，咳痰黏，黏腻苔，胸闷	1
5	喘，发热，呼吸急促，咳痰量多，口唇青紫，胸闷	1
6	发热，咳嗽，咳痰白，咳痰量多，咳痰黏，胸闷	1
7	喘，咳嗽，咳痰白，咳痰量多，黏腻苔，食少	1
8	喘，呼吸急促，滑脉，咳嗽，黏腻苔，食少	1
9	喘，咳嗽，咳痰白，咳痰量多，咳痰稀，食少	1
10	发热，喉中痰鸣，呼吸急促，咳痰黏，黏腻苔，舌质暗	1
11	喘，发热，咳嗽，咳痰白，咳痰量多，咳痰稀	1
12	喉中痰鸣，呼吸急促，滑脉，咳嗽，咳痰白，咳痰稀	1

8. 7 个症状

以 7 个症状来表达痰湿阻肺的类型共有 3 种情况，详见表 7-43。

表 7-43　痰湿阻肺表现为 7 个症状的情况

序号	症状及组合	频数/次
1	喘，呼吸急促，滑脉，咳嗽，咳痰黏，哮鸣，胸闷	1
2	喘，滑脉，咳嗽，咳痰量多，咳痰黏，食少，胸闷	1
3	喘，喉中痰鸣，咳嗽，咳痰白，咳痰量多，口唇青紫，舌质暗	1

9. 8 个症状

以 8 个症状来表达痰湿阻肺的类型共有 2 种情况，详见表 7-44。

表 7-44　痰湿阻肺表现为 8 个症状的情况

序号	症状及组合	频数/次
1	喘，呼吸急促，滑脉，咳嗽，咳痰量多，咳痰稀，黏腻苔，胸闷	1
2	喘，滑脉，咳嗽，咳痰白，咳痰黏，黏腻苔，舌质暗，食少	1

10. 9 个症状

以 9 个症状来表达痰湿阻肺的类型共有 2 种情况，详见表 7-45。

表 7-45　痰湿阻肺表现为 9 个症状的情况

序号	症状及组合	频数/次
1	喘，发热，呼吸急促，滑脉，咳嗽，黏腻苔，舌质暗，哮鸣，胸闷	1
2	喘，发热，呼吸急促，咳嗽，咳痰白，咳痰黏，口唇青紫，舌质暗，胸闷	1

11. 10 个症状

以 10 个症状来表达痰湿阻肺的类型共有 1 种情况，详见表 7-46。

表 7-46　痰湿阻肺表现为 10 个症状的情况

序号	症状及组合	频数/次
1	喘，滑脉，咳嗽，咳痰白，咳痰稀，咳痰黏，黏腻苔，舌质暗，哮鸣，胸闷	1

12. 11 个症状

以 11 个症状来表达痰湿阻肺的类型共有 1 种情况，详见表 7-47。

表 7-47　痰湿阻肺表现为 11 个症状的情况

序号	症状及组合	频数/次
1	喘，喉中痰鸣，呼吸急促，呼吸困难，咳嗽，咳痰白，咳痰量多，咳痰稀，咳痰黏，口唇青紫，胸闷	1

六、肺气虚证

肺气虚证在中医历代医案数据库中共呈现出了 58 种生命状态，具体如下。

1. 无症状

没有典型症状来表达肺气虚的情况共出现 24 次。

2. 1 个症状

以 1 个症状来表达肺气虚的类型共有 8 种情况，详见表 7-48。

表 7-48　肺气虚表现为 1 个症状的情况

序号	症状及组合	频数 / 次
1	咳嗽	15
2	淡白舌	10
3	喘	5
4	气短	2
5	咳血	2
6	汗出	2
7	弱脉	1
8	咳痰黏	1

3. 2 个症状

以 2 个症状来表达肺气虚的类型共有 17 种情况，详见表 7-49。

表 7-49　肺气虚表现为 2 个症状的情况

序号	症状及组合	频数 / 次
1	咳嗽，咳痰黏	5
2	咳嗽，咳血	4
3	咳嗽，咳痰量多	4
4	淡白舌，气短	3
5	喘，咳痰	3
6	淡白舌，咳嗽	3
7	咳嗽，咳痰	2
8	滑脉，咳嗽	2
9	呼吸急促，咳嗽	2
10	汗出，咳嗽	2
11	喘，咳嗽	2
12	汗出，弱脉	1
13	淡白舌，弱脉	1
14	淡白舌，滑脉	1
15	汗出，呼吸急促	1
16	喘，呼吸急促	1
17	淡白舌，汗出	1

4. 3 个症状

以 3 个症状来表达肺气虚的类型共有 20 种情况，详见表 7-50。

表 7-50　肺气虚表现为 3 个症状的情况

序号	症状及组合	频数/次
1	滑脉，咳嗽，咳痰黏	2
2	淡白舌，气短，弱脉	1
3	喘，气短，弱脉	1
4	咳嗽，咳痰量多，弱脉	1
5	喘，咳痰，弱脉	1
6	咳痰量多，咳血，气短	1
7	咳痰量多，咳痰黏，气短	1
8	咳嗽，咳痰黏，气短	1
9	喘，汗出，气短	1
10	喘，咳痰，咳血	1
11	滑脉，咳嗽，咳血	1
12	淡白舌，咳嗽，咳血	1
13	喘，咳痰量多，咳痰黏	1
14	咳嗽，咳痰，咳痰黏	1
15	呼吸急促，咳嗽，咳痰量多	1
16	呼吸急促，滑脉，咳痰量多	1
17	滑脉，咳嗽，咳痰	1
18	汗出，滑脉，咳嗽	1
19	喘，呼吸急促，咳嗽	1
20	喘，汗出，呼吸急促	1

5. 4 个症状

以 4 个症状来表达肺气虚的类型共有 8 种情况，详见表 7-51。

表 7-51　肺气虚表现为 4 个症状的情况

序号	症状及组合	频数/次
1	滑脉，咳嗽，咳血，弱脉	1
2	淡白舌，滑脉，咳嗽，弱脉	1
3	喘，咳嗽，咳痰黏，咳血	1
4	喘，滑脉，咳嗽，咳痰黏	1
5	喘，滑脉，咳嗽，咳痰	1
6	喘，汗出，咳嗽，咳痰	1
7	喘，呼吸急促，滑脉，咳嗽	1
8	喘，汗出，呼吸急促，咳嗽	1

6. 5 个症状

以 5 个症状来表达肺气虚的类型共有 4 种情况，详见表 7-52。

表 7-52 肺气虚表现为 5 个症状的情况

序号	症状及组合	频数 / 次
1	淡白舌，咳嗽，咳痰，气短，弱脉	1
2	喘，咳嗽，咳痰量多，咳痰黏，气短	1
3	喘，呼吸急促，咳嗽，咳痰，气短	1
4	喘，呼吸急促，滑脉，咳嗽，咳痰黏	1

七、肺阴虚证

肺阴虚证在中医历代医案数据库中共呈现出了 123 种生命状态，具体如下。

1. 无症状

没有典型症状来表达肺阴虚的情况共出现 7 次。

2. 1 个症状

以 1 个症状来表达肺阴虚的类型共有 9 种情况，详见表 7-53。

表 7-53 肺阴虚表现为 1 个症状的情况

序号	症状及组合	频数 / 次
1	咳嗽	14
2	红绛舌	3
3	口干	2
4	咳血	2
5	咽干	1
6	数脉	1
7	咳痰	1
8	干咳	1

3. 2 个症状

以 2 个症状来表达肺阴虚的类型共有 20 种情况，详见表 7-54。

表 7-54　肺气虚表现为 2 个症状的情况

序号	症状及组合	频数/次
1	咳嗽，咳血	6
2	咳嗽，数脉	3
3	咳嗽，咳痰黏	3
4	数脉，咽干	2
5	喘，咳嗽	2
6	干咳，红绛舌	2
7	数脉，咽痒	1
8	咳嗽，咽痒	1
9	干咳，咽痒	1
10	咳血，咽喉痛	1
11	口干，咽干	1
12	干咳，咽干	1
13	咳血，数脉	1
14	咳痰黏，声音嘶哑	1
15	咳嗽，口干	1
16	红绛舌，口干	1
17	呼吸急促，咳嗽	1
18	干咳，咳嗽	1
19	发热，咳嗽	1
20	发热，干咳	1

4. 3 个症状

以 3 个症状来表达肺阴虚的类型共有 29 种情况，详见表 7-55。

表 7-55　肺阴虚表现为 3 个症状的情况

序号	症状及组合	频数/次
1	红绛舌，声音嘶哑，咽干	2
2	咳嗽，咳血，胸痛	2
3	发热，咳嗽，数脉	2
4	呼吸急促，咳嗽，咳血	2
5	红绛舌，咳嗽，咳痰	2
6	喘，呼吸急促，咳痰	2
7	潮热，盗汗，干咳	2
8	咳嗽，数脉，咽痒	1
9	发热，咳嗽，咽痒	1
10	声音嘶哑，咽干，咽喉痛	1

序号	症状及组合	频数/次
11	干咳，咽干，咽喉痛	1
12	咳嗽，声音嘶哑，咽喉痛	1
13	发热，咳嗽，咽喉痛	1
14	红绛舌，口干，咽干	1
15	咳嗽，咳痰黏，胸痛	1
16	发热，咳嗽，胸痛	1
17	咳嗽，数脉，消瘦	1
18	咳嗽，咳血，消瘦	1
19	喘，咳嗽，消瘦	1
20	喘，干咳，消瘦	1
21	红绛舌，咳嗽，数脉	1
22	呼吸急促，咳嗽，声音嘶哑	1
23	发热，咳嗽，声音嘶哑	1
24	红绛舌，咳嗽，口干	1
25	红绛舌，咳嗽，咳血	1
26	发热，咳嗽，咳血	1
27	喘，呼吸急促，咳痰量多	1
28	干咳，红绛舌，咳嗽	1
29	盗汗，发热，咳嗽	1

5. 4 个症状

以 4 个症状来表达肺阴虚的类型共有 22 种情况，详见表 7-56。

表 7-56　肺阴虚表现为 4 个症状的情况

序号	症状及组合	频数/次
1	红绛舌，声音嘶哑，咽干	2
2	咳嗽，咳血，胸痛	2
3	发热，咳嗽，数脉	2
4	呼吸急促，咳嗽，咳血	2
5	红绛舌，咳嗽，咳痰	2
6	喘，呼吸急促，咳痰	2
7	潮热，盗汗，干咳	2
8	咳嗽，数脉，咽痒	1
9	发热，咳嗽，咽痒	1
10	声音嘶哑，咽干，咽喉痛	1
11	干咳，咽干，咽喉痛	1

序号	症状及组合	频数/次
12	咳嗽，声音嘶哑，咽喉痛	1
13	发热，咳嗽，咽喉痛	1
14	红绛舌，口干，咽干	1
15	咳嗽，咳痰黏，胸痛	1
16	发热，咳嗽，胸痛	1
17	咳嗽，数脉，消瘦	1
18	咳嗽，咳血，消瘦	1
19	喘，咳嗽，消瘦	1
20	喘，干咳，消瘦	1
21	红绛舌，咳嗽，数脉	1
22	呼吸急促，咳嗽，声音嘶哑	1

6. 5个症状

以5个症状来表达肺阴虚的类型共有16种情况，详见表7-57。

表7-57　肺阴虚表现为5个症状的情况

序号	症状及组合	频数/次
1	干咳，声音嘶哑，数脉，咽喉痛，咽痒	1
2	干咳，红绛舌，消瘦，咽干，咽痒	1
3	咳嗽，咳痰量多，咳痰黏，口干，咽痒	1
4	咳嗽，咳痰黏，数脉，咽干，咽喉痛	1
5	喘，红绛舌，咳痰黏，消瘦，咽干	1
6	喘，发热，呼吸急促，数脉，咽干	1
7	喘，呼吸急促，咳血，口干，咽干	1
8	红绛舌，呼吸急促，咳血，消瘦，胸痛	1
9	红绛舌，咳嗽，咳痰黏，数脉，胸痛	1
10	红绛舌，咳嗽，咳痰黏，舌干，消瘦	1
11	盗汗，咳嗽，咳痰，咳痰黏，消瘦	1
12	干咳，咳痰黏，口干，舌干，数脉	1
13	红绛舌，咳嗽，咳痰量多，咳痰黏，数脉	1
14	喘，红绛舌，呼吸急促，咳嗽，声音嘶哑	1
15	红绛舌，咳嗽，咳痰，咳痰黏，咳血	1
16	喘，红绛舌，呼吸急促，咳嗽，咳痰量多	1

7. 6个症状

以6个症状来表达肺阴虚的类型共有9种情况，详见表7-58。

表7-58 肺阴虚表现为6个症状的情况

序号	症状及组合	频数/次
1	红绛舌，咳嗽，咳血，数脉，胸痛，咽痒	1
2	发热，红绛舌，咳嗽，咳血，数脉，咽痒	1
3	红绛舌，口干，舌干，声音嘶哑，咽干，咽喉痛	1
4	潮热，咳嗽，咳血，口干，数脉，咽干	1
5	红绛舌，咳嗽，咳痰量多，咳痰黏，舌干，消瘦	1
6	盗汗，发热，红绛舌，咳痰，咳血，消瘦	1
7	潮热，盗汗，红绛舌，咳嗽，咳血，消瘦	1
8	咳嗽，咳痰黏，咳血，口干，舌干，数脉	1
9	喘，红绛舌，咳嗽，咳痰量多，咳痰黏，数脉	1

8. 7个症状

以7个症状来表达肺阴虚的类型共有12种情况，详见表7-59。

表7-59 肺阴虚表现为7个症状的情况

序号	症状及组合	频数/次
1	红绛舌，咳痰，口干，舌干，消瘦，胸痛，咽干	1
2	发热，干咳，红绛舌，呼吸急促，口干，胸痛，咽干	1
3	干咳，红绛舌，咳嗽，口干，数脉，消瘦，咽干	1
4	盗汗，红绛舌，咳痰黏，口干，数脉，消瘦，胸痛	1
5	发热，红绛舌，咳嗽，咳痰黏，咳血，数脉，胸痛	1
6	潮热，盗汗，红绛舌，咳血，口干，舌干，胸痛	1
7	喘，红绛舌，呼吸急促，咳嗽，咳痰量多，咳血，胸痛	1
8	喘，发热，红绛舌，呼吸急促，咳嗽，咳痰黏，胸痛	1
9	盗汗，红绛舌，咳嗽，咳血，舌干，数脉，消瘦	1
10	潮热，盗汗，干咳，红绛舌，咳嗽，数脉，消瘦	1
11	红绛舌，呼吸急促，咳嗽，咳痰量多，口干，舌干，消瘦	1
12	喘，发热，红绛舌，咳嗽，咳痰，口干，数脉	1

9. 8个症状

以8个症状来表达肺阴虚的类型共有3种情况，详见表7-60。

表7-60　肺阴虚表现为 8 个症状的情况

序号	症状及组合	频数/次
1	潮热，红绛舌，咳嗽，咳痰量多，咳血，口干，舌干，消瘦	1
2	喘，盗汗，发热，呼吸急促，咳嗽，咳痰，口干，消瘦	1
3	潮热，红绛舌，咳嗽，咳痰，咳血，口干，舌干，数脉	1

10. 9 个症状

以 9 个症状来表达肺阴虚的类型共有 1 种情况，详见表 7-61。

表7-61　肺阴虚表现为 9 个症状的情况

序号	症状及组合	频数/次
1	潮热，盗汗，呼吸急促，咳嗽，咳血，口干，消瘦，胸痛，咽干	1

11. 10 个症状

以 10 个症状来表达肺阴虚的类型共有 1 种情况，详见表 7-62。

表7-62　肺阴虚表现为 10 个症状的情况

序号	症状及组合	频数/次
1	潮热，盗汗，红绛舌，呼吸急促，咳嗽，口干，数脉，消瘦，胸痛，咽干	1

参考文献

[1] 张启明，王永炎，张志斌，等. 中医历代医案数据库的建立与统计方法 [J]. 山东中医药大学学报，2005，29(4)：298-299.

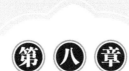

第八章
肾系统单元证的临床表现形式

一、肾精虚证

肾精虚证在中医历代医案数据库[1]中共呈现出了 51 种生命状态，具体如下。

1. 无症状

没有典型症状来表达肾精虚的情况共出现 12 次。

2. 1 个症状

以 1 个症状来表达肾精虚的类型共有 7 种情况，详见表 8-1。

表 8-1　肾精虚表现为 1 个症状的情况

序号	症状及组合	频数/次
1	腰酸	4
2	细脉	4
3	腰痛	1
4	腰脊无力	1
5	神疲	1
6	淡白舌	1
7	白苔	1

3. 2 个症状

以 2 个症状来表达肾精虚的类型共有 8 种情况，详见表 8-2。

表 8-2　肾精虚表现为 2 个症状的情况

序号	症状及组合	频数 / 次
1	白苔，薄苔	5
2	腰脊无力，腰酸	2
3	淡白舌，神疲	2
4	淡白舌，腰痛	1
5	乏力，腰酸	1
6	乏力，细脉	1
7	淡白舌，细脉	1
8	乏力，神疲	1

4. 3 个症状

以 3 个症状来表达肾精虚的类型共有 12 种情况，详见表 8-3。

表 8-3　肾精虚表现为 3 个症状的情况

序号	症状及组合	频数 / 次
1	乏力，腰脊无力，腰酸	3
2	白苔，沉脉，腰痛	2
3	细脉，腰酸，腰痛	1
4	淡白舌，腰酸，腰痛	1
5	淡白舌，乏力，腰痛	1
6	薄苔，腰脊无力，腰酸	1
7	淡白舌，神疲，腰酸	1
8	淡白舌，乏力，腰酸	1
9	薄苔，淡白舌，腰酸	1
10	白苔，沉脉，细脉	1
11	白苔，薄苔，淡白舌	1
12	白苔，薄苔，沉脉	1

5. 4 个症状

以 4 个症状来表达肾精虚的类型共有 6 种情况，详见表 8-4。

表 8-4　肾精虚表现为 4 个症状的情况

序号	症状及组合	频数 / 次
1	淡白舌，细脉，腰酸，腰痛	1
2	白苔，沉脉，腰酸，腰痛	1
3	沉脉，乏力，腰脊无力，腰酸	1
4	薄苔，乏力，细脉，腰酸	1

序号	症状及组合	频数/次
5	薄苔，沉脉，淡白舌，腰酸	1
6	白苔，薄苔，沉脉，细脉	1

6. 5个症状

以5个症状来表达肾精虚的类型共有8种情况，详见表8-5。

表8-5　肾精虚表现为5个症状的情况

序号	症状及组合	频数/次
1	白苔，薄苔，沉脉，淡白舌，细脉	2
2	薄苔，神疲，细脉，腰酸，腰痛	1
3	白苔，沉脉，细脉，腰酸，腰痛	1
4	白苔，薄苔，细脉，腰酸，腰痛	1
5	沉脉，乏力，神疲，细脉，腰痛	1
6	白苔，薄苔，淡白舌，乏力，腰痛	1
7	沉脉，乏力，神疲，细脉，腰酸	1
8	薄苔，沉脉，淡白舌，细脉，腰酸	1

7. 6个症状

以6个症状来表达肾精虚的类型共有5种情况，详见表8-6。

表8-6　肾精虚表现为6个症状的情况

序号	症状及组合	频数/次
1	白苔，沉脉，淡白舌，细脉，腰脊无力，腰酸	1
2	薄苔，淡白舌，乏力，神疲，腰脊无力，腰酸	1
3	薄苔，淡白舌，乏力，神疲，细脉，腰酸	1
4	白苔，薄苔，沉脉，乏力，细脉，腰酸	1
5	白苔，薄苔，淡白舌，乏力，神疲，细脉	1

8. 7个症状

以7个症状来表达肾精虚的类型共有3种情况，详见表8-7。

表8-7　肾精虚表现为7个症状的情况

序号	症状及组合	频数/次
1	白苔，薄苔，沉脉，淡白舌，神疲，细脉，腰痛	1
2	白苔，沉脉，淡白舌，神疲，细脉，腰脊无力，腰酸	1
3	白苔，薄苔，沉脉，淡白舌，神疲，细脉，腰酸	1

9. 8个症状

以8个症状来表达肾精虚的类型共有1种情况，详见表8-8。

表8-8　肾精虚表现为8个症状的情况

序号	症状及组合	频数/次
1	白苔，薄苔，沉脉，淡白舌，乏力，神疲，细脉，腰酸	1

二、肾气虚（肾不纳气/肾气不固）证

（一）肾气虚证

肾气虚证在中医历代医案数据库[1]中共呈现出了206种生命状态，具体如下。

1. 无症状

没有典型症状来表达肾气虚的情况共出现27次。

2. 1个症状

以1个症状来表达肾气虚的类型共有16种情况，详见表8-9。

表8-9　肾气虚表现为1个症状的情况

序号	症状及组合	频数/次
1	遗精	9
2	腰痛	6
3	小便频数	4
4	小便不利	3
5	细脉	3
6	遗尿	2
7	面色㿠白	2
8	沉脉	2
9	薄苔	2
10	白苔	2
11	肢冷	1
12	腰酸	1
13	小便失禁	1

序号	症状及组合	频数 / 次
14	神疲	1
15	缓脉	1
16	不孕	1

3. 2 个症状

以 2 个症状来表达肾气虚的类型共有 34 种情况，详见表 8-10。

表 8-10　肾气虚表现为 2 个症状的情况

序号	症状及组合	频数 / 次
1	白苔，月经量多	2
2	小便频数，遗尿	2
3	腰脊无力，腰酸	2
4	小便不利，小腹疼痛	2
5	细脉，小便不利	2
6	神疲，小便不利	2
7	淡红舌，神疲	2
8	淡白舌，神疲	2
9	白苔，神疲	2
10	小便不利，肢冷	1
11	细脉，月经量多	1
12	淡白舌，月经后期	1
13	神疲，月经不调	1
14	细脉，遗精	1
15	腰酸，腰痛	1
16	小便频数，腰痛	1
17	小便不利，腰痛	1
18	白苔，腰痛	1
19	淡红舌，小腹疼痛	1
20	白苔，小便失禁	1
21	小便不利，小便频数	1
22	淡红舌，小便频数	1
23	白苔，小便不利	1
24	沉脉，下肢无力	1
25	神疲，细脉	1
26	白苔，细脉	1
27	舌质暗，神疲	1

序号	症状及组合	频数/次
28	弱脉，神疲	1
29	薄苔，淡红舌	1
30	白苔，淡红舌	1
31	薄苔，淡白舌	1
32	白苔，淡白舌	1
33	白苔，沉脉	1
34	白苔，薄苔	1

4. 3 个症状

以 3 个症状来表达肾气虚的类型共有 35 种情况，详见表 8-11。

表 8-11 肾气虚表现为 3 个症状的情况

序号	症状及组合	频数/次
1	薄苔，小便频数，肢冷	1
2	面色㿠白，神疲，肢冷	1
3	神疲，小便频数，月经量少	1
4	沉脉，细脉，月经后期	1
5	薄苔，细脉，月经不调	1
6	白苔，薄苔，月经不调	1
7	面色㿠白，小便频数，遗尿	1
8	白苔，神疲，遗尿	1
9	小便频数，腰酸，腰痛	1
10	小便不利，小便频数，腰痛	1
11	白苔，小便频数，腰痛	1
12	神疲，小便不利，腰痛	1
13	弱脉，细脉，腰痛	1
14	薄苔，细脉，腰痛	1
15	不孕，腰脊无力，腰酸	1
16	沉脉，细脉，腰酸	1
17	沉脉，弱脉，腰酸	1
18	薄苔，淡红舌，腰酸	1
19	薄苔，淡白舌，腰酸	1
20	白苔，淡白舌，腰酸	1
21	小便不利，小便频数，小腹疼痛	1
22	细脉，小便不利，小便失禁	1
23	淡白舌，神疲，小便频数	1

序号	症状及组合	频数/次
24	白苔，淡白舌，小便频数	1
25	薄苔，沉脉，小便频数	1
26	薄苔，缓脉，小便不利	1
27	沉脉，神疲，细脉	1
28	白苔，薄苔，细脉	1
29	淡白舌，面色苍白，神疲	1
30	白苔，薄苔，神疲	1
31	白苔，沉脉，舌质暗	1
32	白苔，薄苔，舌质暗	1
33	薄苔，淡白舌，缓脉	1
34	白苔，沉脉，淡红舌	1
35	白苔，薄苔，淡红舌	1

5．4 个症状

以 4 个症状来表达肾气虚的类型共有 37 种情况，详见表 8-12。

表 8-12　肾气虚表现为 4 个症状的情况

序号	症状及组合	频数/次
1	白苔，薄苔，淡白舌，细脉	2
2	神疲，腰痛，月经量少，肢冷	1
3	白苔，弱脉，腰痛，肢冷	1
4	细脉，小便不利，小便频数，肢冷	1
5	面色㿠白，神疲，小便频数，肢冷	1
6	淡白舌，神疲，小便不利，肢冷	1
7	沉脉，淡红舌，细脉，肢冷	1
8	淡红舌，腰酸，月经后期，月经量少	1
9	薄苔，细脉，月经不调，月经量少	1
10	薄苔，不孕，腰痛，月经量多	1
11	薄苔，缓脉，腰痛，遗尿	1
12	淡白舌，下肢无力，腰酸，遗尿	1
13	薄苔，细脉，小便频数，遗尿	1
14	薄苔，小便频数，腰酸，遗精	1
15	白苔，沉脉，细脉，遗精	1
16	白苔，不孕，淡红舌，遗精	1
17	小便频数，小便失禁，腰酸，腰痛	1
18	面色㿠白，舌质暗，腰酸，腰痛	1

序号	症状及组合	频数/次
19	薄苔，舌质暗，腰酸，腰痛	1
20	淡红舌，面色苍白，腰酸，腰痛	1
21	缓脉，细脉，小便不利，腰痛	1
22	白苔，淡红舌，小便不利，腰痛	1
23	舌质暗，神疲，腰脊无力，腰酸	1
24	薄苔，细脉，下肢无力，腰酸	1
25	白苔，薄苔，下肢无力，腰酸	1
26	白苔，神疲，细脉，腰酸	1
27	弱脉，小便频数，小便失禁，腰脊无力	1
28	白苔，薄苔，淡白舌，腰脊无力	1
29	白苔，薄苔，淡白舌，小便失禁	1
30	薄苔，舌质暗，小便不利，小便频数	1
31	白苔，沉脉，舌质暗，小便频数	1
32	白苔，淡白舌，缓脉，小便频数	1
33	白苔，薄苔，沉脉，小便频数	1
34	白苔，沉脉，淡红舌，细脉	1
35	白苔，薄苔，淡红舌，细脉	1
36	白苔，薄苔，沉脉，弱脉	1
37	白苔，薄苔，沉脉，淡白舌	1

6. 5个症状

以5个症状来表达肾气虚的类型共有26种情况，详见表8-13。

表8-13 肾气虚表现为5个症状的情况

序号	症状及组合	频数/次
1	薄苔，淡白舌，下肢无力，腰脊无力，肢冷	1
2	沉脉，面色苍白，细脉，小便失禁，肢冷	1
3	不孕，弱脉，细脉，小便频数，月经量多	1
4	沉脉，淡白舌，面色苍白，细脉，月经量多	1
5	白苔，沉脉，淡白舌，细脉，月经量多	1
6	淡红舌，小腹疼痛，腰酸，腰痛，遗精	1
7	白苔，淡白舌，弱脉，细脉，遗精	1
8	白苔，沉脉，淡红舌，细脉，遗精	1
9	白苔，淡白舌，小便频数，腰酸，腰痛	1
10	薄苔，细脉，小便不利，腰酸，腰痛	1
11	薄苔，淡白舌，下肢无力，腰酸，腰痛	1

中医『单元证』辨证研究

序号	症状及组合	频数/次
12	白苔，薄苔，神疲，腰脊无力，腰痛	1
13	面色㿠白，舌质暗，小便频数，小腹疼痛，腰痛	1
14	不孕，沉脉，舌质暗，细脉，腰痛	1
15	白苔，沉脉，淡白舌，细脉，腰痛	1
16	白苔，薄苔，沉脉，细脉，腰痛	1
17	薄苔，神疲，细脉，腰脊无力，腰酸	1
18	白苔，薄苔，淡白舌，小腹疼痛，腰酸	1
19	淡白舌，下肢无力，小便频数，小便失禁，腰酸	1
20	白苔，薄苔，弱脉，小便频数，腰酸	1
21	白苔，沉脉，淡白舌，舌质暗，小便频数	1
22	白苔，沉脉，淡红舌，细脉，下肢无力	1
23	白苔，薄苔，沉脉，细脉，下肢无力	1
24	白苔，薄苔，淡白舌，缓脉，细脉	1
25	白苔，不孕，沉脉，淡红舌，细脉	1
26	白苔，薄苔，沉脉，淡红舌，细脉	1

7. 6个症状

以6个症状来表达肾气虚的类型共有19种情况，详见表8-14。

表8-14 肾气虚表现为6个症状的情况

序号	症状及组合	频数/次
1	白苔，淡白舌，面色苍白，舌质暗，小便不利，肢冷	1
2	白苔，薄苔，淡白舌，腰酸，月经后期，月经量少	1
3	白苔，淡红舌，神疲，小便不利，腰痛，月经量少	1
4	薄苔，不孕，淡白舌，舌质暗，腰痛，月经量少	1
5	不孕，沉脉，细脉，腰痛，月经后期，月经量多	1
6	白苔，薄苔，沉脉，面色苍白，细脉，月经量多	1
7	白苔，不孕，沉脉，淡白舌，舌质暗，月经量多	1
8	白苔，薄苔，淡白舌，面色㿠白，神疲，月经后期	1
9	白苔，薄苔，淡白舌，缓脉，细脉，遗尿	1
10	淡白舌，神疲，小便频数，腰脊无力，腰酸，遗精	1
11	白苔，沉脉，淡白舌，神疲，细脉，遗精	1
12	白苔，薄苔，弱脉，神疲，细脉，腰痛	1
13	白苔，淡白舌，神疲，小便频数，腰脊无力，腰酸	1
14	白苔，沉脉，淡白舌，弱脉，下肢无力，腰酸	1
15	弱脉，神疲，细脉，小便不利，小便失禁，小腹疼痛	1

序号	症状及组合	频数/次
16	白苔，薄苔，缓脉，面色㿠白，弱脉，细脉	1
17	白苔，不孕，沉脉，淡红舌，弱脉，细脉	1
18	白苔，薄苔，淡白舌，缓脉，面色苍白，神疲	1
19	白苔，薄苔，沉脉，淡红舌，缓脉，弱脉	1

8. 7个症状

以7个症状来表达肾气虚的类型共有17种情况，详见表8-15。

表8-15　肾气虚表现为7个症状的情况

序号	症状及组合	频数/次
1	白苔，薄苔，不孕，沉脉，淡红舌，细脉，腰痛	3
2	白苔，沉脉，淡白舌，面色苍白，神疲，细脉，肢冷	2
3	白苔，薄苔，沉脉，缓脉，弱脉，遗尿，肢冷	1
4	淡白舌，面色苍白，神疲，下肢无力，腰脊无力，腰酸，肢冷	1
5	白苔，薄苔，下肢无力，小便频数，小便失禁，腰酸，肢冷	1
6	薄苔，淡白舌，神疲，小便不利，小便频数，腰酸，肢冷	1
7	白苔，薄苔，不孕，淡红舌，小腹疼痛，月经后期，月经量少	1
8	白苔，沉脉，淡白舌，舌质暗，细脉，月经后期，月经量少	1
9	白苔，不孕，缓脉，舌质暗，下肢无力，腰痛，月经量少	1
10	白苔，薄苔，不孕，小腹疼痛，腰酸，腰痛，月经量多	1
11	白苔，薄苔，不孕，沉脉，舌质暗，细脉，月经后期	1
12	沉脉，淡白舌，缓脉，神疲，腰脊无力，腰酸，遗精	1
13	薄苔，沉脉，弱脉，舌质暗，细脉，下肢无力，腰痛	1
14	白苔，淡白舌，面色㿠白，神疲，小便频数，腰脊无力，腰酸	1
15	白苔，薄苔，沉脉，淡红舌，细脉，下肢无力，腰酸	1
16	白苔，不孕，沉脉，淡白舌，弱脉，细脉，腰酸	1
17	白苔，薄苔，不孕，沉脉，淡红舌，细脉，腰酸	1

9. 8个症状

以8个症状来表达肾气虚的类型共有11种情况，详见表8-16。

表8-16　肾气虚表现为8个症状的情况

序号	症状及组合	频数/次
1	白苔，薄苔，不孕，淡白舌，舌质暗，细脉，腰痛，肢冷	1
2	白苔，淡白舌，面色苍白，神疲，小便频数，腰脊无力，腰酸，肢冷	1
3	白苔，不孕，沉脉，舌质暗，细脉，腰痛，月经后期，月经量少	1

中医「单元证」辨证研究

序号	症状及组合	频数/次
4	白苔，薄苔，不孕，沉脉，淡红舌，细脉，月经不调，月经量少	1
5	白苔，不孕，沉脉，淡白舌，舌质暗，细脉，腰酸，月经量少	1
6	白苔，不孕，沉脉，淡白舌，舌质暗，腰痛，月经后期，月经量多	1
7	白苔，沉脉，淡红舌，弱脉，细脉，腰痛，月经不调，月经量多	1
8	白苔，不孕，沉脉，淡白舌，弱脉，舌质暗，月经不调，月经后期	1
9	白苔，薄苔，不孕，沉脉，淡红舌，细脉，腰酸，腰痛	1
10	白苔，薄苔，沉脉，细脉，小便不利，小便频数，腰脊无力，腰酸	1
11	不孕，沉脉，淡白舌，面色㿠白，神疲，细脉，腰脊无力，腰酸	1

10. 9个症状

以9个症状来表达肾气虚的类型共有8种情况，详见表8-17。

表8-17　肾气虚表现为9个症状的情况

序号	症状及组合	频数/次
1	白苔，薄苔，不孕，沉脉，淡白舌，细脉，月经不调，月经后期，月经量少	1
2	白苔，薄苔，不孕，沉脉，弱脉，细脉，腰痛，月经后期，月经量少	1
3	白苔，不孕，沉脉，淡白舌，弱脉，舌质暗，细脉，月经后期，月经量少	1
4	白苔，薄苔，不孕，沉脉，弱脉，舌质暗，细脉，月经后期，月经量少	1
5	白苔，薄苔，不孕，沉脉，淡白舌，舌质暗，细脉，月经后期，月经量少	1
6	不孕，沉脉，淡白舌，神疲，细脉，下肢无力，腰脊无力，腰酸，月经不调	1
7	白苔，薄苔，淡白舌，面色苍白，细脉，下肢无力，小便频数，腰酸，腰痛	1
8	白苔，薄苔，沉脉，淡白舌，缓脉，面色㿠白，细脉，腰脊无力，腰酸	1

11. 10个症状

以10个症状来表达肾气虚的类型共有2种情况，详见表8-18。

表 8-18　肾气虚表现为 10 个症状的情况

序号	症状及组合	频数 / 次
1	白苔，薄苔，不孕，沉脉，淡红舌，弱脉，细脉，腰痛，月经不调，月经量多	1
2	白苔，薄苔，淡白舌，面色㿠白，弱脉，神疲，细脉，腰酸，腰痛，遗精	1

（二）肾不纳气证

肾不纳气证在中医历代医案数据库[1]中共呈现出了 19 种生命状态，具体如下。

1. 无症状

没有典型症状来表达肾不纳气的情况共出现 11 次。

2. 1 个症状

以 1 个症状来表达肾不纳气的类型共有 4 种情况，详见表 8-19。

表 8-19　肾不纳气表现为 1 个症状的情况

序号	症状及组合	频数 / 次
1	喘	10
2	咳嗽	8
3	气短	3
4	呼吸急促	1

3. 2 个症状

以 2 个症状来表达肾不纳气的类型共有 7 种情况，详见表 8-20。

表 8-20　肾不纳气表现为 2 个症状的情况

序号	症状及组合	频数 / 次
1	喘，咳嗽	15
2	喘，气短	4
3	喘，呼吸急促	4
4	咳嗽，气短	2
5	呼吸急促，咳嗽	2
6	咳嗽，胸闷	1
7	喘，胸闷	1

4. 3 个症状

以 3 个症状来表达肾不纳气的类型共有 3 种情况，详见表 8-21。

表 8-21　肾不纳气表现为 3 个症状的情况

序号	症状及组合	频数 / 次
1	喘，咳嗽，胸闷	2
2	咳嗽，气短，胸闷	1
3	呼吸急促，咳嗽，胸闷	1

5. 4 个症状

以 4 个症状来表达肾不纳气的类型共有 3 种情况，详见表 8-22。

表 8-22　肾不纳气表现为 4 个症状的情况

序号	症状及组合	频数 / 次
1	喘，呼吸急促，咳嗽，胸闷	3
2	喘，呼吸急促，咳嗽，气短	2
3	喘，呼吸急促，气短，胸闷	1

6. 5 个症状

以 5 个症状来表达肾不纳气的类型共有 1 种情况，详见表 8-23。

表 8-23　肾不纳气表现为 5 个症状的情况

序号	症状及组合	频数 / 次
1	喘，呼吸急促，咳嗽，气短，胸闷	3

（三）肾气不固证

肾气不固证在中医历代医案数据库[1]中共呈现出了 7 种生命状态，具体如下。

1. 无症状

没有典型症状来表达肾气不固的情况共出现 20 次。

2. 1 个症状

以 1 个症状来表达肾气不固的类型共有 3 种情况，详见表 8-24。

表 8-24　肾气不固表现为 1 个症状的情况

序号	症状及组合	频数 / 次
1	遗尿	7
2	小便频数	7
3	腰酸	6

3. 2 个症状

以 2 个症状来表达肾气不固的类型共有 2 种情况，详见表 8-25。

表 8-25　肾气不固表现为 2 个症状的情况

序号	症状及组合	频数 / 次
1	腰酸，遗尿	2
2	小便频数，腰酸	2

4. 3 个症状

以 3 个症状来表达肾气不固的类型共有 1 种情况，详见表 8-26。

表 8-26　肾气不固表现为 3 个症状的情况

序号	症状及组合	频数 / 次
1	小便频数，腰酸，遗尿	2

三、肾阴虚证

肾阴虚证在中医历代医案数据库[1]中共呈现出了 477 种生命状态，具体如下。

1. 无症状

没有典型症状来表达肾阴虚的情况共出现 69 次。

2. 1 个症状

以 1 个症状来表达肾阴虚的类型共有 30 种情况，详见表 8-27。

中医「单元证」辨证研究

表 8-27　肾阴虚表现为 1 个症状的情况

序号	症状及组合	频数 / 次
1	红绛舌	13
2	数脉	10
3	遗精	8
4	咳血	8
5	细脉	7
6	腰痛	6
7	小便频数	6
8	不寐	6
9	小便浑浊	5
10	消瘦	5
11	小便不利	4
12	目昏	4
13	滑精	4
14	心烦	3
15	头痛	3
16	尿血	3
17	口干	3
18	腰酸	2
19	咽喉痛	2
20	舌尖红绛	2
21	舌干	2
22	腰脊无力	1
23	牙痛	1
24	心悸	1
25	消谷善饥	1
26	头晕	1
27	少苔	1
28	耳鸣	1
29	耳聋	1
30	盗汗	1

3. 2 个症状

以 2 个症状来表达肾阴虚的类型共有 91 种情况，详见表 8-28。

表 8-28　肾阴虚表现为 2 个症状的情况

序号	症状及组合	频数 / 次
1	红绛舌，消瘦	4
2	红绛舌，舌干	4
3	数脉，细脉	3
4	口干，细脉	3
5	目眩，头晕	3
6	细脉，遗精	2
7	数脉，遗精	2
8	头晕，腰酸	2
9	咳血，咽喉痛	2
10	数脉，心烦	2
11	咳血，心烦	2
12	尿血，小便不利	2
13	头痛，头晕	2
14	红绛舌，尿血	2
15	红绛舌，咳血	2
16	咽喉痛，遗精	1
17	心悸，遗精	1
18	小便浑浊，遗精	1
19	消谷善饥，遗精	1
20	颧红，遗精	1
21	耳鸣，遗精	1
22	盗汗，遗精	1
23	不寐，遗精	1
24	腰酸，腰痛	1
25	小便频数，腰痛	1
26	小便不利，腰痛	1
27	头晕，腰痛	1
28	红绛舌，腰痛	1
29	多梦，腰痛	1
30	牙痛，腰酸	1
31	小便频数，腰酸	1
32	细脉，腰酸	1
33	咽干，咽喉痛	1
34	细脉，咽喉痛	1
35	口干，咽喉痛	1
36	滑精，咽喉痛	1

序号	症状及组合	频数/次
37	数脉，牙痛	1
38	红绛舌，牙痛	1
39	头痛，心悸	1
40	盗汗，心悸	1
41	不寐，心悸	1
42	小便频数，心烦	1
43	消瘦，心烦	1
44	面色红，心烦	1
45	多梦，心烦	1
46	不寐，心烦	1
47	小便不利，小便疼痛	1
48	舌干，小便疼痛	1
49	头晕，小便频数	1
50	头痛，小便量多	1
51	小便不利，小便浑浊	1
52	口干，小便浑浊	1
53	濡脉，小便不利	1
54	消谷善饥，消瘦	1
55	数脉，消瘦	1
56	咳血，消瘦	1
57	不寐，消瘦	1
58	细脉，消谷善饥	1
59	数脉，消谷善饥	1
60	口干，消谷善饥	1
61	濡脉，细脉	1
62	尿血，细脉	1
63	目昏，细脉	1
64	滑精，细脉	1
65	数脉，头晕	1
66	手心热，头晕	1
67	目昏，头晕	1
68	舌干，头痛	1
69	红绛舌，头痛	1
70	濡脉，数脉	1
71	尿血，数脉	1
72	口干，数脉	1

序号	症状及组合	频数 / 次
73	耳鸣，数脉	1
74	盗汗，数脉	1
75	不寐，数脉	1
76	目昏，舌尖红绛	1
77	不寐，舌尖红绛	1
78	口干，舌干	1
79	红绛舌，少苔	1
80	面色红，颧红	1
81	目昏，目眩	1
82	口干，目昏	1
83	红绛舌，面色红	1
84	不寐，面色红	1
85	红绛舌，口干	1
86	不寐，口干	1
87	不寐，咳血	1
88	不寐，健忘	1
89	多梦，滑精	1
90	耳鸣，红绛舌	1
91	盗汗，耳聋	1

4. 3 个症状

以 3 个症状来表达肾阴虚的类型共有 79 种情况，详见表 8-29。

表 8-29 肾阴虚表现为 3 个症状的情况

序号	症状及组合	频数 / 次
1	口渴多饮，面色红，小便不利	3
2	目眩，头晕，遗精	2
3	目眩，头晕，腰痛	2
4	耳鸣，头晕，腰酸	2
5	红绛舌，口干，咽干	2
6	目眩，头晕，心悸	2
7	红绛舌，目眩，头晕	2
8	手心热，遗精，足心热	1
9	手心热，咽喉痛，足心热	1
10	红绛舌，手心热，足心热	1
11	头部胀痛，腰酸，遗精	1

序号	症状及组合	频数/次
12	不寐，心烦，遗精	1
13	口干，小便频数，遗精	1
14	盗汗，小便浑浊，遗精	1
15	头晕，细脉，遗精	1
16	耳鸣，细脉，遗精	1
17	耳鸣，头痛，遗精	1
18	耳鸣，数脉，遗精	1
19	耳鸣，舌尖红绛，遗精	1
20	红绛舌，少苔，遗精	1
21	腰脊无力，腰酸，腰痛	1
22	红绛舌，腰酸，腰痛	1
23	不寐，腰酸，腰痛	1
24	小便频数，咽干，腰痛	1
25	口干，头晕，腰痛	1
26	红绛舌，颧红，腰痛	1
27	滑精，腰脊无力，腰酸	1
28	头晕，心悸，腰酸	1
29	红绛舌，小便疼痛，腰酸	1
30	尿血，小便频数，腰酸	1
31	数脉，细脉，腰酸	1
32	濡脉，头痛，腰酸	1
33	红绛舌，头痛，腰酸	1
34	不寐，目昏，腰酸	1
35	不寐，红绛舌，腰酸	1
36	细脉，消瘦，咽喉痛	1
37	咳血，数脉，咽喉痛	1
38	多梦，头晕，咽干	1
39	目眩，头晕，牙痛	1
40	口干，心烦，心悸	1
41	头痛，小便频数，心悸	1
42	口渴多饮，小便频数，心悸	1
43	尿血，小便不利，心悸	1
44	消谷善饥，消瘦，心悸	1
45	红绛舌，头晕，心悸	1
46	红绛舌，舌干，心悸	1
47	口干，目眩，心悸	1

序号	症状及组合	频数/次
48	不寐，红绛舌，心悸	1
49	头痛，小便频数，心烦	1
50	不寐，多梦，心烦	1
51	口干，小便频数，小便疼痛	1
52	数脉，小便浑浊，小便疼痛	1
53	红绛舌，小便不利，小便疼痛	1
54	尿血，消瘦，小便疼痛	1
55	口渴多饮，小便量多，小便频数	1
56	细脉，小便浑浊，小便频数	1
57	红绛舌，口干，小便频数	1
58	盗汗，数脉，小便浑浊	1
59	尿血，濡脉，小便浑浊	1
60	盗汗，尿血，小便浑浊	1
61	头晕，消谷善饥，消瘦	1
62	数脉，细脉，消瘦	1
63	红绛舌，舌干，消瘦	1
64	红绛舌，数脉，细脉	1
65	红绛舌，舌干，细脉	1
66	盗汗，濡脉，细脉	1
67	红绛舌，口干，细脉	1
68	红绛舌，头痛，头晕	1
69	濡脉，数脉，头晕	1
70	耳聋，目眩，头晕	1
71	不寐，面色红，头晕	1
72	不寐，红绛舌，头晕	1
73	耳聋，耳鸣，头晕	1
74	不寐，多梦，头晕	1
75	不寐，面色红，数脉	1
76	红绛舌，口渴多饮，数脉	1
77	不寐，盗汗，数脉	1
78	盗汗，濡脉，舌干	1
79	红绛舌，口渴多饮，舌干	1

5. 4个症状

以4个症状来表达肾阴虚的类型共有78种情况，详见表8-30。

表 8-30　肾阴虚表现为 4 个症状的情况

序号	症状及组合	频数 / 次
1	尿血，小便浑浊，小便频数，小便疼痛	2
2	咳血，腰脊无力，腰酸，遗精	1
3	盗汗，腰脊无力，腰酸，遗精	1
4	口干，舌干，咽干，遗精	1
5	细脉，消瘦，心悸，遗精	1
6	数脉，细脉，小便浑浊，遗精	1
7	口干，细脉，小便浑浊，遗精	1
8	红绛舌，濡脉，数脉，遗精	1
9	咽干，咽喉痛，腰酸，腰痛	1
10	红绛舌，细脉，腰酸，腰痛	1
11	盗汗，头晕，腰酸，腰痛	1
12	滑精，数脉，腰酸，腰痛	1
13	口干，尿血，腰酸，腰痛	1
14	不寐，红绛舌，腰酸，腰痛	1
15	不寐，盗汗，腰酸，腰痛	1
16	红绛舌，少苔，牙痛，腰痛	1
17	盗汗，消瘦，心悸，腰痛	1
18	红绛舌，头晕，心悸，腰痛	1
19	红绛舌，小便浑浊，小便频数，腰痛	1
20	濡脉，头晕，细脉，腰痛	1
21	红绛舌，数脉，细脉，腰痛	1
22	盗汗，红绛舌，咳血，腰痛	1
23	头晕，消瘦，心烦，腰酸	1
24	尿血，细脉，小便不利，腰酸	1
25	红绛舌，头晕，细脉，腰酸	1
26	舌尖红绛，头痛，头晕，腰酸	1
27	红绛舌，口渴多饮，消谷善饥，腰脊无力	1
28	目眩，头痛，头晕，腰脊无力	1
29	口干，舌尖红绛，咽干，咽喉痛	1
30	目昏，心烦，牙痛，咽喉痛	1
31	舌尖红绛，数脉，细脉，咽喉痛	1
32	咳血，头痛，消瘦，咽干	1
33	咳血，数脉，消瘦，咽干	1
34	滑精，面色红，头晕，咽干	1
35	红绛舌，口干，舌干，咽干	1
36	不寐，多梦，心烦，心悸	1

序号	症状及组合	频数/次
37	不寐，头晕，小便频数，心悸	1
38	数脉，头晕，细脉，心悸	1
39	多梦，数脉，细脉，心悸	1
40	红绛舌，舌干，头晕，心悸	1
41	耳鸣，目眩，头晕，心悸	1
42	不寐，目眩，头晕，心悸	1
43	不寐，口干，头晕，心悸	1
44	耳鸣，红绛舌，头晕，心悸	1
45	不寐，耳鸣，头晕，心悸	1
46	不寐，多梦，头晕，心悸	1
47	不寐，耳鸣，头痛，心悸	1
48	不寐，耳鸣，目昏，心悸	1
49	头部胀痛，消瘦，小便频数，心烦	1
50	红绛舌，颧红，小便不利，心烦	1
51	红绛舌，面色红，消瘦，心烦	1
52	耳鸣，目昏，头晕，心烦	1
53	不寐，濡脉，数脉，心烦	1
54	红绛舌，尿血，数脉，心烦	1
55	红绛舌，咳血，数脉，心烦	1
56	红绛舌，口渴多饮，舌干，心烦	1
57	红绛舌，尿血，细脉，小便疼痛	1
58	数脉，细脉，小便不利，小便频数	1
59	红绛舌，尿血，消瘦，小便浑浊	1
60	红绛舌，濡脉，数脉，小便浑浊	1
61	濡脉，舌干，数脉，小便不利	1
62	红绛舌，咳血，头晕，消瘦	1
63	盗汗，红绛舌，颧红，消瘦	1
64	红绛舌，目昏，头痛，细脉	1
65	咳血，濡脉，数脉，细脉	1
66	不寐，红绛舌，数脉，细脉	1
67	红绛舌，目眩，少苔，细脉	1
68	不寐，耳鸣，濡脉，细脉	1
69	耳鸣，面色红，数脉，头晕	1
70	红绛舌，口干，目眩，头晕	1
71	不寐，耳鸣，目眩，头晕	1
72	不寐，红绛舌，目昏，头晕	1

序号	症状及组合	频数/次
73	耳聋，红绛舌，口干，头晕	1
74	红绛舌，口渴多饮，目眩，头痛	1
75	不寐，口干，舌干，数脉	1
76	红绛舌，口干，口渴多饮，目眩	1
77	不寐，多梦，滑精，咳血	1
78	不寐，耳聋，耳鸣，滑精	1

6. 5个症状

以5个症状来表达肾阴虚的类型共有68种情况，详见表8-31。

表8-31 肾阴虚表现为5个症状的情况

序号	症状及组合	频数/次
1	口干，舌尖红绛，手心热，腰痛，足心热	1
2	红绛舌，手心热，腰脊无力，腰酸，足心热	1
3	咳血，舌尖红绛，咽干，腰酸，遗精	1
4	多梦，数脉，小便不利，咽干，遗精	1
5	目昏，细脉，小便量多，小便频数，遗精	1
6	盗汗，濡脉，数脉，小便浑浊，遗精	1
7	耳鸣，目眩，头晕，细脉，遗精	1
8	红绛舌，口干，心烦，腰酸，腰痛	1
9	舌尖红绛，头晕，小便疼痛，腰酸，腰痛	1
10	数脉，头痛，头晕，腰酸，腰痛	1
11	濡脉，舌干，数脉，腰酸，腰痛	1
12	不寐，红绛舌，口干，腰酸，腰痛	1
13	多梦，耳鸣，红绛舌，腰酸，腰痛	1
14	红绛舌，头晕，小便频数，心悸，腰痛	1
15	盗汗，红绛舌，口干，心悸，腰痛	1
16	头晕，细脉，小便浑浊，小便疼痛，腰痛	1
17	不寐，消瘦，小便不利，小便疼痛，腰痛	1
18	红绛舌，濡脉，细脉，小便浑浊，腰痛	1
19	不寐，红绛舌，尿血，小便不利，腰痛	1
20	多梦，舌尖红绛，数脉，细脉，腰痛	1
21	红绛舌，口干，尿血，细脉，腰痛	1
22	不寐，红绛舌，少苔，头晕，腰痛	1
23	红绛舌，口渴多饮，数脉，腰脊无力，腰酸	1
24	不寐，目昏，头晕，心悸，腰酸	1

序号	症状及组合	频数/次
25	红绛舌，面色红，头痛，心烦，腰酸	1
26	多梦，口干，数脉，心烦，腰酸	1
27	红绛舌，尿血，小便不利，小便疼痛，腰酸	1
28	耳鸣，数脉，小便量多，小便频数，腰酸	1
29	红绛舌，手心热，小便浑浊，小便频数，腰酸	1
30	舌尖红绛，头晕，细脉，消瘦，腰酸	1
31	不寐，目眩，头晕，细脉，腰酸	1
32	耳鸣，红绛舌，数脉，细脉，腰酸	1
33	红绛舌，少苔，头痛，头晕，腰酸	1
34	不寐，耳鸣，目昏，头晕，腰酸	1
35	红绛舌，口干，数脉，细脉，咽喉痛	1
36	多梦，耳鸣，头晕，心悸，咽干	1
37	不寐，红绛舌，头痛，心烦，咽干	1
38	耳鸣，目眩，舌尖红绛，头晕，咽干	1
39	数脉，消谷善饥，消瘦，心烦，心悸	1
40	不寐，红绛舌，口干，心烦，心悸	1
41	不寐，多梦，尿血，小便浑浊，心悸	1
42	不寐，舌尖红绛，头痛，头晕，心悸	1
43	不寐，目眩，舌尖红绛，头晕，心悸	1
44	耳鸣，红绛舌，目眩，头晕，心悸	1
45	耳鸣，红绛舌，目昏，头晕，心悸	1
46	不寐，耳鸣，健忘，目眩，心悸	1
47	红绛舌，舌干，数脉，细脉，心烦	1
48	目眩，舌尖红绛，头痛，头晕，心烦	1
49	不寐，舌尖红绛，头痛，头晕，心烦	1
50	不寐，红绛舌，头痛，头晕，心烦	1
51	不寐，目眩，舌尖红绛，头晕，心烦	1
52	红绛舌，口干，目眩，头晕，心烦	1
53	耳鸣，面色红，目昏，头晕，心烦	1
54	不寐，多梦，耳鸣，头晕，心烦	1
55	不寐，舌干，数脉，头痛，心烦	1
56	红绛舌，尿血，小便不利，小便频数，小便疼痛	1
57	舌尖红绛，数脉，细脉，小便不利，小便疼痛	1
58	口渴多饮，消谷善饥，消瘦，小便量多，小便频数	1
59	红绛舌，口渴多饮，少苔，小便量多，小便频数	1
60	口干，尿血，数脉，细脉，小便浑浊	1

序号	症状及组合	频数/次
61	咳血，口干，数脉，细脉，消瘦	1
62	耳聋，濡脉，舌干，数脉，消瘦	1
63	目眩，濡脉，头痛，头晕，细脉	1
64	红绛舌，口干，目昏，头部胀痛，细脉	1
65	耳鸣，红绛舌，舌干，数脉，细脉	1
66	耳鸣，红绛舌，口干，数脉，细脉	1
67	红绛舌，目昏，目眩，数脉，头晕	1
68	耳聋，耳鸣，红绛舌，目眩，头晕	1

7. 6个症状

以6个症状来表达肾阴虚的类型共有40种情况，详见表8-32。

表8-32　肾阴虚表现为6个症状的情况

序号	症状及组合	频数/次
1	不寐，红绛舌，手心热，腰脊无力，腰酸，足心热	1
2	耳鸣，红绛舌，少苔，手心热，腰酸，足心热	1
3	消瘦，小便不利，小便浑浊，腰酸，腰痛，遗精	1
4	盗汗，数脉，细脉，腰酸，腰痛，遗精	1
5	不寐，头痛，细脉，小便浑浊，腰痛，遗精	1
6	不寐，耳鸣，红绛舌，细脉，腰痛，遗精	1
7	不寐，头痛，头晕，腰脊无力，腰酸，遗精	1
8	舌干，数脉，细脉，消瘦，腰酸，遗精	1
9	耳鸣，红绛舌，少苔，头晕，腰酸，腰痛	1
10	盗汗，口干，面色红，舌尖红绛，腰酸，腰痛	1
11	红绛舌，目昏，濡脉，头晕，心悸，腰痛	1
12	不寐，尿血，舌尖红绛，消瘦，心烦，腰痛	1
13	不寐，口干，少苔，头晕，小便不利，腰痛	1
14	不寐，多梦，健忘，头痛，头晕，腰痛	1
15	红绛舌，口干，小便频数，心烦，腰脊无力，腰酸	1
16	红绛舌，口干，细脉，小便频数，腰脊无力，腰酸	1
17	红绛舌，口干，口渴多饮，消瘦，腰脊无力，腰酸	1
18	红绛舌，目昏，头晕，细脉，腰脊无力，腰酸	1
19	红绛舌，目眩，头晕，细脉，心悸，腰酸	1
20	不寐，多梦，红绛舌，面色红，心烦，咽干	1
21	红绛舌，口渴多饮，消谷善饥，小便量多，小便频数，牙痛	1
22	不寐，红绛舌，消瘦，小便频数，心烦，心悸	1

序号	症状及组合	频数/次
23	不寐，红绛舌，头痛，头晕，心烦，心悸	1
24	不寐，红绛舌，面色红，头晕，心烦，心悸	1
25	不寐，红绛舌，健忘，少苔，心烦，心悸	1
26	红绛舌，少苔，头晕，小便不利，小便浑浊，心悸	1
27	不寐，多梦，红绛舌，消谷善饥，消瘦，心悸	1
28	不寐，红绛舌，头痛，头晕，细脉，心悸	1
29	不寐，多梦，红绛舌，目昏，头晕，心悸	1
30	不寐，多梦，红绛舌，健忘，头痛，心悸	1
31	红绛舌，颧红，细脉，消瘦，小便疼痛，心烦	1
32	红绛舌，面色红，尿血，数脉，细脉，心烦	1
33	不寐，多梦，红绛舌，少苔，细脉，心烦	1
34	红绛舌，目昏，目眩，数脉，头晕，心烦	1
35	耳鸣，红绛舌，头痛，消瘦，小便量多，小便频数	1
36	红绛舌，口干，舌干，舌尖红绛，数脉，细脉	1
37	不寐，红绛舌，濡脉，舌干，数脉，细脉	1
38	耳聋，耳鸣，红绛舌，舌干，数脉，细脉	1
39	红绛舌，口干，口渴多饮，目昏，数脉，细脉	1
40	不寐，红绛舌，健忘，目眩，头部胀痛，头晕	1

8. 7个症状

以7个症状来表达肾阴虚的类型共有35种情况，详见表8-33。

表8-33　肾阴虚表现为7个症状的情况

序号	症状及组合	频数/次
1	盗汗，舌干，手心热，消瘦，心悸，遗精，足心热	1
2	盗汗，红绛舌，手心热，小便频数，腰脊无力，腰酸，足心热	1
3	红绛舌，口干，手心热，数脉，小便量多，小便频数，足心热	1
4	多梦，耳鸣，少苔，头晕，腰脊无力，腰酸，遗精	1
5	多梦，红绛舌，数脉，头晕，细脉，腰酸，遗精	1
6	目眩，头痛，头晕，小便频数，腰脊无力，腰酸，腰痛	1
7	红绛舌，舌干，头痛，咽干，咽喉痛，腰酸，腰痛	1
8	红绛舌，口干，小便不利，小便频数，咽干，腰酸，腰痛	1
9	红绛舌，目眩，尿血，头晕，心悸，腰酸，腰痛	1
10	数脉，细脉，小便不利，小便频数，小便疼痛，腰酸，腰痛	1
11	红绛舌，咳血，少苔，头晕，细脉，腰酸，腰痛	1
12	不寐，红绛舌，口干，尿血，小便频数，心烦，腰痛	1

序号	症状及组合	频数/次
13	红绛舌，面色红，数脉，头晕，细脉，心烦，腰痛	1
14	红绛舌，头晕，消瘦，小便不利，小便频数，小便疼痛，腰痛	1
15	红绛舌，口干，口渴多饮，头痛，小便量多，小便频数，腰痛	1
16	红绛舌，口干，数脉，细脉，咽干，腰脊无力，腰酸	1
17	红绛舌，目昏，目眩，舌干，头晕，心悸，腰酸	1
18	红绛舌，口干，尿血，少苔，头晕，心烦，腰酸	1
19	红绛舌，口渴多饮，面色红，消瘦，小便量多，小便频数，腰酸	1
20	不寐，多梦，红绛舌，健忘，头晕，消瘦，腰酸	1
21	红绛舌，数脉，头痛，细脉，心烦，心悸，咽喉痛	1
22	红绛舌，口干，口渴多饮，面色红，数脉，头痛，咽喉痛	1
23	不寐，红绛舌，口干，数脉，头晕，心烦，咽干	1
24	多梦，耳鸣，红绛舌，目眩，头晕，心烦，咽干	1
25	红绛舌，口干，口渴多饮，数脉，头晕，细脉，咽干	1
26	红绛舌，口干，面色红，颧红，消瘦，心烦，心悸	1
27	不寐，耳鸣，红绛舌，头部胀痛，头晕，心烦，心悸	1
28	不寐，多梦，耳鸣，面色红，头部胀痛，心烦，心悸	1
29	多梦，目眩，濡脉，舌尖红绛，头晕，细脉，心悸	1
30	不寐，耳鸣，红绛舌，面色红，目眩，头晕，心悸	1
31	不寐，多梦，红绛舌，健忘，头部胀痛，头晕，心烦	1
32	多梦，耳鸣，红绛舌，目昏，舌干，头痛，心烦	1
33	口渴多饮，舌尖红绛，消谷善饥，消瘦，小便浑浊，小便量多，小便频数	1
34	不寐，多梦，健忘，口干，头痛，头晕，消瘦	1
35	盗汗，耳鸣，红绛舌，面色红，目昏，头部胀痛，头晕	1

9. 8 个症状

以 8 个症状来表达肾阴虚的类型共有 22 种情况，详见表 8-34。

表 8-34　肾阴虚表现为 8 个症状的情况

序号	症状及组合	频数/次
1	红绛舌，口干，手心热，消瘦，咽干，腰脊无力，腰酸，足心热	1
2	红绛舌，口干，手心热，心烦，牙痛，咽干，腰酸，足心热	1
3	耳鸣，健忘，目眩，头晕，细脉，心悸，腰痛，遗精	1
4	不寐，耳聋，健忘，目昏，头痛，消瘦，心烦，遗精	1
5	健忘，头痛，头晕，消瘦，心烦，心悸，腰酸，腰痛	1
6	不寐，健忘，头晕，细脉，消谷善饥，心烦，腰酸，腰痛	1

序号	症状及组合	频数/次
7	不寐，红绛舌，少苔，数脉，细脉，心烦，心悸，腰痛	1
8	多梦，红绛舌，目眩，舌干，头晕，消瘦，心烦，腰痛	1
9	多梦，红绛舌，口干，数脉，细脉，小便频数，小便疼痛，腰痛	1
10	不寐，耳鸣，红绛舌，目昏，头晕，心悸，腰脊无力，腰酸	1
11	数脉，细脉，消瘦，小便不利，小便频数，小便疼痛，腰脊无力，腰酸	1
12	耳鸣，红绛舌，健忘，目眩，头部胀痛，头晕，腰脊无力，腰酸	1
13	不寐，耳鸣，红绛舌，口干，数脉，心烦，心悸，腰酸	1
14	红绛舌，口干，口渴多饮，消谷善饥，消瘦，小便量多，小便频数，腰酸	1
15	不寐，多梦，舌尖红绛，数脉，头晕，细脉，消瘦，腰酸	1
16	多梦，红绛舌，健忘，数脉，头晕，细脉，消瘦，腰酸	1
17	耳鸣，红绛舌，颧红，舌干，数脉，头晕，细脉，腰酸	1
18	舌干，舌尖红绛，数脉，细脉，小便不利，小便频数，心烦，心悸	1
19	不寐，红绛舌，健忘，目眩，头痛，头晕，心烦，心悸	1
20	不寐，多梦，红绛舌，目昏，头痛，头晕，细脉，心烦	1
21	不寐，多梦，口干，目眩，舌尖红绛，头部胀痛，头晕，心烦	1
22	不寐，多梦，红绛舌，口干，目眩，舌干，头痛，头晕	1

10. 9 个症状

以 9 个症状来表达肾阴虚的类型共有 12 种情况，详见表 8-35。

表 8-35　肾阴虚表现为 9 个症状的情况

序号	症状及组合	频数/次
1	耳鸣，红绛舌，口干，目昏，手心热，咽干，腰酸，腰痛，足心热	1
2	红绛舌，口干，尿血，手心热，消瘦，小便频数，小便疼痛，腰酸，足心热	1
3	不寐，盗汗，红绛舌，舌干，消瘦，心烦，腰酸，腰痛，遗精	1
4	耳鸣，红绛舌，口干，数脉，头晕，细脉，咽干，腰酸，腰痛	1
5	不寐，尿血，舌尖红绛，数脉，细脉，小便疼痛，心烦，腰酸，腰痛	1
6	不寐，红绛舌，目眩，尿血，头晕，心烦，心悸，腰脊无力，腰酸	1
7	盗汗，耳鸣，舌干，舌尖红绛，头痛，头晕，心悸，咽干，腰酸	1
8	耳鸣，口干，舌干，头晕，消谷善饥，消瘦，小便量多，小便频数，腰酸	1
9	红绛舌，目昏，颧红，舌干，数脉，细脉，消瘦，小便不利，咽喉痛	1
10	不寐，多梦，耳鸣，健忘，目昏，目眩，头晕，心烦，心悸	1

中医『单元证』辨证研究

序号	症状及组合	频数/次
11	不寐，多梦，耳聋，耳鸣，红绛舌，目眩，头痛，头晕，心烦	1
12	不寐，耳鸣，口干，口渴多饮，目眩，头晕，消瘦，小便量多，小便频数	1

11. 10 个症状

以 10 个症状来表达肾阴虚的类型共有 10 种情况，详见表 8-36。

表 8-36 肾阴虚表现为 10 个症状的情况

序号	症状及组合	频数/次
1	不寐，多梦，红绛舌，少苔，舌干，数脉，头晕，细脉，心悸，腰痛	1
2	耳鸣，口干，目昏，濡脉，头晕，细脉，小便浑浊，小便频数，心烦，腰痛	1
3	不寐，红绛舌，口干，目昏，头晕，小便量多，小便频数，咽干，腰脊无力，腰酸	1
4	不寐，口干，舌干，数脉，消瘦，小便量多，小便频数，心悸，腰脊无力，腰酸	1
5	不寐，耳聋，耳鸣，红绛舌，健忘，头晕，细脉，心烦，腰脊无力，腰酸	1
6	不寐，多梦，红绛舌，目眩，舌干，头痛，头晕，心烦，心悸，咽干	1
7	不寐，盗汗，红绛舌，口干，颧红，少苔，数脉，细脉，心烦，咽干	1
8	不寐，红绛舌，口渴多饮，面色红，目眩，舌干，头晕，小便量多，小便频数，心烦	1
9	红绛舌，目眩，舌干，数脉，头痛，头晕，细脉，消瘦，小便不利，心烦	1
10	不寐，耳鸣，红绛舌，健忘，口干，少苔，头痛，头晕，细脉，心烦	1

12. 11 个症状

以 11 个症状来表达肾阴虚的类型共有 4 种情况，详见表 8-37。

表 8-37 肾阴虚表现为 11 个症状的情况

序号	症状及组合	频数/次
1	不寐，耳鸣，红绛舌，口干，数脉，头晕，细脉，心悸，咽干，腰酸，腰痛	1
2	不寐，红绛舌，健忘，口干，颧红，舌干，头痛，头晕，心烦，腰酸，腰痛	1

序号	症状及组合	频数/次
3	不寐，多梦，耳鸣，红绛舌，颧红，少苔，头晕，消瘦，心悸，腰脊无力，腰酸	1
4	多梦，耳鸣，红绛舌，健忘，口干，颧红，舌干，头晕，消瘦，心烦，心悸	1

13. 12 个症状

以 12 个症状来表达肾阴虚的类型共有 4 种情况，详见表 8-38。

表 8-38　肾阴虚表现为 12 个症状的情况

序号	症状及组合	频数/次
1	不寐，耳鸣，红绛舌，目眩，濡脉，手心热，数脉，心烦，牙痛，腰酸，腰痛，足心热	1
2	不寐，耳鸣，红绛舌，颧红，少苔，手心热，头晕，消瘦，心烦，腰脊无力，腰酸，足心热	1
3	盗汗，多梦，耳鸣，红绛舌，少苔，数脉，头晕，细脉，消瘦，腰脊无力，腰酸，遗精	1
4	不寐，耳鸣，红绛舌，目昏，数脉，头晕，细脉，小便不利，小便频数，小便疼痛，心悸，咽干	1

14. 13 个症状

以 13 个症状来表达肾阴虚的类型共有 1 种情况，详见表 8-39。

表 8-39　肾阴虚表现为 13 个症状的情况

序号	症状及组合	频数/次
1	不寐，耳鸣，口干，目昏，目眩，濡脉，数脉，头晕，细脉，消瘦，心烦，咽干，腰脊无力	1

15. 14 个症状

以 14 个症状来表达肾阴虚的类型共有 1 种情况，详见表 8-40。

表 8-40　肾阴虚表现为 14 个症状的情况

序号	症状及组合	频数/次
1	不寐，多梦，红绛舌，健忘，口干，口渴多饮，颧红，手心热，消谷善饥，消瘦，小便量多，小便频数，心烦，足心热	1

16. 15 个症状

以 15 个症状来表达肾阴虚的类型共有 1 种情况，详见表 8-41。

表 8-41　肾阴虚表现为 15 个症状的情况

序号	症状及组合	频数 / 次
1	不寐，多梦，耳鸣，红绛舌，口干，目眩，濡脉，数脉，头晕，细脉，小便量多，小便频数，咽干，腰痛，遗精	1

四、肾阳虚证

肾阳虚证在中医历代医案数据库[1]中共呈现出了 296 种生命状态，具体如下。

1. 无症状

没有典型症状来表达肾阳虚的情况共出现 36 次。

2. 1 个症状

以 1 个症状来表达肾阳虚的类型共有 22 种情况，详见表 8-42。

表 8-42　肾阳虚表现为 1 个症状的情况

序号	症状及组合	频数 / 次
1	大便稀	7
2	腰痛	6
3	遍身浮肿	4
4	肢冷	3
5	小便不利	3
6	细脉	3
7	淡白舌	3
8	沉脉	3
9	遗精	2
10	神疲	2
11	恶寒	2
12	淡红舌	2
13	早泄	1
14	遗尿	1
15	腰酸	1

序号	症状及组合	频数／次
16	阳痿	1
17	下肢浮肿	1
18	无力脉	1
19	畏寒	1
20	弱脉	1
21	乏力	1
22	迟脉	1

3. 2 个症状

以 2 个症状来表达肾阳虚的类型共有 33 种情况，详见表 8-43。

表 8-43 肾阳虚表现为 2 个症状的情况

序号	症状及组合	频数／次
1	淡白舌，肢冷	3
2	大便稀，完谷不化	3
3	小便量多，小便清	2
4	乏力，神疲	2
5	下肢发凉，肢冷	1
6	畏寒，肢冷	1
7	乏力，月经淡红	1
8	小便频数，遗尿	1
9	小便不利，遗尿	1
10	无力脉，遗尿	1
11	胖大舌，遗精	1
12	淡白舌，遗精	1
13	小便频数，腰痛	1
14	畏寒，腰痛	1
15	淡白舌，腰酸	1
16	小便不利，阳痿	1
17	神疲，阳痿	1
18	淡红舌，阳痿	1
19	面色晦暗，小便频数	1
20	遍身浮肿，小便频数	1
21	下肢浮肿，小便不利	1
22	畏寒，小便不利	1

序号	症状及组合	频数 / 次
23	沉脉，小便不利	1
24	白苔，下肢浮肿	1
25	畏寒，下肢发凉	1
26	大便稀，细脉	1
27	迟脉，细脉	1
28	沉脉，细脉	1
29	淡白舌，畏寒	1
30	淡白舌，神疲	1
31	遍身浮肿，神疲	1
32	迟脉，弱脉	1
33	大便稀，淡白舌	1

4. 3 个症状

以 3 个症状来表达肾阳虚的类型共有 34 种情况，详见表 8-44。

表 8-44 肾阳虚表现为 3 个症状的情况

序号	症状及组合	频数 / 次
1	淡红舌，小便不利，小便频数	2
2	沉脉，弱脉，无力脉	2
3	腰酸，腰痛，肢冷	1
4	形寒肢冷，腰痛，肢冷	1
5	面部浮肿，腰酸，肢冷	1
6	小便不利，形寒肢冷，肢冷	1
7	大便稀，下肢浮肿，肢冷	1
8	白苔，细脉，肢冷	1
9	面色㿠白，神疲，肢冷	1
10	白苔，淡白舌，肢冷	1
11	带下量多，腰酸，月经后期	1
12	淡白舌，润苔，腰痛	1
13	神疲，腰脊无力，腰酸	1
14	淡白舌，细脉，腰酸	1
15	淡白舌，面色晦暗，腰冷	1
16	淡白舌，神疲，阳痿	1
17	淡白舌，弱脉，阳痿	1
18	淡红舌，神疲，眼睑浮肿	1

序号	症状及组合	频数/次
19	小便量多，小便频数，小便清	1
20	胖大舌，神疲，小便频数	1
21	大便稀，下肢浮肿，小便不利	1
22	弱脉，细脉，小便不利	1
23	白苔，神疲，小便不利	1
24	白苔，乏力，细脉	1
25	乏力，面部浮肿，神疲	1
26	大便稀，淡白舌，神疲	1
27	沉脉，迟脉，弱脉	1
28	白苔，乏力，润苔	1
29	淡白舌，嫩舌，胖大舌	1
30	背痛，嫩舌，胖大舌	1
31	白苔，乏力，滑苔	1
32	白苔，遍身浮肿，滑苔	1
33	大便稀，淡红舌，乏力	1
34	白苔，大便稀，淡红舌	1

5. 4个症状

以4个症状来表达肾阳虚的类型共有45种情况，详见表8-45。

表8-45　肾阳虚表现为4个症状的情况

序号	症状及组合	频数/次
1	大便稀，弱脉，完谷不化，细脉	2
2	白苔，恶寒，腰痛，肢冷	1
3	淡红舌，阳痿，腰酸，肢冷	1
4	恶寒，胖大舌，腰酸，肢冷	1
5	遍身浮肿，面色㿠白，下肢发凉，肢冷	1
6	润苔，神疲，细脉，肢冷	1
7	大便稀，乏力，完谷不化，肢冷	1
8	淡白舌，嫩舌，神疲，肢冷	1
9	淡白舌，面色㿠白，神疲，肢冷	1
10	白苔，淡白舌，面色苍白，肢冷	1
11	白苔，细脉，阳痿，早泄	1
12	白苔，腰痛，月经后期，月经量少	1
13	大便稀，淡白舌，面色苍白，遗尿	1
14	大便稀，淡红舌，腰痛，遗精	1

中医「单元证」辨证研究

序号	症状及组合	频数/次
15	小便频数，腰冷，腰酸，腰痛	1
16	乏力，下肢疼痛，腰酸，腰痛	1
17	大便稀，小便清，腰冷，腰痛	1
18	下肢疼痛，小便频数，腰冷，腰痛	1
19	神疲，无力脉，阳痿，腰痛	1
20	白苔，淡红舌，小便不利，腰痛	1
21	白苔，淡红舌，下肢疼痛，腰痛	1
22	白苔，淡白舌，下肢疼痛，腰痛	1
23	不孕，沉脉，细脉，腰痛	1
24	白苔，遍身浮肿，畏寒，腰痛	1
25	沉脉，淡白舌，胖大舌，腰痛	1
26	淡白舌，阳痿，腰脊无力，腰酸	1
27	乏力，畏寒，阳痿，腰酸	1
28	乏力，神疲，阳痿，腰酸	1
29	遍身浮肿，乏力，下肢发凉，腰酸	1
30	不孕，淡红舌，乏力，腰酸	1
31	淡红舌，嫩舌，胖大舌，阳痿	1
32	白苔，滑苔，小便不利，眼睑浮肿	1
33	大便稀，面色苍白，神疲，眼睑浮肿	1
34	白苔，沉脉，下肢发凉，小便频数	1
35	淡白舌，面色晦暗，神疲，小便频数	1
36	遍身浮肿，淡白舌，面色苍白，小便不利	1
37	迟脉，淡白舌，细脉，下肢发凉	1
38	白苔，面部浮肿，润苔，下肢发凉	1
39	沉脉，淡白舌，神疲，细脉	1
40	淡白舌，嫩舌，弱脉，细脉	1
41	白苔，迟脉，滑苔，细脉	1
42	白苔，沉脉，恶寒，细脉	1
43	大便稀，滑苔，弱脉，无力脉	1
44	淡白舌，面色㿠白，胖大舌，无力脉	1
45	白苔，面色㿠白，嫩舌，胖大舌	1

第八章　肾系统单元证的临床表现形式

6. 5 个症状

以 5 个症状来表达肾阳虚的类型共有 42 种情况，详见表 8-46。

表 8-46　肾阳虚表现为 5 个症状的情况

序号	症状及组合	频数 / 次
1	乏力，面色㿠白，月经后期，月经量少，肢冷	1
2	不孕，下肢无力，腰痛，月经后期，肢冷	1
3	沉脉，恶寒，小便频数，遗尿，肢冷	1
4	面部浮肿，小便清，腰酸，腰痛，肢冷	1
5	白苔，不孕，沉脉，腰酸，肢冷	1
6	面部浮肿，细脉，小便不利，小便频数，肢冷	1
7	白苔，沉脉，淡红舌，细脉，肢冷	1
8	大便稀，淡白舌，恶寒，神疲，肢冷	1
9	淡白舌，乏力，面色苍白，嫩舌，肢冷	1
10	白苔，淡白舌，乏力，面色苍白，肢冷	1
11	乏力，畏寒，阳痿，腰痛，早泄	1
12	淡白舌，下肢无力，阳痿，腰酸，早泄	1
13	大便稀，淡白舌，下肢无力，腰酸，早泄	1
14	淡白舌，乏力，神疲，阳痿，早泄	1
15	神疲，腰痛，月经淡红，月经后期，月经量少	1
16	白苔，不孕，下肢无力，腰痛，月经量少	1
17	畏寒，细脉，小便频数，腰酸，月经后期	1
18	乏力，面色晦暗，神疲，畏寒，月经后期	1
19	淡白舌，面色苍白，小便清，形寒肢冷，遗尿	1
20	背酸，背痛，淡白舌，腰酸，腰痛	1
21	背酸，背痛，带下量多，腰酸，腰痛	1
22	淡白舌，神疲，小便量多，小便清，腰痛	1
23	遍身浮肿，淡白舌，面色晦暗，小便不利，腰痛	1
24	淡白舌，乏力，畏寒，下肢疼痛，腰痛	1
25	白苔，带下量多，乏力，细脉，腰痛	1
26	沉脉，淡白舌，细脉，腰脊无力，腰酸	1
27	白苔，淡白舌，面色苍白，神疲，腰酸	1
28	白苔，不孕，沉脉，乏力，腰酸	1
29	白苔，沉脉，面色㿠白，下肢发凉，腰冷	1
30	白苔，滑苔，面部浮肿，胖大舌，眼睑浮肿	1
31	乏力，神疲，细脉，小便频数，小便清	1
32	白苔，沉脉，淡白舌，无力脉，小便频数	1
33	淡白舌，乏力，面色苍白，下肢发凉，小便不利	1

中医『单元证』辨证研究

序号	症状及组合	频数/次
34	白苔，沉脉，恶寒，细脉，小便不利	1
35	大便稀，淡白舌，乏力，神疲，下肢浮肿	1
36	白苔，迟脉，恶寒，润苔，细脉	1
37	沉脉，淡白舌，面部浮肿，面色㿠白，细脉	1
38	白苔，沉脉，大便稀，淡白舌，细脉	1
39	白苔，淡白舌，乏力，弱脉，无力脉	1
40	白苔，淡白舌，润苔，弱脉，畏寒	1
41	白苔，大便稀，淡白舌，面色㿠白，完谷不化	1
42	白苔，沉脉，淡白舌，嫩舌，润苔	1

7. 6个症状

以6个症状来表达肾阳虚的类型共有28种情况，详见表8-47。

表8-47　肾阳虚表现为6个症状的情况

序号	症状及组合	频数/次
1	大便稀，乏力，腰脊无力，腰酸，月经后期，肢冷	1
2	畏寒，小便不利，小便频数，腰痛，遗尿，肢冷	1
3	白苔，下肢无力，腰脊无力，腰酸，遗精，肢冷	1
4	淡白舌，下肢无力，形寒肢冷，腰酸，腰痛，肢冷	1
5	白苔，不孕，淡白舌，细脉，腰痛，肢冷	1
6	淡白舌，乏力，畏寒，腰脊无力，腰酸，肢冷	1
7	白苔，淡红舌，润苔，小便频数，腰酸，肢冷	1
8	沉脉，大便稀，淡白舌，细脉，形寒肢冷，肢冷	1
9	白苔，沉脉，胖大舌，畏寒，小便不利，肢冷	1
10	白苔，大便稀，淡白舌，小便频数，腰痛，月经量少	1
11	弱脉，神疲，无力脉，小便频数，腰酸，月经淡红	1
12	淡白舌，乏力，神疲，小便频数，小便清，遗尿	1
13	沉脉，弱脉，细脉，下肢疼痛，腰痛，遗精	1
14	乏力，畏寒，下肢浮肿，小便频数，腰酸，腰痛	1
15	不孕，带下量多，畏寒，下肢发凉，腰酸，腰痛	1
16	背酸，背痛，神疲，畏寒，腰酸，腰痛	1
17	带下量多，淡白舌，面部浮肿，胖大舌，腰酸，腰痛	1
18	大便稀，面部浮肿，完谷不化，小便频数，眼睑浮肿，腰痛	1
19	白苔，沉脉，淡红舌，胖大舌，下肢疼痛，腰痛	1
20	不孕，沉脉，弱脉，细脉，腰冷，腰酸	1
21	大便稀，淡红舌，乏力，面色㿠白，腰脊无力，腰酸	1

序号	症状及组合	频数/次
22	白苔，畏寒，下肢无力，小便不利，小便频数，腰酸	1
23	背酸，面部浮肿，弱脉，畏寒，小便频数，腰酸	1
24	白苔，不孕，沉脉，淡红舌，细脉，腰酸	1
25	淡白舌，面色㿠白，畏寒，小便量多，小便清，腰冷	1
26	白苔，乏力，面部浮肿，面色㿠白，下肢浮肿，眼睑浮肿	1
27	白苔，沉脉，大便稀，淡白舌，畏寒，无力脉	1
28	遍身浮肿，淡白舌，面色㿠白，嫩舌，胖大舌，神疲	1

8. 7 个症状

以 7 个症状来表达肾阳虚的类型共有 26 种情况，详见表 8-48。

表 8-48　肾阳虚表现为 7 个症状的情况

序号	症状及组合	频数/次
1	沉脉，畏寒，无力脉，小便频数，腰酸，遗精，肢冷	1
2	淡白舌，恶寒，神疲，小便频数，腰酸，腰痛，肢冷	1
3	白苔，滑苔，畏寒，下肢浮肿，腰酸，腰痛，肢冷	1
4	遍身浮肿，滑苔，润苔，下肢浮肿，下肢无力，腰痛，肢冷	1
5	带下量多，淡白舌，面色苍白，神疲，畏寒，腰痛，肢冷	1
6	白苔，遍身浮肿，大便稀，淡白舌，畏寒，腰痛，肢冷	1
7	淡白舌，乏力，畏寒，下肢无力，腰脊无力，腰酸，肢冷	1
8	淡白舌，乏力，神疲，小便不利，小便频数，腰酸，肢冷	1
9	白苔，滑苔，面色苍白，小便量多，小便清，形寒肢冷，肢冷	1
10	白苔，沉脉，淡白舌，面部浮肿，神疲，细脉，肢冷	1
11	弱脉，神疲，细脉，阳痿，腰痛，遗精，早泄	1
12	细脉，下肢无力，小便量多，小便清，腰痛，月经后期，月经量少	1
13	不孕，沉脉，神疲，细脉，腰酸，月经后期，月经量少	1
14	白苔，不孕，带下量多，嫩舌，细脉，月经后期，月经量少	1
15	大便稀，淡红舌，滑苔，下肢发凉，腰酸，腰痛，遗精	1
16	白苔，沉脉，无力脉，细脉，小便频数，阳痿，遗精	1
17	背酸，背痛，沉脉，弱脉，下肢发凉，腰酸，腰痛	1
18	白苔，背酸，背痛，带下量多，淡红舌，腰酸，腰痛	1
19	沉脉，淡红舌，面部浮肿，细脉，下肢发凉，下肢浮肿，腰酸	1
20	白苔，大便稀，淡白舌，乏力，面部浮肿，畏寒，腰酸	1
21	白苔，沉脉，大便稀，乏力，无力脉，小便频数，阳痿	1

序号	症状及组合	频数 / 次
22	白苔，淡白舌，恶寒，面色晦暗，神疲，小便频数，阳痿	1
23	淡白舌，面部浮肿，面色㿠白，胖大舌，神疲，畏寒，眼睑浮肿	1
24	白苔，大便稀，淡白舌，面部浮肿，面色晦暗，畏寒，眼睑浮肿	1
25	白苔，沉脉，迟脉，淡红舌，面色苍白，畏寒，小便不利	1
26	白苔，沉脉，大便稀，淡红舌，乏力，畏寒，无力脉	1

9. 8个症状

以 8 个症状来表达肾阳虚的类型共有 19 种情况，详见表 8-49。

表 8-49 肾阳虚表现为 8 个症状的情况

序号	症状及组合	频数 / 次
1	白苔，淡红舌，乏力，畏寒，腰脊无力，腰酸，遗精，肢冷	1
2	带下量多，淡白舌，乏力，畏寒，下肢无力，腰脊无力，腰酸，肢冷	1
3	白苔，沉脉，乏力，神疲，完谷不化，无力脉，细脉，肢冷	1
4	白苔，不孕，沉脉，淡红舌，乏力，畏寒，细脉，肢冷	1
5	白苔，淡红舌，小便频数，阳痿，腰脊无力，腰酸，遗精，早泄	1
6	白苔，沉脉，淡白舌，胖大舌，弱脉，细脉，腰酸，早泄	1
7	沉脉，迟脉，淡白舌，乏力，腰酸，月经淡红，月经后期，月经量少	1
8	白苔，淡红舌，乏力，神疲，小便不利，腰痛，月经淡红，月经量少	1
9	白苔，不孕，淡白舌，细脉，腰脊无力，腰酸，月经淡红，月经量少	1
10	白苔，不孕，沉脉，迟脉，淡白舌，畏寒，无力脉，月经量少	1
11	不孕，沉脉，带下量多，嫩舌，胖大舌，细脉，腰痛，月经后期	1
12	白苔，不孕，沉脉，大便稀，淡白舌，乏力，腰酸，月经淡红	1
13	白苔，背酸，背痛，下肢发凉，小便不利，小便频数，腰酸，腰痛	1
14	乏力，面部浮肿，神疲，细脉，下肢浮肿，小便不利，腰酸，腰痛	1
15	大便稀，淡白舌，乏力，神疲，完谷不化，下肢无力，阳痿，腰酸	1
16	白苔，沉脉，带下量多，淡白舌，乏力，胖大舌，细脉，腰酸	1
17	背酸，不孕，沉脉，大便稀，淡白舌，胖大舌，细脉，腰酸	1
18	白苔，大便稀，淡红舌，乏力，润苔，弱脉，畏寒，细脉	1
19	白苔，大便稀，淡白舌，乏力，面色㿠白，润苔，完谷不化，畏寒	1

10. 9个症状

以9个症状来表达肾阳虚的类型共有18种情况，详见表8-50。

表8-50 肾阳虚表现为9个症状的情况

序号	症状及组合	频数/次
1	白苔，淡白舌，乏力，滑苔，弱脉，神疲，细脉，遗尿，肢冷	1
2	大便稀，乏力，滑苔，神疲，下肢疼痛，阳痿，腰酸，腰痛，肢冷	1
3	遍身浮肿，大便稀，淡白舌，面色晦暗，神疲，小便频数，腰酸，腰痛，肢冷	1
4	白苔，沉脉，乏力，神疲，细脉，形寒肢冷，腰冷，腰酸，肢冷	1
5	淡白舌，面色晦暗，神疲，小便频数，小便清，形寒肢冷，腰脊无力，腰酸，肢冷	1
6	白苔，淡白舌，乏力，下肢无力，小便不利，小便频数，腰脊无力，腰酸，肢冷	1
7	白苔，面色㿠白，嫩舌，胖大舌，神疲，畏寒，无力脉，腰酸，肢冷	1
8	白苔，背酸，背痛，淡白舌，畏寒，细脉，小便频数，腰冷，肢冷	1
9	淡红舌，滑苔，面部浮肿，神疲，畏寒，下肢浮肿，小便不利，眼睑浮肿，肢冷	1
10	白苔，不孕，沉脉，淡红舌，细脉，下肢无力，腰痛，月经后期，月经量少	1
11	白苔，背酸，背痛，沉脉，细脉，腰脊无力，腰冷，腰酸，腰痛	1
12	大便稀，淡白舌，面色苍白，畏寒，下肢无力，小便量多，小便清，腰酸，腰痛	1
13	背酸，背痛，大便稀，淡白舌，胖大舌，畏寒，小便量多，腰酸，腰痛	1
14	沉脉，淡白舌，乏力，面色苍白，神疲，细脉，小便频数，小便清，腰痛	1
15	白苔，沉脉，淡白舌，润苔，神疲，下肢无力，形寒肢冷，腰脊无力，腰酸	1
16	白苔，沉脉，淡白舌，乏力，畏寒，小便量多，小便清，腰脊无力，腰酸	1
17	白苔，沉脉，大便稀，淡白舌，弱脉，神疲，小便频数，腰脊无力，腰酸	1
18	白苔，遍身浮肿，沉脉，大便稀，淡白舌，弱脉，神疲，细脉，小便清	1

11. 10 个症状

以 10 个症状来表达肾阳虚的类型共有 7 种情况，详见表 8-51。

表 8-51　肾阳虚表现为 10 个症状的情况

序号	症状及组合	频数/次
1	白苔，不孕，带下量多，淡红舌，畏寒，小便频数，腰痛，月经后期，月经量少，肢冷	1
2	白苔，不孕，沉脉，淡白舌，畏寒，细脉，下肢无力，腰痛，月经量少，肢冷	1
3	淡白舌，滑苔，面部浮肿，面色㿠白，胖大舌，形寒肢冷，眼睑浮肿，腰酸，腰痛，肢冷	1
4	白苔，沉脉，淡白舌，乏力，润苔，弱脉，无力脉，下肢无力，腰酸，肢冷	1
5	白苔，沉脉，淡白舌，面色㿠白，下肢无力，小便量多，小便频数，小便清，形寒肢冷，肢冷	1
6	白苔，沉脉，迟脉，淡白舌，乏力，滑苔，面色晦暗，畏寒，细脉，肢冷	1
7	遍身浮肿，沉脉，大便稀，淡白舌，恶寒，乏力，无力脉，细脉，小便清，腰痛	1

12. 11 个症状

以 11 个症状来表达肾阳虚的类型共有 10 种情况，详见表 8-52。

表 8-52　肾阳虚表现为 11 个症状的情况

序号	症状及组合	频数/次
1	白苔，淡白舌，乏力，胖大舌，畏寒，阳痿，腰脊无力，腰酸，遗精，早泄，肢冷	1
2	白苔，背痛，淡白舌，面色㿠白，神疲，畏寒，小便频数，阳痿，腰酸，遗精，肢冷	1
3	遍身浮肿，淡白舌，面色晦暗，嫩舌，胖大舌，神疲，畏寒，下肢浮肿，腰酸，腰痛，肢冷	1
4	白苔，沉脉，迟脉，大便稀，带下量多，淡白舌，乏力，神疲，腰酸，腰痛，肢冷	1
5	白苔，背痛，沉脉，带下量多，淡白舌，乏力，弱脉，畏寒，腰冷，腰痛，肢冷	1
6	白苔，背酸，背痛，遍身浮肿，沉脉，大便稀，面色苍白，无力脉，细脉，腰酸，腰痛	1

序号	症状及组合	频数/次
7	背酸，大便稀，淡红舌，乏力，面色㿠白，神疲，小便量多，小便清，阳痿，腰冷，腰酸	1
8	白苔，大便稀，乏力，滑苔，面部浮肿，面色苍白，神疲，畏寒，下肢浮肿，眼睑浮肿，腰酸	1
9	白苔，沉脉，大便稀，淡白舌，乏力，弱脉，完谷不化，无力脉，细脉，小便量多，小便清	1
10	白苔，遍身浮肿，不孕，带下量多，淡白舌，滑苔，嫩舌，胖大舌，畏寒，下肢浮肿，小便不利	1

13. 12 个症状

以 12 个症状来表达肾阳虚的类型共有 7 种情况，详见表 8-53。

表 8-53　肾阳虚表现为 12 个症状的情况

序号	症状及组合	频数/次
1	白苔，不孕，面色苍白，下肢疼痛，下肢无力，小便量多，小便频数，腰脊无力，腰酸，腰痛，遗尿，肢冷	1
2	大便稀，淡白舌，乏力，面部浮肿，面色晦暗，胖大舌，神疲，畏寒，下肢浮肿，腰酸，腰痛，肢冷	1
3	背酸，背痛，遍身浮肿，大便稀，淡白舌，面部浮肿，面色苍白，胖大舌，畏寒，腰酸，腰痛，肢冷	1
4	白苔，沉脉，淡红舌，乏力，面色苍白，神疲，畏寒，细脉，小便不利，腰脊无力，腰酸，肢冷	1
5	白苔，沉脉，大便稀，淡白舌，乏力，滑苔，面部浮肿，面色㿠白，神疲，无力脉，细脉，肢冷	1
6	白苔，大便稀，带下量多，淡白舌，下肢疼痛，小便清，腰脊无力，腰冷，腰酸，腰痛，月经淡红，月经后期	1
7	白苔，遍身浮肿，沉脉，大便稀，淡白舌，乏力，滑苔，胖大舌，畏寒，无力脉，细脉，下肢浮肿	1

14. 14 个症状

以 14 个症状来表达肾阳虚的类型共有 1 种情况，详见表 8-54。

表 8-54　肾阳虚表现为 14 个症状的情况

序号	症状及组合	频数/次
1	白苔，背酸，沉脉，迟脉，大便稀，淡白舌，乏力，神疲，细脉，小便清，腰酸，月经淡红，月经量少，肢冷	1

中医『单元证』辨证研究

15. 15 个症状

以 15 个症状来表达肾阳虚的类型共有 2 种情况，详见表 8-55。

表 8-55　肾阳虚表现为 15 个症状的情况

序号	症状及组合	频数 / 次
1	白苔，沉脉，淡白舌，恶寒，面色苍白，神疲，无力脉，细脉，小便频数，阳痿，腰脊无力，腰酸，遗精，早泄，肢冷	1
2	白苔，沉脉，迟脉，大便稀，带下量多，淡白舌，嫩舌，细脉，下肢无力，小便量多，小便频数，腰脊无力，腰酸，月经淡红，月经量少	1

16. 16 个症状

以 16 个症状来表达肾阳虚的类型共有 1 种情况，详见表 8-56。

表 8-56　肾阳虚表现为 16 个症状的情况

序号	症状及组合	频数 / 次
1	白苔，沉脉，淡白舌，恶寒，面色㿠白，神疲，无力脉，细脉，下肢无力，小便频数，阳痿，腰脊无力，腰酸，遗精，早泄，肢冷	1

五、胞宫血瘀证

胞宫血瘀证在中医历代医案数据库[1]中共呈现出了 56 种生命状态，具体如下。

1. 无症状

没有典型症状来表达胞宫血瘀的情况共出现 8 次。

2. 1 个症状

以 1 个症状来表达胞宫血瘀的类型共有 5 种情况，详见表 8-57。

表 8-57　胞宫血瘀表现为 1 个症状的情况

序号	症状及组合	频数 / 次
1	月经后期	1
2	腰酸	1
3	小腹疼痛	1
4	薄苔	1
5	白苔	1

3. 2个症状

以2个症状来表达胞宫血瘀的类型共有8种情况，详见表8-58。

表8-58　胞宫血瘀表现为2个症状的情况

序号	症状及组合	频数/次
1	沉脉，月经量少	1
2	小腹疼痛，月经后期	1
3	细脉，月经后期	1
4	小腹疼痛，腰痛	1
5	舌质暗，腰痛	1
6	白苔，腰酸	1
7	舌质暗，小腹疼痛	1
8	薄苔，沉脉	1

4. 3个症状

以3个症状来表达胞宫血瘀的类型共有4种情况，详见表8-59。

表8-59　胞宫血瘀表现为3个症状的情况

序号	症状及组合	频数/次
1	腰酸，月经血块，月经紫暗	1
2	舌质暗，小腹疼痛，月经量少	1
3	薄苔，沉脉，腰酸	1
4	白苔，弦脉，小腹疼痛	1

5. 4个症状

以4个症状来表达胞宫血瘀的类型共有10种情况，详见表8-60。

表8-60　胞宫血瘀表现为4个症状的情况

序号	症状及组合	频数/次
1	不孕，弦脉，月经血块，月经紫暗	2
2	月经后期，月经量多，月经血块，月经紫暗	1
3	小腹疼痛，月经量多，月经血块，月经紫暗	1
4	细脉，月经量多，月经血块，月经紫暗	1
5	细脉，弦脉，月经后期，月经紫暗	1
6	薄苔，腰酸，月经后期，月经量少	1
7	不孕，细脉，弦脉，月经后期	1

序号	症状及组合	频数/次
8	不孕，沉脉，弦脉，月经后期	1
9	白苔，弦脉，小腹疼痛，腰痛	1
10	不孕，沉脉，舌质暗，细脉	1

6. 5个症状

以5个症状来表达胞宫血瘀的类型共有9种情况，详见表8-61。

表8-61　胞宫血瘀表现为5个症状的情况

序号	症状及组合	频数/次
1	腰酸，月经后期，月经量少，月经血块，月经紫暗	1
2	不孕，腰痛，月经量少，月经血块，月经紫暗	1
3	细脉，腰酸，月经量少，月经血块，月经紫暗	1
4	不孕，腰痛，月经后期，月经量少，月经紫暗	1
5	舌质暗，腰酸，月经后期，月经量少，月经紫暗	1
6	沉脉，细脉，腰痛，月经量多，月经血块	1
7	白苔，薄苔，腰酸，月经量多，月经血块	1
8	白苔，舌质暗，弦脉，小腹疼痛，月经量多	1
9	白苔，薄苔，不孕，舌质暗，弦脉	1

7. 6个症状

以6个症状来表达胞宫血瘀的类型共有12种情况，详见表8-62。

表8-62　胞宫血瘀表现为6个症状的情况

序号	症状及组合	频数/次
1	沉脉，细脉，腰酸，月经量少，月经血块，月经紫暗	1
2	白苔，腰酸，腰痛，月经量多，月经血块，月经紫暗	1
3	白苔，薄苔，腰酸，月经量多，月经血块，月经紫暗	1
4	白苔，薄苔，小腹疼痛，腰酸，月经血块，月经紫暗	1
5	白苔，薄苔，沉脉，腰酸，月经血块，月经紫暗	1
6	沉脉，弦脉，腰酸，腰痛，月经量多，月经血块	1
7	白苔，不孕，沉脉，舌质暗，月经量多，月经血块	1
8	不孕，沉脉，细脉，弦脉，月经后期，月经血块	1
9	薄苔，不孕，舌质暗，弦脉，腰痛，月经量少	1
10	白苔，薄苔，不孕，舌质暗，弦脉，月经量多	1
11	白苔，不孕，舌质暗，弦脉，小腹疼痛，月经后期	1
12	白苔，薄苔，不孕，沉脉，细脉，腰酸	1

8. 7个症状

以7个症状来表达胞宫血瘀的类型共有2种情况，详见表8-63。

表8-63　胞宫血瘀表现为7个症状的情况

序号	症状及组合	频数/次
1	白苔，薄苔，舌质暗，小腹疼痛，月经量多，月经血块，月经紫暗	1
2	白苔，薄苔，不孕，沉脉，弦脉，月经血块，月经紫暗	1

9. 8个症状

以8个症状来表达胞宫血瘀的类型共有2种情况，详见表8-64。

表8-64　胞宫血瘀表现为8个症状的情况

序号	症状及组合	频数/次
1	白苔，薄苔，舌质暗，小腹疼痛，腰痛，月经量少，月经血块，月经紫暗	1
2	白苔，不孕，舌质暗，细脉，弦脉，月经量多，月经血块，月经紫暗	1

10. 9个症状

以9个症状来表达胞宫血瘀的类型共有2种情况，详见表8-65。

表8-65　胞宫血瘀表现为9个症状的情况

序号	症状及组合	频数/次
1	白苔，薄苔，沉脉，细脉，弦脉，小腹疼痛，月经量多，月经血块，月经紫暗	1
2	白苔，薄苔，沉脉，舌质暗，细脉，腰酸，腰痛，月经血块，月经紫暗	1

11. 10个症状

以10个症状来表达胞宫血瘀的类型共有1种情况，详见表8-66。

表8-66　胞宫血瘀表现为10个症状的情况

序号	症状及组合	频数/次
1	白苔，薄苔，不孕，沉脉，细脉，小腹疼痛，腰痛，月经量多，月经血块，月经紫暗	1

中医「单元证」辨证研究

六、宫寒证

宫寒证在中医历代医案数据库中共呈现出了 56 种生命状态，具体如下。

1. 无症状

没有典型症状来表达宫寒的情况共出现 4 次。

2. 1 个症状

以 1 个症状来表达宫寒的类型共有 5 种情况，详见表 8-67。

表 8-67　宫寒表现为 1 个症状的情况

序号	症状及组合	频数/次
1	肢冷	1
2	月经量少	1
3	少腹疼痛	1
4	沉脉	1
5	不孕	1

3. 2 个症状

以 2 个症状来表达宫寒的类型共有 6 种情况，详见表 8-68。

表 8-68　宫寒表现为 2 个症状的情况

序号	症状及组合	频数/次
1	月经血块，月经紫暗	2
2	腰酸，腰痛	2
3	少腹疼痛，肢冷	1
4	淡白舌，月经量多	1
5	白苔，淡白舌	1
6	白苔，沉脉	1

4. 3 个症状

以 3 个症状来表达宫寒的类型共有 3 种情况，详见表 8-69。

第八章　肾系统单元证的临床表现形式

表 8-69　宫寒表现为 3 个症状的情况

序号	症状及组合	频数/次
1	白苔，沉脉，肢冷	1
2	沉脉，月经后期，月经量少	1
3	沉脉，少腹疼痛，小腹疼痛	1

5. 4 个症状

以 4 个症状来表达宫寒的类型共有 6 种情况，详见表 8-70。

表 8-70　宫寒表现为 4 个症状的情况

序号	症状及组合	频数/次
1	畏寒，月经量少，月经血块，肢冷	1
2	沉脉，畏寒，小腹疼痛，肢冷	1
3	不孕，沉脉，月经量多，月经血块	1
4	白苔，薄苔，沉脉，月经后期	1
5	白苔，薄苔，小腹疼痛，腰酸	1
6	白苔，薄苔，沉脉，小腹疼痛	1

6. 5 个症状

以 5 个症状来表达宫寒的类型共有 12 种情况，详见表 8-71。

表 8-71　宫寒表现为 5 个症状的情况

序号	症状及组合	频数/次
1	小腹疼痛，月经量少，月经血块，月经紫暗，肢冷	1
2	少腹疼痛，畏寒，月经量少，月经紫暗，肢冷	1
3	薄苔，淡白舌，月经后期，月经量多，肢冷	1
4	白苔，小腹疼痛，月经量多，月经血块，月经紫暗	1
5	白苔，淡白舌，腰痛，月经量少，月经紫暗	1
6	畏寒，小腹疼痛，腰酸，月经量少，月经紫暗	1
7	薄苔，不孕，沉脉，月经量少，月经紫暗	1
8	薄苔，少腹疼痛，小腹疼痛，月经量多，月经血块	1
9	白苔，淡白舌，小腹疼痛，腰酸，月经量少	1
10	不孕，沉脉，腰痛，月经后期，月经量多	1
11	不孕，沉脉，淡白舌，腰酸，月经后期	1
12	白苔，薄苔，不孕，沉脉，淡白舌	1

7. 6 个症状

以 6 个症状来表达宫寒的类型共有 4 种情况，详见表 8-72。

表 8-72　宫寒表现为 6 个症状的情况

序号	症状及组合	频数/次
1	白苔，不孕，月经后期，月经量多，月经血块，月经紫暗	1
2	不孕，腰酸，腰痛，月经后期，月经量少，月经紫暗	1
3	畏寒，小腹疼痛，腰酸，腰痛，月经量少，月经紫暗	1
4	白苔，薄苔，沉脉，腰酸，月经后期，月经量少	1

8. 7 个症状

以 7 个症状来表达宫寒的类型共有 8 种情况，详见表 8-73。

表 8-73　宫寒表现为 7 个症状的情况

序号	症状及组合	频数/次
1	薄苔，淡白舌，腰痛，月经量少，月经血块，月经紫暗，肢冷	1
2	不孕，淡白舌，腰酸，月经后期，月经血块，月经紫暗，肢冷	1
3	沉脉，淡白舌，畏寒，小腹疼痛，腰痛，月经量少，肢冷	1
4	白苔，薄苔，不孕，淡白舌，腰酸，月经量少，肢冷	1
5	沉脉，淡白舌，小腹疼痛，月经后期，月经量少，月经血块，月经紫暗	1
6	白苔，薄苔，淡白舌，月经后期，月经量多，月经血块，月经紫暗	1
7	白苔，薄苔，淡白舌，腰痛，月经后期，月经量多，月经血块	1
8	薄苔，淡白舌，畏寒，腰酸，腰痛，月经后期，月经量少	1

9. 8 个症状

以 8 个症状来表达宫寒的类型共有 6 种情况，详见表 8-74。

表 8-74　宫寒表现为 8 个症状的情况

序号	症状及组合	频数/次
1	白苔，薄苔，少腹疼痛，腰痛，月经量多，月经血块，月经紫暗，肢冷	1
2	白苔，薄苔，不孕，腰痛，月经后期，月经量少，月经血块，月经紫暗	1
3	白苔，薄苔，不孕，小腹疼痛，月经后期，月经量少，月经血块，月经紫暗	1

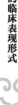

序号	症状及组合	频数/次
4	不孕，沉脉，少腹疼痛，畏寒，腰酸，月经量少，月经血块，月经紫暗	1
5	白苔，薄苔，不孕，沉脉，淡白舌，畏寒，月经量少，月经血块	1
6	白苔，薄苔，沉脉，淡白舌，少腹疼痛，腰酸，月经后期，月经量少	1

10. 9 个症状

以 9 个症状来表达宫寒的类型共有 4 种情况，详见表 8-75。

表 8-75　宫寒表现为 9 个症状的情况

序号	症状及组合	频数/次
1	白苔，薄苔，少腹疼痛，腰痛，月经后期，月经量少，月经血块，月经紫暗，肢冷	1
2	白苔，淡白舌，少腹疼痛，腰酸，月经后期，月经量少，月经血块，月经紫暗，肢冷	1
3	白苔，薄苔，淡白舌，小腹疼痛，腰酸，月经后期，月经量少，月经紫暗，肢冷	1
4	白苔，薄苔，不孕，沉脉，淡白舌，少腹疼痛，月经后期，月经血块，月经紫暗	1

11. 10 个症状

以 10 个症状来表达宫寒的类型共有 1 种情况，详见表 8-76。

表 8-76　宫寒表现为 10 个症状的情况

序号	症状及组合	频数/次
1	白苔，薄苔，不孕，少腹疼痛，畏寒，腰痛，月经后期，月经量少，月经紫暗，肢冷	1

参考文献

[1] 张启明，王永炎，张志斌，等. 中医历代医案数据库的建立与统计方法 [J]. 山东中医药大学学报，2005，29(4)：298-299.

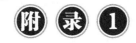

附录 ①

2750 个症状及其频数

　　红绛舌（7917），咳嗽（6837），白苔（6711），黄苔（5975），发热（5844），弦脉（5804），数脉（5679），薄苔（5479），细脉（5239），大便稀（5094），头晕（4994），黏腻苔（4938），不寐（4558），食少（4317），乏力（4295），厌食（4244），神疲（3938），心烦（3789），尿黄赤（3740），便干（3708），淡白舌（3472），消瘦（3313），呕吐（3277），胸闷（3260），沉脉（3250），心悸（3173），腹胀（3150），口干（3052），头痛（2996），腹痛（2915），大便次数少（2891），小便量少（2651），恶心（2568），滑脉（2538），脘痞（2364），大便次数多（2345），喘（2339），腰酸（2338），神识昏蒙（2196），腰痛（2182），肢冷（2156），口渴（2145），恶寒发热（2076），大便艰难（2028），小便不利（1967），面色无华（1931），目眩（1875），躁动不安（1855），面色黄（1748），淡红舌（1644），恶寒（1549），呼吸急促（1545），口苦（1545），气短（1470），汗出（1464），舌质暗（1444），壮热（1434），咳血（1380），厚苔（1375），胃脘痛（1346），舌干（1321），大便胶冻（1309），头昏（1309），弱脉（1293），咽干（1292），胁痛（1274），大汗（1263），口渴多饮（1252），濡脉（1228），浮脉（1205），咳痰量多（1193），小便频数（1193），耳鸣（1185），畏寒（1182），面部浮肿（1143），饮食不入（1135），咽喉痛（1109），无力脉（1062），多梦（1056），大脉（1026），自汗（1008），后重（994），咳痰黏（984），虚脉（984），面色苍白（975），面色红（972），单腹胀大（969），无苔（969），胖大舌（959），缓脉（957），涩脉（900），口淡乏味（891），急躁易怒（889），燥苔（888），遍身浮肿（879），里急（879），下肢浮肿（856），舌尖红绛（855），月经量多（852），四肢无力（831），渴不欲饮（829），胸满（827），无汗（824），月经后期（817），闭经（816），体弱（788），带下量多（787），胸痛（776），嗳气（760），便血（757），鼻衄（755），盗汗（749），遗精（724），周身痛（723），

小便浑浊（721），关节疼痛（714），皮肤瘙痒（712），目昏（708），低热（704），四肢麻木（697），少腹疼痛（693），经期延长（692），大便不爽（691），突然昏倒（684），月经量少（676），目赤（670），肠鸣（667），咳痰（666），面色㿠白（663），有力脉（660），滑苔（654），月经紫暗（654），少苔（642），呃逆（640），月经血块（635），吐血（629），肥胖（613），声音嘶哑（605），抽搐（602），下肢无力（600），小便疼痛（599），谵语（597），白睛黄染（596），嗜睡（595），胁胀（594），小脉（587），小腹疼痛（579），背痛（568），喉中痰鸣（565），尿血（562），语言謇涩（555），四肢活动不利（539），下肢疼痛（536），形寒肢冷（535），鼻塞（534），胃胀（533），面色晦暗（520），腰脊无力（519），迟脉（514），呕吐痰涎（511），潮热（510），紧脉（505），口唇干（500），洪脉（492），纳谷不化（486），口唇青紫（483），口疮（479），食已则吐（476），咳痰稠（475），语声低微（473），善恐易惊（469），眼睑浮肿（465），耳聋（464），吞食梗塞（454），寒热往来（452），手心热（451），咳痰白（448），少腹胀（448），肌肤灼热（446），泛酸（440），月经先期（437），呼吸困难（432），小便量多（428），皮肤色黄（425），四肢浮肿（413），口噤（411），颧红（409），不孕（406），舌生瘀斑（404），腹部徵瘕（401），周身沉重（391），不渴（388），胶冻色赤（384），头胀（384），口唇鲜红（380），渴喜冷饮（374），微脉（374），胃脘胀痛（370），灰苔（369），健忘（369），疹（369），口角歪斜（367），步履艰难（365），小腹胀（365），咽喉红肿（361），胁部胀痛（356），舌润（355），哮鸣（347），润苔（343），小便失禁（340），咳痰黄（339），面色青（339），嘈杂（338），紫舌（336），舌边红（330），斑紫暗（328），齿衄（328），口臭（328），小便清（326），懒言（318），口唇淡白（316），干咳（315），头汗（315），四肢抽搐（311），闷闷不乐（310），嫩舌（308），下肢活动不利（304），消谷善饥（304），项强（303），月经淡红（303），裂纹舌（301），小便灼热（300），四肢酸楚（296），月经不调（296），精神恍惚（294），腹部板硬（286），呕吐酸水（286），皮肤干枯（286），胸中炽热（286），背酸（284），气上冲胸（284），咽如物梗，吐咽不解（281），目痛（280），无根苔（280），疮疡破溃（279），实脉（279），渴喜热饮（278），乳房胀痛（278），足心热（276），干呕（274），面色白（273），咽痒（272），目闭不开（271），舌强（271），大便色黑（270），周身酸楚（268），短气（264），躯体活动不利（261），头重（261），完谷不化（260），浮肿按之凹陷不起（258），黑苔（258），芒刺舌（258），手麻（258），口角流涎（253），筋脉拘急（251），咳痰量少（250），背冷（249），咳痰沫多（248），偏头痛（248），口眼㖞斜（247），腹部下坠（245），脐腹疼痛（245），关节酸痛（241），芤脉（240），月经先后无定期（239），胶冻赤白夹杂（238），呼吸气粗（237），肿块坚硬（237），失音（235），眼歪斜（234），动劳气急（233），流泪（232），不语（230），牙痛（230），剥苔（229），流涕（228），目光呆滞（228），面色黑（227），瞪目直视（226），大便黏液（225），呻吟（225），咽喉红嫩

（224），面色苍黄（223），四肢疼痛（223），大便失禁（222），腹部胀痛（218），肛门坠胀（218），口黏腻（216），指纹紫红（216），口唇焦裂（215），鼻煽（214），头部胀痛（209），关节肿（208），易于感冒（208），咽喉不利（207），胃脘灼热（204），疹深红（204），胁部隐痛（203），表情淡漠（202），下肢酸楚（201），糙苔（199），四肢振颤（199），呕吐苦水（198），鼻流清涕（197），肩痛（197），胃脘隐痛（196），下肢麻木（196），咳痰稀（195），太息（195），目涩（194），阳痿（193），面黄晦暗（191），面色潮红（190），牙龈红肿（190），腹部隐痛（188），腹痛则泻（187），黄带（187），冷汗（186），滑精（185），口吐涎沫（184），疾脉（183），狂躁不安（182），两目上视（182），尿急（181），矢气（179），腰胀（179），鼻干（172），指纹色青（172），月经鲜红（171），恶露不净（169），大便时干时稀（167），结脉（167），胁下癥瘕（166），疮疡（165），阴囊肿大（163），疹密布（162），带下（161），汗少（161），腰重（161），头部剧痛（160），哭笑无常（159），皮肤红肿（159），下肢发凉（159），胸背彻痛（159），腹露青筋（156），胸部胀痛（154），痔疮（154），睡梦惊醒（153），呼吸微弱（151），左半身不遂（151），小便淡黄（150），右半身不遂（150），平脉（148），胎漏（148），鼻流浊涕（146），伏脉（145），呕吐清水（145），肌肤发凉（144），毛发脱落（144），遗尿（144），喷嚏（143），颈项瘰疬（142），下肢酸痛（142），腹部剧痛（140），少腹癥瘕（140），角弓反张（138），畏光（138），舌疮（137），胃脘压痛（137），骨蒸潮热（133），胸部隐痛（133），斑深红（132），咳痰腥（130），乳房肿块（130），视力减退（130），阴痒（130），错语（129），面部发热（129），狂语（128），脱肛（128），周身酸痛（128），目酸胀（127），前额疼痛（127），反应迟钝（126），无神脉（125），遍身疹（123），大便黏腻（122），水疱（122），癥瘕坚硬（122），腰部剧痛（121），白带（120），手部振颤（120），耳痛（119），面色青紫（119），小腹坠（119），指纹紫黑（119），长脉（118），厌油腻（117），易悲（117），齿痕舌（116），目盲（116），带下稀（115），巅顶疼痛（115），体强（115），咽喉溃烂（115），阴茎疼痛（115），腰冷（114），指纹沉隐（114），少气（113），牙龈疼痛（113），涎清稀（111），眼窝凹陷（111），上肢麻木（110），胃脘剧痛（110），胁部刺痛（110），小产（109），呕吐食物（107），足部浮肿（107），小便自利（106），星膜翳障（106），口吐白沫（105），喜静懒动（105），腰部拘挛（105），呓语（105），舌脉怒张（104），尿后余沥（103），脐腹压痛（103），牙齿干枯（102），咽喉肿痛（102），半身不遂（101），大便量少（101），代脉（101），皮下结节（101），胸部闷痛（101），赤带（100），带下稠（100），转筋（100），关节红肿（99），咳痰臭（99），少腹坠（99），疹出不畅（99），大便恶臭（98），小腹癥瘕（98），白痦（97），恶热（97），阴道出血（97），青舌（96），肛门灼热（95），乱脉（95），目红肿（95），口甜（94），乳汁不行（94），呕血（93），吐蛔（93），下肢肌肉萎缩（93），腹部阵发痛（92），指纹色淡（92），眵多（90），耳内流脓（90），呕吐痰涎量多（90），脐突（90），饥不欲食（89），四肢发热（88），四肢强直（88），关节肿痛（87），满面通红（87），腰腹部掣痛（86），胡言乱语（85），上肢活动不利（85），小腹隐痛（85），便血紫暗（84），多疑善虑（84），腹背掣痛（84），肩酸（84），四肢酸痛（83），鼻涕腥臭（82），沉默寡言（82），牙龈溃烂（82），嗳气酸腐（81），颈项疼痛（81），颈项肿块（81），咳痰浊（81），腮肿（81），瘦薄舌（81），下肢沉重（81），背胀（80），咳脓痰（80），面垢（80），少腹隐痛（80），头面浮肿（80），遍身斑（79），关节热（79），皮黄晦暗（79），舌痛（79），吐血量多（79），早泄（79），腹水（78），关节酸楚（78），上肢疼痛（78），腹部绞痛（77），胃脘闷痛（77），带下臭（76），腹冷（76），骨酸楚（76），筋骨疼痛（76），口张（76），面部麻木（76），头热（76），大便色绿（75），手部发凉（75），肿块疼痛（75），反胃（74），身半以下浮肿（74），疮口不敛（73），腹部压痛（73），汗出不畅（73），头摇不定（73），胁部剧痛（73），肌肤甲错（72），皮黄鲜明（72），蜷卧缩足（72），大便色白（71），恶阻（71），带下腥（70），肌肉萎缩（70），少腹拘挛（70），胃脘徵瘕（70），甲床淡白（69），睡眼露睛（69），胁肋拘急痛（69），胸部刺痛（69），带下清（68），腹热（68），甲床青紫（68），咳痰清（68），皮肤肿胀（68），胎动不安（68），动脉（67），手部握固（67），喜热食（67），肌𥆧（66），命关指纹（66），腹壁浮肿（65），上腹痛（65），阴缩（65），肿块推之可移（65），疮疡疼痛（64），促脉（64），焦虑不安（64），经行不畅（64），龋齿（64），左半身麻木（64），鼻涕色黄（63），恶露不行（63），少神脉（63），身热不扬（63），声音重浊（63），抬肩（63），眼眶发黑（63），右下腹痛（63），胶冻色白（62），小腹冷（62），胁部压痛（62），眼睑下垂（62），腰部刺痛（62），独语（61），鼓颔战栗（61），喜凉食（61），斑（60），短脉（60），关节变形（60），烘热（60），小腹剧痛（60），右半身麻木（60），虚里疼痛（59），徵瘕压痛（59），少腹畏寒（58），舌麻（58），胃脘刺痛（58），胃脘阵发痛（58），项背拘挛（58），周身关节窜痛（58），滑胎（57），皮肤脱屑（57），舌下静脉青紫（57），吐血紫暗（57），半身汗出（56），鼻鼾（56），下肢胀（56），大便不成形（55），多言（55），舌短缩（55），肿块压痛（55），足痿不用（55），不闻香臭（54），颈项酸楚（54），脓液清稀（54），气关指纹（54），瞳神散大（54），虚里剧痛（54），皮肤发硬（53），上肢酸楚（53），头部刺痛（53），下肢皮下结节（53），胁部痛无定处（53），腹部攻冲作痛（52），睾丸肿胀（52），口唇红肿（52），毛发枯焦（52），舌歪（52），下肢红肿（52），小腹压痛（52），鼻咽烟焰（51），泛红如妆（51），睾丸坠胀（51），乳房疼痛（51），妄言（51），阳强（51），关节屈伸不利（50），横目斜视（50），面部红肿（50），呕吐物酸腐（50），手部浮肿（50），听力减退（50），大便泡沫（49），痔疮下血（49），大便先干后稀（48），肛门疼痛（48），皮肤青紫（48），四肢沉重（48），胃脘背部掣痛（48），胃脘胁肋掣痛（48），腹痛则泻，泻后痛减（47），水痘（47），四肢胀（47），背部拘挛（46），恶露量少（46），呵欠（46），经量时多时少（46），经期过短（46），咳声不扬（46），枯舌（46），目瞤（46），呕吐痰涎黏稠（46），歧视（46），眼球突起（46），尿浮脂膏（45），胸部剧痛（45），阴茎肿胀（45），月经质稀（45），咳脓血（44），皮肤色红（44），脐腹癥瘕（44），小腹胀痛（44），疹紫暗（44），多涎（43），积粉苔（43），口唇麻（43），少腹剧痛（43），失语（43），疹淡红（43），背部疮疡（42），口酸（42），面部消瘦（42），头部重痛（42），下肢肿痛（42），小腹阵发痛（42），虚里大动（42），足麻（42），鼻如烟煤（41），倒经（41），关节拘挛（41），脑鸣（41），牙齿松动（41），鼻气冷（40），便血鲜红（40），动作怪异（40），皮肤疼痛（40），少腹阵发痛（40），头项强痛（40），胃脘攻冲作痛（40），胃脘灼痛（40），咽喉灼热（40），重听（40），子宫脱垂（40），足痛（40），背部无力（39），大便带虫（39），咳血鲜红（39），散脉（39），手痛（39），涕泪稀少（39），下肢拘挛（39），右上腹痛（39），癥瘕疼痛（39），疮疡红肿（38），大便不调（38），少腹压痛（38），头两侧疼痛（38），小腹拘挛（38），右上腹压痛（38），指纹鲜红（38），背热（37），面色暗红（37），上肢酸痛（37），少腹板硬（37），恶露量多（36），关节剧痛（36），手部无力（36），四肢瘫痪（36），吐血鲜红（36），下肢疮疡（36），下肢肿块（36），背部沉重（35），顿咳（35），惊呼（35），口气冷（35），上肢浮肿（35），嗜卧（35），头部大汗（35），吐乳（35），胸部阵发痛（35），循衣摸床（35），牙龈萎缩（35），指纹浮现（35），周身麻木（35），腹部疝气（34），颈项软弱（34），咳血紫暗（34），头重脚轻（34），外阴红肿（34），小便挟精（34），心下悸动（34），腰部隐痛（34），阴囊潮湿（34），不射精（33），目痒（33），尿臊臭（33），脓液恶臭（33），脐腹悸动（33），乳汁自出（33），少腹攻冲作痛（33），鼻痒（32），发稀（32），发颐（32），睾丸疼痛（32），上肢无力（32），舌颤（32），手部拘挛（32），吐酸（32），无根脉（32），胸部掣痛（32），腐苔（31），龟背（31），哭闹不止（31），乳房红肿（31），小腹刺痛（31），阴道出血量多（31），恶闻食臭（30），呼多吸少（30），口唇颤动（30），上肢疮疡（30），下肢剧痛（30），胸部压痛（30），虚里隐痛（30），腰背部掣痛（30），腰腹掣痛（30），油汗（30），周身窜痛（30），疮疡成脓（29），腹部冷痛（29），肛门坠痛（29），睾丸肿痛（29），后头疼痛（29），幻视（29），呕血紫暗（29），肿块固着不移（29），肛漏（28），幻听（28），咳声重浊（28），咳痰黑（28），梦交（28），四肢蠕动（28），头面瘙痒（28），外阴痛（28），胁部阵发痛（28），右腹痛（28），月经质稠（28），自觉发热（28），便血量多（27），耳痒（27），耳胀（27），肛门肿痛（27），咳痰咸（27），前额胀痛（27），情绪激动（27），手部抽搐（27），头部阵发痛（27），头面疮疡（27），下肢灼热（27），蛛丝红络（27），颈项结核（26），脐腹胀（26），舌尖破碎（26），手舞足蹈（26），头部掣痛（26），胃脘绞痛（26），胸部灼热（26），虚里闷痛（26），阴疮（26），阴挺（26），癥瘕固着不移（26），大便腥臭（25），带下浑浊（25），房事淡漠（25），关节麻木（25），居经（25），皮肤色黑（25），舌卷（25），下肢斑（25），下肢胀痛（25），腰部麻木（25），肿块胀痛

（25），周身振颤（25），斑密布（24），多愁善感（24），呃声高亢（24），发狂（24），叫声怪异（24），口腔出血（24），脉微欲绝（24），皮下结节疼痛（24），脐腹剧痛（24），肉松皮缓（24），上腹胀痛（24），少腹刺痛（24），臀部疼痛（24），妄见（24），胃脘板硬（24），下肢抽搐（24），阴道出血紫暗（24），足热（24），腹中动气（23），面黄鲜明（23），弄舌（23），脐腹阵发痛（23），热结旁流（23），腮部肿痛（23），舌𬌗（23），太阳穴疼痛（23），头面红肿（23），小腹拘急痛（23），胸胁掣痛（23），眼睑赤烂（23），周身不适（23），鼻疮（22），腹部不舒（22），肛周疮疡（22），关节冷（22），关节重（22），口唇疼痛（22），面部抽搐（22），难产（22），胬肉攀睛（22），舌肿（22），手撒（22），瞳神缩小（22），胁肋脊背掣痛（22），腰部阵发痛（22），夜盲（22），腋下瘰疬结核（22），右上腹癥瘕（22），指甲干枯（22），指纹长（22），癥瘕推之可移（22），睾丸胀痛（21），经断复来（21），咳痰绿（21），偏头剧痛（21），四肢窜痛（21），下肢瘫痪（21），胁部拘挛（21），斑淡红（20），大便酸臭（20），恶露紫暗（20），肛门下坠（20），头皮麻木（20），下肢青筋（20），下肢压痛（20），胁部板硬（20），心悬（20），足冷（20），背部窜痛（19），疮疡肿胀（19），膈痛（19），咳痰黄白相兼（19），老舌（19），面部疮疡（19），尿中砂石（19），皮肤紫暗（19），上肢振颤（19），手部有汗（19），尾骶酸痛（19），下肢刺痛（19），下肢畏寒（19），胁肋肩背掣痛（19），胸部疹（19），阴道出血鲜红（19），阴囊瘙痒（19），右上腹肿块（19），肿块柔软（19），不育（18），齿垢（18），蛋花样便（18），发黄（18），腹部刺痛（18），腹部酸痛（18），肩部沉重（18），肩部麻木（18），咳痰滑（18），皮肤潮红（18），皮肤刺痛（18），手心汗（18），胃脘冷痛（18），下肢窜痛（18），囟门下陷（18），腰背窜痛（18），郑声（18），指纹粗（18），周身刺痛（18），足部肿痛（18），背部剧痛（17），肠风下血（17），疮疡灼热（17），多唾（17），腹部凹陷（17），肛门灼痛（17），股阴痛（17），关节无力（17），呼吸表浅（17），胶冻赤多白少（17），面颊红斑（17），皮肤干燥（17），前额大汗（17），上腹剧痛（17），上腹压痛（17），手部蠕动（17），透关射甲（17），下肢发热（17），胁背掣痛（17），胁部闷痛（17），眼睑淡白（17），阴囊疼痛（17），（病程）咳痰黄（16），动作迟缓（16），腹部疼痛（16），关节胀痛（16），咳声低微（16），口涩（16），面部红斑（16），面部疼痛（16），皮肤皲裂（16），皮肤光亮（16），头部空痛（16），胃脘发凉（16），下肢强直（16），项背掣痛（16），胁部酸痛（16），胸中发凉（16），须发早白（16），腰背掣痛（16），阴茎瘙痒（16），阴囊浮肿（16），（病程）咳痰白（15），耳肿（15），关节刺痛（15），咳有痰声（15），瘰疬坚硬（15），皮肤白斑（15），乳房瘪小（15），乳房结核（15），上肢窜痛（15），少腹疝气（15），身半以上浮肿（15），手部肿痛（15），头面皮下结节（15），小腹绞痛（15），胁肋胃脘掣痛（15），腰部压痛（15），腰臀部疮疡（15），右上腹阵发痛（15），周身掣痛（15），疮疡刺痛（14），疮疡顶尖根硬（14），肛门瘙痒（14），肩背掣痛（14），颈项疮疡（14），眉毛脱落（14），梦游（14），呕血鲜红（14），脐腹绞痛（14），脐腹隐痛（14），乳房肿痛（14），乳房灼痛（14），上肢肌肉萎缩（14），少腹胀痛（14），头部闷痛（14），胃脘固定痛（14），下肢冷痛（14），痫（14），胁部浮肿（14），胸部蛛丝红络（14），牙龈出脓（14），眼睑色红（14），右下腹压痛（14），背部红肿（13），背部阵发痛（13），撮空理线（13），带下恶臭（13），巅顶胀痛（13），风关指纹（13），腹部拘急痛（13），腹股沟疼痛（13），肛门潮红（13），睾丸坠痛（13），关节窜痛（13），肩部拘挛（13），脓液腥臭（13），皮肤灼痛（13），脐疮（13），脐腹拘挛（13），乳房疮疡（13），上腹隐痛（13），上腹癥瘕（13），上肢水疱（13），少腹灼热（13），手胀（13），四肢掣痛（13），四肢肿痛（13），头面烘热（13），胸部肿块（13），胸汗（13），牙龈青紫（13），阴茎胀痛（13），齿黑（12），肛门胀痛（12），关节畏寒（12），鸡胸（12），肩部无力（12），胶冻赤少白多（12），经来骤止（12），颈项歪斜（12），口唇出血（12），脓样带下（12），呕血量多（12），前额灼热（12），前阴疼痛（12），青筋暴露（12），乳房压痛（12），上腹阵发痛（12），少腹酸（12），手部红肿（12），胎死不下（12），铁锈色痰（12），胁部灼热（12），扬手掷足（12），腰臀部肿块（12），阴湿自汗（12），周身胀痛（12），白睛色青（11），耳出血（11），汗臭（11），会阴疼痛（11），颈脉动甚（11），咳痰冷（11），口唇抽搐（11），口咸（11），口中气热（11），面部刺痛（11），尿脓（11），脓液稠厚（11），皮肤晦暗（11），偏头胀痛（11），脐腹攻冲作痛（11），上肢发凉（11），少腹睾丸掣痛（11），少腹绞痛（11），舌肿块（11），手部肌肉萎缩（11），头部隐痛（11），头两侧胀痛（11），头面发热（11），头面疹（11），头面肿痛（11），头面肿胀（11），臀酸（11），无胃脉（11），下肢振颤（11），小腹灼热（11），胁部绞痛（11），胁肋少腹掣痛（11），咽喉灼痛（11），眼睑硬结（11），阴茎红肿（11），月经腥（11），肿块红肿（11），足部酸痛（11），坐而仰首（11），（病程）咳痰稠（10），（病程）咳痰稀（10），胞衣不下（10），背部隐痛（10），缠腰火丹（10），腹部胁肋掣痛（10），关节皮下结节（10），脊背恶寒（10），眉棱骨疼痛（10），霉苔（10），上肢肿痛（10），手部强直（10），头大（10），外阴肿痛（10），外阴灼热（10），胁肋腰部掣痛（10），胸部窜痛（10），血精（10），牙龈淡白（10），咽喉化脓（10），腰部拘急痛（10），腰热（10），阴茎灼热（10），右上腹绞痛（10），右上腹胀痛（10），鱼际红赤（10），战汗（10），半身麻木（9），背部刺痛（9），背部拘急痛（9），鼻痛（9），呃声低沉（9），恶露鲜红（9），恶闻响声（9），发结如穗（9），革脉（9），关节肿胀（9），黄汗（9），胶冻五色夹杂（9），颈项痛疽（9），颈项蛛丝红络（9），咳痰黄绿相兼（9），瘰疬压痛（9），面部蛛丝红络（9），脐腹畏寒（9），青带（9），上肢沉重（9），上肢红肿（9），上肢皮下结节（9），上肢胀（9），上肢肿块（9），疼痛汗出（9），桶状胸（9），痛苦面容（9），头面水疱（9），尾骶痛（9），喜食异物（9），小便泡沫（9），囟门高突（9），眼睑肿胀（9），易怒（9），阴吹（9），疹疼痛（9），足心汗（9），坐而俯首（9），（病程）月经鲜红

（8），背部肿块（8），鼻青（8），遍身皮下结节（8），唇茧（8），带下量少（8），恶露臭秽（8），浮肿按之随手而起（8），肛裂（8），关节压痛（8），甲床色黄（8），肩冷（8），肩胀（8），精浊（8），颈项酸痛（8），颈项瘿瘤（8），口腔疼痛（8），瘰疬疼痛（8），面部肿痛（8），面部灼痛（8），呕吐蛔虫（8），偏头刺痛（8），前阴疮疡（8），腮部红肿（8），腮部疼痛（8），上肢斑（8），少腹浮肿（8），舌灼痛（8），手部酸痛（8），头部窜痛（8），头面肿块（8），吐舌（8），胃脘拘急痛（8），五心烦热（8），囟门不合（8），胸部水疱（8），虚里胀痛（8），阴茎刺痛（8），阴囊红肿（8），阴囊冷（8），右下腹癥瘕（8），月经臭（8），疹瘙痒（8），（病程）黄带（7），（病程）口苦（7），斑压痛（7），背部浮肿（7），大便艰难（病程），大便量多（7），巅顶剧痛（7），癫（7），耳灼热（7），浮肿（7），腹痛牵及腰部（7），肛周肿块（7），睾丸抽痛（7），关节隐痛（7），睑生椒疮（7），结节性红斑（7），颈项不舒（7），瘰疬推之可移（7），眉棱骨胀痛（7），面部发硬（7），面部汗出（7），面部黑斑（7），面部剧痛（7），面部疹（7），目肿痛（7），皮肤压痛（7），皮下结节压痛（7），舌瘫（7），舌痿（7），舌肿痛（7），手部酸楚（7），四肢刺痛（7），胎萎不长（7），头部浮肿（7），头部冷痛（7），头部跳痛（7），头空（7），头面斑（7），吐脓血（7），臀部酸痛（7），外阴胀痛（7），胃脘下坠（7），胃脘腰部掣痛（7），项背拘急（7），小腹拘急（7），胸胁窜痛（7），腰肿（7），阴囊肿痛（7），右上腹剧痛（7），右下腹反跳痛（7），右下腹剧痛（7），肿块剧痛（7），肿块溃破（7），（病程）赤带（6），（病程）月经淡红（6），（或）吐血鲜红（6），（或）吐血紫暗（6），背部麻木（6），（病程）便干（6），遍身疮疡（6），遍身水疱（6），疮疡剧痛（6），唇青（6），耳下疼痛（6），睾丸红肿（6），睾丸灼热（6），红汗（6），黄褐斑（6），甲床色黑（6），肩部压痛（6），颈肩掣痛（6），颈项肩背掣痛（6），颈项紫筋暴露（6），瘰疬结核压痛（6），眉青（6），面有白斑（6），尿甜（6），呕吐黑水（6），皮肤肿痛（6），皮肤灼热（6），皮下结节红肿（6），偏食（6），前额刺痛（6），前额剧痛（6），前额灼痛（6），上肢剧痛（6），上肢胀痛（6），舌疮（6），水疱剧痛（6），水疱灼痛（6），四肢剧痛（6），太阳穴胀痛（6），疼痛大汗（6），疼痛冷汗（6），头部灼痛（6），外阴疮疡（6），外阴肿块（6），外阴灼痛（6），五色带（6），下肢疹（6），小腹酸（6），胁肋肩膊掣痛（6），泻泄急迫（6），胸部胁肋掣痛（6），咽喉成脓（6），腰部空痛（6），腰部胀痛（6），阴道刺痛（6），阴囊疮疡（6），指甲反凹（6），指纹细（6），肿块隐痛（6），足部红肿（6），左半身疼痛（6），左上腹癥瘕（6），（病程）咳血（5），（病程）月经紫暗（5），（或）呕吐酸水（5），背汗（5），鼻汗（5），鼻息肉（5），疮疡坚硬（5），疮疡瘙痒（5），唇反（5），撮口（5），带如豆渣（5），巅顶掣痛（5），巅顶胀（5），巅顶灼痛（5），耳赤（5），耳后肿块（5），耳轮干枯（5），睾丸下坠（5），膈胀（5），关节肌肤疮疹（5），关节强直（5），毫毛耸立（5），后头胀痛（5），肩部浮肿（5），肩部剧痛（5），颈项红肿（5），口疮疼痛（5），口唇痒（5），面部白斑（5），面部瘙痒（5），面部压痛（5），面部胀痛（5），面色鲜明（5），尿紫黑（5），偏头跳痛（5），偏头阵发痛（5），前额胀（5），乳头出血（5），乳头疼痛（5），疝气（5），上腹刺痛（5），上腹胁肋掣痛（5），上肢抽搐（5），上肢拘挛（5），上肢灼痛（5），少腹拘急痛（5），少腹前阴掣痛（5），少腹跳痛（5），少腹胁肋掣痛（5），手部发热（5），手部剧痛（5），手部蛛丝红络（5），手部灼热（5），四肢红肿（5），太阳穴剧痛（5），头部冷汗（5），头部酸痛（5），头面恶风（5），头面灼热（5），尾骶酸（5），胃脘痛牵及胸部（5），胃脘胸部掣痛（5），胃脘坠痛（5），下肢皮肤色红（5），下肢灼痛（5），小腹冷痛（5），胁部酸楚（5），胁肋腹部掣痛（5），胸部绞痛（5），胸部色红（5），癣（5），仰面伸足（5），腰部畏寒（5），阴道疼痛（5），阴茎肿痛（5），阴囊胀痛（5），阴囊肿块（5），右上腹隐痛（5），疹退（5），肿块色红（5），左半身酸楚（5），左上腹痛（5），（病程）白带（4），（病程）恶露量少（4），（或）呕吐苦水（4），斑疼痛（4），（病程）便血鲜红（4），（病程）便血紫暗（4），（病程）大便稀（4），大便细（4），大便先稀后干（4），带状疱疹（4），巅顶灼热（4），耳疮（4），耳后瘰疬（4），耳下发热（4），耳下肿（4），发软（4），腹部肌肤疼痛（4），腹肩掣痛（4），腹痛牵及背部（4），腹痛牵及胸部（4），睾丸畏寒（4），睾丸隐痛（4），颔下压痛（4），后头掣痛（4），后头阵发痛（4），挤眉眨眼（4），肩部刺痛（4），肩部阵发痛（4），颈项拘急（4），颈项瘙痒（4），颈项灼热（4），口唇灼热（4），瘰疬结核坚硬（4），眉棱骨灼痛（4），面部水疱（4），面颊红（4），呕吐白沫（4），呕吐脓血（4），脐腹疼痛牵及胁肋（4），脐腹坠（4），前额冷汗（4），前阴肿胀（4），乳头凹陷（4），乳痛红肿（4），腮部肿块（4），腮部肿胀（4），上肢强直（4），少腹疼痛牵及睾丸（4），食积（4），手指压痛（4），四肢汗出（4），四肢胀痛（4），头部钝痛（4），头部颈项掣痛（4），头部目掣痛（4），头发多脂（4），头面麻木（4），头面漫肿（4），臀部红肿（4），臀部拘挛（4），臀胀（4），外阴剧痛（4），胃脘腹部掣痛（4），胃脘肩膊掣痛（4），下肢重痛（4），涩恶臭（4），小便痛痒（4），胁部跳痛（4），胁肿（4），胸部斑（4），胸部腹部掣痛（4），胸部皮下结节（4），胸部酸痛（4），胸痛牵及背部（4），胸痛牵及腹部（4），咽喉刺痛（4），咽喉色紫（4），咽喉隐痛（4），眼睑瘙痒（4），眼缘生疔（4），腰部钝痛（4），腰部外阴掣痛（4），腰痛牵及腹部（4），阴道息肉（4），阴茎疮疡（4），阴茎肿块（4），阴毛脱落（4），瘿瘤（4），右腹压痛（4），右下腹阵发痛（4），月经色白（4），云门穴痛（4），疹红肿（4），指甲灰白（4），肿块灼热（4），周身拘挛（4），周身胀（4），左上腹压痛（4），（病程）带下稠（3），（病程）咳痰绿（3），（病程）咳血紫暗（3），鼻肿（3），臀酸（3），虫斑（3），疮疡流脓（3），（病程）大便次数少（3），带下泡沫（3），巅顶刺痛（3），巅顶闷痛（3），耳后疮疡（3），方形头（3），粉刺（3），腹部按压舒适（3），腹部坠痛（3），腹痛牵及胁部（3），睾丸剧痛（3），睾丸肿块（3），颔下红肿（3），颔下疼痛（3），颔下肿（3），颔下肿块（3），后头剧痛（3），胡须脱落（3），会阴瘙痒（3），会阴胀痛（3），肌肉疼痛（3），肩部窜痛（3），肩部发热（3），肩部皮肤发硬（3），肩肿（3），见水思尿（3），脚气上冲（3），结胸（3），颈项麻木（3），颈肿（3），镜面舌（3），咳如犬吠（3），口辣（3），瘰疬肿痛（3），眉棱骨刺痛（3），面部斑（3），面部出血（3），面部漫肿（3），面部畏寒（3），面部阵发痛（3），面部肿块（3），面部灼热（3），面黑焦干（3），目头掣痛（3），目压痛（3），目眦出血（3），脓恶臭（3），努嘴伸舌（3），呕吐粪（3），呕吐物恶臭（3），呕吐物秽浊（3），皮肤疮疡（3），皮肤剧痛（3），皮肤跳痛（3），皮肤胀痛（3），皮下结节麻木（3），皮下结节深红（3），偏头痛牵及前额（3），偏头灼痛（3），脐腹刺痛（3），脐腹反跳痛（3），脐腹疼痛牵及腰部（3），前额窜痛（3），前额压痛（3），前阴肿痛（3），前阴灼热（3），乳房发热（3），乳癖（3），乳痈（3），乳痈溃破（3），乳痈疼痛（3），腮部压痛（3），上半身疹（3），上腹灼热（3），上肢隐痛（3），上肢疹（3），上肢灼热（3），少腹麻木（3），少腹胸部掣痛（3），舌纵（3），手部刺痛（3），手部胀痛（3），手指色紫（3），手指胀痛（3），腧穴压痛（3），四肢跳痛（3），四肢无汗（3），四肢隐痛（3），四肢灼热（3），四肢灼痛（3），太阳穴跳痛（3），头部耳掣痛（3），头部脊背掣痛（3），头部肩膀掣痛（3），头部畏寒（3），头部压痛（3），头部牙齿掣痛（3），头部腰部掣痛（3），头面青筋暴露（3），头面疼痛（3），头面蛛丝红络（3），外阴肿胀（3），尾骶部下坠（3），胃脘掣痛（3），胃脘出血（3），胃脘少腹掣痛（3），下肢掣痛（3），下肢皮肤紫黑（3），下肢疼痛牵及腹部（3），下肢阵发痛（3），涎稠厚（3），小便不调（3），小腹空痛（3），小腹闷痛（3），小腹肿块（3），胁部缠腰火丹（3），胁肩掣痛（3），胁肋疼痛牵及胸部（3），胁肋胸部掣痛（3），胸部肿胀（3），胸肩掣痛（3），牙齿酸软（3），牙齿疼痛牵及前额（3），牙齿头部掣痛（3），牙龈灼痛（3），牙痈（3），咽喉耳部掣痛（3），咽喉胀痛（3），腰部绞痛（3），腋毛脱落（3），阴道灼热（3），阴囊灼热（3），痈坚硬（3），右半身软弱（3），右半身疼痛（3），右上腹胀（3），右下腹胀痛（3），指甲薄软（3），癥瘕（3），肿块麻木（3），肿块酸痛（3），肿块灼痛（3），周身肿痛（3），周身灼痛（3），足部刺痛（3），足部活动不利（3），足部酸楚（3），足部畏寒（3），（病程）鼻流清涕（2），（病程）鼻流浊涕（2），（病程）带下稀（2），（病程）恶露量多（2），（病程）肌肤发凉（2），（病程）肌肤灼热（2），（病程）咳痰黑（2），（病程）咳痰沫多（2），（病程）咳血鲜红（2），（病程）胃脘刺痛（2），（病程）月经量多（2），（病程）月经紫暗（2），（或）呕吐清水（2），（或）呕吐食物（2），（右）指纹沉隐（2），（右）指纹紫红（2），（左）指纹长（2），半身疼痛（2），鼻颊皮肤瘙痒（2），鼻酸（2），便尿交出（2），疮口苍白（2），疮疡色黑（2），大便次数时多时少（2），巅顶出血（2），巅顶攻冲作痛（2），巅顶压痛（2），巅顶肿痛（2），巅顶重痛（2），恶风（2），恶露（2），耳根肿块（2），耳后皮肤红肿（2），耳下红肿（2），耳压痛（2），耳痛疼痛（2），二尖瓣面容（2），腹部钝痛（2），腹部反跳痛（2），腹部肌肤枯涩（2），腹部拘急（2），腹部闷痛（2），腹部皮肤瘙痒（2），腹部疹（2），腹部疹瘙痒（2），腹部蛛丝红络（2），腹部灼痛（2），腹痛牵及下肢（2），睾丸疮疡（2），睾丸坚硬（2），睾丸疼痛牵及少腹（2），关节掣痛（2），关节拘急痛（2），官窍气出（2），颌下发热（2），颌下淋巴结压痛（2），颌下肿痛（2），喉癣痛（2），喉痛红肿（2），后头攻冲作痛（2），后头麻木（2），后头跳痛（2），后头隐痛（2），后头灼痛（2），会阴潮湿（2），会阴下坠（2），会阴坠胀（2），肌肉酸痛（2），肩部疮疡（2），肩部红肿（2），肩部瘰疬结核（2），肩膀胁肋掣痛（2），颈项沉重（2），颈项发硬（2），颈项疱疹（2），颈项压痛（2），颈项痛疼痛（2），颈项疹（2），绝经（2），咳痰泡沫（2），口唇水疱（2），口唇肿块（2），狂笑（2），瘰疬固着不移（2），瘰疬红肿（2），瘰疬溃破（2），瘰疬灼热（2），绿苔（2），眉棱骨酸痛（2），面部掣痛（2），面部发凉（2），面部发胀（2），面部光亮（2），面部脓疱（2），面部皮下结节（2），面部湿疹（2），面部疼痛牵及头部（2），面部油汗（2），面部肿胀（2），目灼热（2），脑肿瘤（2），尿虫（2），尿道腹部掣痛（2），脓液腥气（2），呕吐泡沫（2），呕吐甜水（2），呕吐物腥气（2），呕吐黏涎（2），疱疹疼痛（2），皮肤色白（2），皮下结节色红（2），皮下结节灼痛（2），偏头痛牵及颈项（2），偏头痛牵及牙齿（2），偏头痛牵及眼部（2），偏头牙齿掣痛（2），脐腹板硬（2），前额发热（2），前额红肿（2），前额闷痛（2），前额色黑（2），前额牙齿掣痛（2），前额隐痛（2），前额阵发痛（2），前阴红肿（2），染苔（2），乳房瘙痒（2），乳癖坚硬（2），乳癖疼痛（2），乳头抽痛（2），乳头瘙痒（2），乳岩溃破（2），乳痈坚硬（2），乳痈肿痛（2），乳痈灼痛（2），腮部灼热（2），上颚水疱（2），上颚肿胀（2），上腹绞痛（2），上腹胀（2），上腹坠痛（2），上肢发黑（2），上肢发热（2），上肢消瘦（2），上肢压痛（2），上肢蛛丝红络（2），少腹发凉（2），少腹乳房掣痛（2），少腹酸痛（2），少腹疼痛牵及肛门（2），少腹外阴掣痛（2），少腹胀痛牵及睾丸（2），少腹胀痛牵及胸部（2），舌疮疼痛（2），舌疔（2），舌尖刺痛（2），舌菌（2），舌痒（2），食道疼痛（2），食道灼痛（2），手部冷痛（2），手部皮肤皱裂（2），手部灼痛（2），手指色红（2），漱水不欲咽（2），水疱出血（2），水疱色红（2），四肢抽痛（2），四肢冷汗（2），四肢冷痛（2），四肢压痛（2），疼痛自汗（2），头部抽痛（2），头部疮疡（2），头部上肢掣痛（2），头部胁肋掣痛（2），头两侧刺痛（2），头面畏寒（2），头皮疼痛（2），头皮脱屑（2），头痛牵及颈项（2），吐苦水（2），臀部胀痛（2），托腮痛（2），外阴斑疹（2），外阴潮湿（2），外阴抽搐（2），外阴臊臭（2），外阴疹（2），外阴坠痛（2），尾骶胀（2），委中穴酸痛（2），胃脘绷急（2），胃脘脊背掣痛（2），胃脘上肢掣痛（2），胃脘胀痛牵及胸部（2），下肢闷痛（2），下肢强痛（2），下肢隐痛（2），项背疮疡（2），项背疹（2），项部红肿（2），小腹跳痛（2），小腹胃脘掣痛（2），小腹下坠（2），小腹灼痛（2），胁部钝痛（2），胁部红肿（2），胁部疹（2），胁肋上肢掣痛（2），胁冷（2），胁痛牵及腹部（2），胸部疮疡（2），胸部钝痛（2），胸部浮肿（2），胸部拒按（2），胸部冷痛（2），胸部上肢掣痛（2），胸部跳痛（2），胸筋脉拘急

（2），胸痛牵及肩膀（2），胸痛牵及上肢（2），胸痛牵及胁部（2），胸胁肩背掣痛（2），胸中水声（2），虚里掣痛（2），虚里刺痛（2），虚里压痛（2），荨麻疹（2），牙齿疼痛牵及面部（2），牙痛牵及耳（2），牙痛牵及前额（2），牙痛牵及头顶（2），咽喉出血（2），咽喉耳掣痛（2），咽喉剧痛（2），眼睑红肿（2），眼睑疼痛（2），眼睑肿痛（2），腰部疮疡（2），腰部绞痛牵及腹部（2），腰部绞痛牵及阴茎（2），腰部少腹掣痛（2），腰部酸痛（2），腰部胸部掣痛（2），腰部肿块（2），腰痛牵及会阴（2），腰痛牵及外阴（2），腰痛牵及胸部（2），阴疮流脓（2），阴道出血淡红（2），阴道拘急痛（2），阴道灼痛（2），阴茎阵发痛（2），阴囊压痛（2），阴囊疹（2），瘿瘤坚硬（2），瘿瘤柔软（2），痈红肿（2），右半身困重（2），右半身酸楚（2），右半身酸痛（2），右上腹刺痛（2），右上腹痛牵及背部（2），右上腹痛牵及肩背（2），右上腹肿痛（2），右下腹跳痛（2），右下腹隐痛（2），右下腹灼热（2），月经色黄（2），早产（2），疹出血（2），疹灼热（2），徵瘕刺痛（2），徵瘕柔软（2），徵瘕隐痛（2），徵瘕胀痛（2），中府穴（2），肿块出血（2），肿块肿痛（2），足部沉重（2），足部抽搐（2），足部剧痛（2），左半身困重（2），左半身软弱（2），左半身酸痛（2），左上腹胀痛（2），左上腹阵发痛（2），（病程）鼻流脓涕（1），（病程）带下量多（1），（病程）带下量少（1），（病程）带下清（1），（病程）肥胖（1），（病程）甲床淡白（1），（病程）甲床青紫（1），（病程）经量时多时少（1），（病程）咳脓血（1），（病程）咳痰滑（1），（病程）咳痰量多（1），（病程）咳痰量少（1），（病程）咳痰黏（1），（病程）咳痰浊（1），（病程）口酸（1），（病程）口甜（1），（病程）面色潮红（1），（病程）面色黄（1），（病程）呕吐苦水（1），（病程）呕吐清水（1），（病程）声音嘶哑（1），（病程）失音（1），（病程）胃脘绞痛（1），（病程）胃脘剧痛（1），（病程）胃脘隐痛（1），（病程）胃脘胀痛（1），（病程）消瘦（1），（病程）虚里钝痛（1），（病程）虚里剧痛（1），（病程）月经量少（1），（或）呕吐苦水（1），（或）呕吐酸水（1），（或）呕吐痰涎（1），（或）呕吐痰涎黏稠（1），（或）吐蛔（1），（右）气关指纹（1），（右）指纹长（1），（左）命关指纹（1），（左）指纹沉隐（1），（左）指纹色青（1），（左）指纹紫黑（1），（左）指纹紫红（1），斑疹深红（1），背部按压舒适（1），背部皮肤色黑（1），背部疹（1），背部肿痛（1），背部蛛丝红络（1），鼻黄（1），鼻颊皮肤红肿（1），鼻头胀（1），鼻柱塌陷（1），臂痛（1），遍身肿块（1），肠痛（1），出血量多（1），疮口渐敛（1），疮疡溃破（1），痤疮瘙痒（1），大便时肛门胀痛（1），（病程）大便黏腻（1），丹毒（1），巅顶后头掣痛（1），巅顶空痛（1），巅顶冷痛（1），巅顶瘙痒（1），巅顶疼痛牵及后头（1），巅顶疼痛牵及前额（1），巅顶疼痛牵及太阳穴（1），巅顶隐痛（1），疔（1），痘（1），耳部皮肤水疱（1），耳浮肿（1），耳后痛（1），耳后压痛（1），耳后硬（1），耳菌出血（1），耳轮焦黑（1），耳瘰疬（1），耳面部掣痛（1），耳痛牵及面部（1），耳痛牵及腮部（1），耳痛牵及头（1），耳头掣痛（1），耳下皮肤发硬（1），耳下皮肤肿胀（1），耳胁肋掣痛（1），耳咽喉掣痛（1），耳痈（1），耳痛肿（1），耳肿块

（1），发痉（1），烦躁大汗（1），斧沸脉（1），腹壁水肿（1），腹部赤游丹（1），腹部疮疡（1），腹部浮肿（1），腹部攻冲作痛牵及腹部（1），腹部攻冲作痛牵及腰部（1），腹部脊背掣痛（1），腹部绞痛牵及背部（1），腹部绞痛牵及腰部（1），腹部拘急拒按（1），腹部拘挛（1），腹部皮肤皱裂（1），腹部皮肤红肿（1），腹部皮肤色黑（1），腹部皮肤色黄（1），腹部皮肤水疱（1），腹部皮黄晦暗（1），腹部皮下结节（1），腹部肉松皮缓（1），腹部乳房掣痛（1），腹部上肢掣痛（1），腹部疼痛牵及睾丸（1），腹部外阴掣痛（1），腹部胸部掣痛（1），腹部腰部掣痛（1），腹部隐痛牵及胁肋（1），腹部胀痛牵及下肢（1），腹部肿痛（1），腹股沟酸痛（1），腹股沟灼热（1），腹冷痛（1），腹软按压舒适（1），腹式呼吸（1），腹痛冷汗（1），腹痛牵及乳房（1），腹痛牵及外阴（1），腹痛牵及胃脘（1），腹痛牵及胁肋（1），腹痛牵及心胸（1），腹痛牵及胸胁（1），腹痛牵及周身（1），腹痛时神识昏蒙（1），腹痛则泻，泻后痛不减（1），腹胀则泻（1），腹中怪声（1），腹坠（1），肛门腹部掣痛（1），肛门红肿（1），肛门皮肤发硬（1），肛胀痛大汗（1），睾丸抽搐（1），睾丸瘙痒（1），睾丸酸痛（1），睾丸疼痛牵及腰部（1），睾丸胁肋掣痛（1），睾丸压痛（1），睾丸胀痛牵及会阴（1），睾丸胀痛牵及少腹（1），睾丸胀痛牵及腰部（1），睾丸肿块疼痛牵及少腹（1），睾丸肿痛牵及少腹（1），睾丸坠痛牵及胁肋（1），膈刺痛（1），膈隐痛（1），垢苔（1），鼓膜穿孔（1），关节发热（1），关节疼痛牵及胸部（1），腘窝疼痛（1），腘窝灼热（1），汗出咳嗽（1），颌窦胀痛（1），颌关节压痛（1），颌下淋巴结红肿（1），颌下淋巴结肿大（1），颌下淋巴结灼痛（1），颌下腺皮肤发热（1），颌下腺皮肤红肿（1），颌下腺皮肤疼痛（1），黑带（1），喉癣（1），喉癣痒（1），喉痛疼痛（1），猴瘤（1），后头赤游丹（1），后头刺痛（1），后头拘急（1），后头空痛（1），后头冷痛（1），后头漫肿（1），后头酸痛（1），后头肿痛（1），后头重痛（1），花翳白陷（1），会阴疮疡（1），会阴腹部掣痛（1），会阴红肿（1），会阴酸痛（1），会阴胀痛牵及腹部（1），会阴坠痛（1），激经（1），极泉穴按压痛（1），脊背巅顶掣痛（1），脊背胁肋掣痛（1），颊部黏膜肿胀（1），肩部空痛（1），肩部皮肤色红（1），肩部隐痛（1），肩部蛛丝红络（1），肩膊耳掣痛（1），肩膊疼痛牵及胸部（1），肩膊胸部掣痛（1），肩胁掣痛（1），疖（1），疖红肿（1），疖疼痛（1），睫毛脱落（1），筋骨掣痛（1），精明穴肿痛（1），颈部有汗（1），颈项疮口不敛（1），颈项干燥（1），颈项湿疹（1），颈项脱屑（1），颈项畏寒（1），颈项癣瘙痒（1），颈项咽喉掣痛（1），颈项痛（1），颈项痛肿胀（1），颈项胀（1），颈痛红肿（1），颈痛疼痛（1），疽胀痛（1），咳嗽大汗（1），咳痰白黑相兼（1），咳痰黄白青相兼（1），咳痰黄黑相兼（1），口唇偏头掣痛（1），口唇疼痛牵及偏头（1），口吐涎沫腥臭（1），口有尿味（1），口有铁锈味（1），口周疖（1），口周水疱（1），胯下刺痛（1），胯下肿痛（1），髋关节脱臼（1），老年喘（1），肋如串珠（1），瘤（1），瘰疬结核固着不移（1），瘰疬瘙痒（1），瘰疬酸痛（1），瘰疬隐痛（1），瘰疬胀痛（1），满月脸（1），眉棱骨窜痛（1），眉棱骨疼痛牵及耳部（1），眉棱骨疼痛牵及牙齿（1），眉棱骨跳痛（1），眉棱骨痛（1），眉棱骨压痛（1），眉棱骨阵发痛（1），面部白屑（1），面部扁平疣（1），面部巅顶掣痛（1），面部干燥（1），面部红疹（1），面部黄水疮（1），面部肌肤甲错（1），面部冷汗（1），面部疱疹（1），面部丘疹（1），面部肉松皮缓（1），面部酸痛（1），面部疼痛牵及前额（1），面部疼痛牵及太阳穴（1），面部疼痛牵及头顶（1），面部跳痛（1），面部头部掣痛（1），面部灼痛牵及前额（1），面部紫筋暴露（1），面颊肿痛（1），面色萎黄（1），目疱疹（1），目痛牵及头（1），囊肿疼痛（1），尿道刺痛（1），尿道口瘙痒（1），尿道口疼痛（1），尿道口灼热（1），脓血恶臭（1），脓血腥臭（1），呕吐臭水（1），呕吐米泔样水（1），呕吐脓痰（1），呕吐物腥臭（1），呕吐自汗（1），排便自汗（1），疱疹瘙痒（1），疱疹灼痛（1），皮肤苍白（1），皮肤冷痛（1），皮肤隐痛（1），皮下结节出血（1），皮下结节刺痛（1），皮下结节坚硬（1），皮下结节胀痛（1），皮下结节肿痛（1），偏头剧痛牵及颈项（1），偏头闷痛（1），偏头目掣痛（1），偏头痛牵及耳部（1），偏头痛牵及胁肋（1），偏头痛牵及鱼尾（1），偏头重痛（1），脐疮坚硬（1），脐疮流脓腥臭（1），脐疮疼痛（1），脐疮肿胀（1），脐腹冷（1），脐腹麻木（1），脐腹酸（1），脐腹疼痛牵及少腹（1），脐腹疼痛牵及胃脘（1），脐腹疼痛牵及小腹（1），脐腹疼痛牵及胸（1），脐腹跳动（1），脐腹痛牵及胸部（1），脐腹胁肋掣痛（1），脐腹胀痛（1），前额巅顶掣痛（1），前额耳掣痛（1），前额晦暗（1），前额拘急（1），前额剧痛牵及鼻部（1），前额剧痛牵及颈项（1），前额剧痛牵及头两侧（1），前额剧痛牵及牙齿（1），前额剧痛牵及眼部（1），前额空痛（1），前额目掣痛（1），前额疼痛牵及巅顶（1），前额疼痛牵及耳部（1），前额疼痛牵及后头（1），前额疼痛牵及头两侧（1），前额疼痛牵及牙齿（1），前额跳痛（1），前额畏寒（1），前额肿块（1），前额肿胀（1），前额重痛（1），前阴抽痛（1），（病程）前阴疼痛（1），前阴疼痛牵及大腿（1），前阴胀痛（1），乳房疮口不敛（1），乳房腹部掣痛（1），乳房坚硬（1），乳房疱疹（1），乳房色红（1），乳房上肢掣痛（1），乳房疼痛牵及上肢（1），乳房癣（1），乳房胀痛牵及胸部（1），乳房肿痛牵及胸部（1），乳疽（1），乳疽红肿（1），乳疬（1），乳疬坚硬（1），乳疬疼痛（1），乳癖固着不移（1），乳癖流脓（1），乳头红肿（1），乳头坚硬（1），乳头流黄水（1），乳头色黑（1），乳头灼痛（1），乳岩出血（1），乳岩坚硬（1），乳岩疼痛（1），腮部发热（1），腮部浮肿（1），腮部剧痛（1），腮部麻木（1），腮部胀痛（1），腮部灼痛（1），上半身浮肿（1），上颚出血量多（1），上颚疼痛（1），上腭肿块（1），上颚红肿（1），上颚溃烂（1），上颚血泡（1），上颚血泡胀痛（1），上腹钝痛（1），上腹脊背掣痛（1），上腹肩膀掣痛（1），上腹拘急痛（1），上腹剧痛牵及肩背（1），上腹剧痛牵及腰脊（1），上腹疼痛牵及胸部（1），上腹痛牵及背部（1），上腹痛牵及腰背（1），上腹阵发痛牵及后背（1），上腹肿痛（1），上腹灼痛（1），上颌窦胀痛（1），上肢抽痛（1），上肢出血（1），上肢疮口不敛（1），上肢钝痛（1），上肢恶寒（1），上肢耳掣痛（1），上肢发红（1），上肢发硬（1），上肢冷痛（1），上肢闷痛（1），上肢蠕动（1），上肢疼痛牵及耳（1），上肢疼痛牵及肩背（1），上肢疼痛牵及颈项（1），上肢疼痛牵及头（1），上肢疼痛牵及臀部（1），上肢疼痛牵及腰背（1），上肢头部掣痛（1），少腹不舒（1），少腹抽痛（1），少腹疮疡（1），少腹钝痛（1），少腹反跳痛（1），少腹红肿（1），少腹拘急（1），少腹空痛（1），少腹冷痛（1），少腹疼痛牵及脐腹（1），少腹疼痛牵及外阴（1），少腹疼痛牵及腰部（1），少腹疼痛牵及阴茎（1），少腹胃脘掣痛（1），少腹咽喉掣痛（1），舌根结节（1），舌疱疹色红（1），舌疱疹疼痛（1），舌痈（1），湿疹瘙痒（1），食道肿痛（1），手部掣痛（1），手部脓疱（1），手部皮肤色紫（1），手部跳痛（1），手部脱屑（1），手部隐痛（1），手痛牵及肩颈（1），手腕囊肿（1），手指关节血泡（1），手指色黑（1），手指色黄（1），手指疼痛（1），手指跳痛（1），水疱刺痛（1），水疱胀痛（1），四肢疮疡（1），四肢关节斑（1），四肢肌肉萎缩（1），四肢时寒时热（1），四肢畏寒（1），四肢肿块（1），松苔（1），胎漏淡红（1），胎漏量少（1），胎位不正（1），太阳穴刺痛（1），太阳穴剧痛牵及前额（1），太阳穴闷痛（1），太阳穴酸痛（1），痰核疼痛（1），痰核胀痛（1），头部红斑（1），头部红肿（1），头部肌肤发凉（1），头部筋惕肉瞤（1），头部拘急痛（1），头部剧痛牵及四肢（1），头部面部掣痛（1），头部下肢掣痛（1），头部牙龈掣痛（1），头部咽喉掣痛（1），头部油汗（1），头部肿痛（1），头两侧抽痛（1），头两侧窜痛（1），头两侧拘急（1），头两侧剧痛（1），头两侧压痛（1），头面抽搐（1），头面瘰疬（1），头面疱疹（1），头面湿疹（1），头面无汗（1），头面消瘦（1），头面压痛（1），头面油汗（1），头面灼痛（1），头皮出血（1），头皮光亮（1），头皮拘急（1），头痛牵及鼻（1），头痛牵及四肢（1），头小（1），头晕牵及颈项（1），头转恶心（1），头转呕吐（1），吐黑水（1），臀部抽痛牵及下肢（1），臀部疮口不敛（1），臀部疮疡（1），臀部刺痛（1），臀部发热（1），臀部皮肤发硬（1），臀部皮肤瘙痒（1），臀部酸痛牵及下肢（1），臀部压痛（1），臀部肿块（1），外耳道潮润（1），外阴白斑（1），外阴刺痛（1），外阴大腿掣痛（1），外阴恶臭（1），外阴结核（1），外阴水疱（1），外阴隐痛（1），尾骶部发热（1），尾骶部拘挛（1），尾骶部冷（1），尾骶隐痛（1），尾骶胀痛（1），委中穴疼痛（1），胃痛牵及腹部（1），胃脘凹陷（1），胃脘疮疡（1），胃脘刺痛牵及胸部（1），胃脘巅顶掣痛（1），胃脘钝痛（1），胃脘浮肿（1），胃脘腹部窜痛（1），胃脘睾丸掣通（1），胃脘后背掣痛（1），胃脘空痛（1），胃脘酸痛（1），胃脘疼痛牵及前额（1），胃脘跳痛（1），胃脘头顶掣痛（1），胃脘小腹掣痛（1），膝流注成脓（1），下半身发凉（1），下腹胀（1），下腹癥瘕（1），下颌颤动（1），下颌红（1），下颌肿块（1），下肢抽痛（1），下肢出血（1），下肢钝痛（1），下肢肌肤甲错（1），下肢肌肉坚实（1），下肢疽（1），下肢皮肤脱屑（1），下肢青肿（1），下肢肉松皮缓（1），下肢少腹掣痛（1），下肢水疱（1），下肢蛛丝红络（1），涎腥臭（1），项背斑（1），项背疼痛（1），项部灼热（1），小腹窜痛（1），小腹钝痛（1），小腹青紫（1），小腹疼痛牵及睾丸（1），小腹疼痛牵及胁肋（1），小腹痛牵及胸部（1），小腹胁肋掣痛（1），小腹阴茎掣痛（1），小腹胀痛牵及睾丸（1），小腹胀痛牵及胸部（1），小腹肿胀（1），小腹坠痛（1），胁部沉重（1），胁部肩掣痛（1），胁部麻木（1），胁部瘙痒（1），胁腹掣痛牵及虚里（1），胁肋背部掣痛（1），胁肋耳掣痛（1），胁肋乳房掣痛（1），胁肋疼痛牵及胃脘（1），胁肋头部掣痛（1），胁肋胃脘窜痛（1），胁肋下肢掣痛（1），胁肋小腹掣痛（1），胁肋虚里掣痛（1），胁肋隐痛（1），胁痛牵及上肢（1），胁痛牵及胸部（1），胁脘掣痛（1），泄泻（1），泻后腹痛不减（1），胸部按压舒适（1），胸部抽痛（1），胸部出血量多（1），胸部刺痛牵及肩部（1），胸部刺痛牵及颈部（1），胸部刺痛牵及上腹（1），胸部巅顶掣痛（1），胸部粉刺（1），胸部红肿（1），胸部结核（1），胸部剧痛牵及左臂（1），胸部皮肤发硬（1），胸部乳房掣痛（1），胸部瘙痒（1），胸部色黄（1），胸部上肢窜痛（1），胸部手部掣痛（1），胸部疼痛牵及颈项（1），胸部疼痛牵及上肢（1），胸部头部掣痛（1），胸部腰部掣痛（1），胸部胀痛牵及胁部（1），胸部灼痛（1），胸部左臂放射痛（1），胸痛牵及肩臂（1），胸痛牵及肩部（1），胸痛牵及颈项（1），胸痛牵及胃脘（1），胸痛牵及小腹（1），胸痛牵及腰部（1），胸痛牵及左腋（1），胸痛引腹（1），胸中闷痛（1），虚里疼痛牵及肩背（1），虚里疼痛牵及两胁（1），虚里疼痛牵及胃脘（1），虚里癥积（1），癥坚硬（1），癥瘙痒（1），癥疼痛（1），牙齿巅顶掣痛（1），牙齿目掣痛（1），牙齿疼痛牵及偏头（1），牙齿头掣痛（1），牙齿胀痛牵及太阳穴（1），牙痛牵及面部（1），牙痛牵及头（2），牙痛牵及眼（1），牙岩（1），牙龈疼痛牵及太阳穴（1），牙龈疼痛牵及腮颊（1），牙龈疼痛牵及头（1），牙龈疼痛牵及头胀痛（1），牙龈鲜红（1），咽部息肉（1），咽喉白色疱疹（1），咽喉斑疹深红（1），咽喉偏头掣痛（1），咽喉前额掣痛（1），咽喉疼痛牵及偏头（1），咽喉疼痛牵及前额（1），咽喉痛牵及胸痛（1），咽喉胸部掣痛（1），咽喉压痛（1），眼部疼痛牵及偏头（1），眼部疼痛牵及前额（1），眼部疼痛牵及头两侧（1），眼部胀痛牵及眉棱骨（1），眼睑红斑（1），眼睑麻木（1），眼睑水疱（1），眼睑胀痛（1），眼眶压痛（1），腰背胁肋掣痛（1），腰部大汗（1），腰部腹部掣痛（1），腰部睾丸掣痛（1），腰部红肿（1），腰部会阴掣痛（1），腰部绞痛牵及右上腹（1），腰部皮肤发硬（1），腰部皮下结节（1），腰部酸痛牵及下肢（1），腰部疼痛牵及睾丸（1），腰部下肢掣痛（1），腰部小腹掣痛（1），腰部胁肋掣痛（1），腰肋部掣痛（1），腰痛牵及下肢（1），夜热早凉（1），腋下皮肤发硬（1），腋下皮肤色红（1），腋下疼痛（1），腋下肿痛（1），阴部疹（1），阴唇水肿（1），阴道出血血块（1），阴道红肿（1），阴道瘙痒（1），阴道息肉瘙痒（1），阴道息肉疼痛（1），阴道稀水恶臭（1），阴茎出血（1），阴茎拘急痛（1），阴茎坠痛（1），阴囊赤游丹（1），阴囊汗臭（1），阴囊剧痛（1），阴囊水疱（1），阴囊隐痛（1），饮水汗出（1），瘿瘤疼痛（1），瘿瘤压痛（1），瘿瘤肿胀（1），痈疼痛（1），痈肿胀（1），疣（1），右半身刺痛（1），右半身消瘦（1），右腹反跳痛（1），右上腹反跳痛（1），右上腹跳痛（1），右上腹痛牵及肩部（1），右上腹痛牵及腰部（1），右上腹胀痛牵及背部（1），右上腹胀痛牵及肩部（1），右上腹胀痛牵及左胁（1），右上腹阵发痛牵及胸胁（1），右下腹绞痛（1），右下腹拘急（1），右下腹拘急痛（1），右下腹疼痛（1），右下腹疼痛屈腿（1），右下腹胃脘掣痛（1），右下腹肿胀（1），右下腹坠胀（1），右下腹灼痛（1），鱼际青黑（1），俞穴红肿（1），渊腋穴疼痛（1），月经有味（1），脏躁（1），痄腮（1），针眼（1），疹刺痛（1），癥积攻冲作痛（1），癥积固着不移（1），癥瘕剧痛（1），癥瘕跳痛（1），痔疮饮酒（1），肿块成脓（1），肿块发热（1），肿块瘙痒（1），肿块色黑（1），肿块酸楚（1），肿块跳痛（1），肿块阵发痛（1），肿胀（1），周身红肿（1），周身肌肤疼痛（1），周身肌肤痛（1），足背沉脉（1），足背弱脉（1），足背数脉（1），足背细脉（1），足部跳痛（1），足部无力（1），足部隐痛（1），足三里穴跳痛（1），足三里穴阵发痛（1），左半身窜痛（1），左半身发凉（1），左半身浮肿（1），左半身肿（1），左半身灼痛（1），左上腹绞痛（1），左上腹拘急痛（1），左上腹剧痛（1），左上腹剧痛牵及腰部（1），左上腹胀（1）。

383个证候与证候原文及频数的
对应关系

1. 肝气郁结

肝郁气滞（282），肝气郁结（170），肝郁（101），肝气郁滞（82），肝气不舒（49），抑郁伤肝（48），舒肝理气（40），肝失疏泄（39），疏肝理气（39），肝气抑郁（38），疏肝（28），肝郁不舒（27），舒肝（27），舒肝解郁（23），疏肝解郁（22），肝气郁（14），肝郁不达（13），肝郁气结（12），气郁伤肝（11），肝气郁而不舒（9），肝气久郁（8），木郁不达（8），木郁气阻（8），肝家抑郁（7），肝气不疏（7），肝气内郁（6），肝气郁勃（6），肝郁气阻（6），肝郁失疏（6），肝木不舒（5），肝家气郁（4），肝气拂郁（4），肝气郁遏（4），肝郁不畅（4），木郁气滞（4），肝郁积聚（4），肝木郁结（3），肝郁不伸（3），肝郁失达（3），肝气怫郁（2），肝气郁结经络（2），肝气阻塞（2），肝郁不疏（2），肝郁络阻（2），木郁（2），气滞木郁（2），肝郁证（2），病由肝气郁结而起（1），此由肝气郁结（1），此由肝郁结滞形成（1），肝家郁阻（1），肝络气不舒也（1），肝木不得疏泄（1），肝木不能条达（1），肝木不能条达，郁极（1），肝木不能条达通畅（1），肝木拂郁（1），肝木怫郁（1），肝木气郁（1），肝木受郁（1），肝气被郁（1），肝气本郁（1），肝气必滞（1），肝气常郁（1），肝气遏郁（1），肝气结聚（1），肝气结郁（1），肝气纠结不舒（1），肝气失疏而郁结（1），肝气抑郁不解（1），肝气益郁（1），肝气悒郁（1），肝气壅滞（1），肝气郁而不畅（1），肝气郁结，（1），肝气郁结，不能疏泄（1），肝气郁结不伸（1），肝气郁结气血乖违（1），肝气郁结型（1），肝气郁抑（1），肝气郁滞，（1），肝气郁滞不能条达（1），肝气郁滞疏泄失常（1），肝气郁阻（1），肝气郁阻络道不通（1），肝气之郁（1），肝气之滞（1），肝气滞塞（1），肝气阻滞（1），肝失疏泄，气滞不通

（1），肝失条达，疏泄不畅（1），肝失条达而郁结（1），肝郁不疏泄（1），肝郁不调（1），肝郁不宣（1），肝郁过度（1），肝郁过久（1），肝郁即久（1），肝郁络闭（1），肝之郁（1），肝之郁勃难伸（1），木郁不能疏土（1），木郁不能调达（1），木郁不条达（1），木郁失宣（1），怒气伤肝，一团郁气结在胸中（1），怒则气郁（1），气郁于肝（1），肝郁多虑（1），肝郁久羁（1），肝郁气滞作痛（1），肝郁胁痛（1），肝郁之象（1），肝郁阻络（1），木失条达肝气抑郁（1）。

2. 脾肾两虚

脾肾两虚（384），脾肾两亏（101），脾肾不足（93），脾肾双亏（30），脾肾俱虚（28），脾肾虚弱（26），肾虚脾弱（24），脾肾亏虚（20），补益脾肾（16），脾肾两伤（14），脾肾虚（14），脾肾久虚（12），脾肾素虚（12），脾肾虚损（12），补肾健脾（8），脾肾虚衰（8），脾肾双虚（7），脾肾本虚（6），脾肾大虚（6），脾肾亏损（6），补脾肾（5），脾肾兼虚（5），脾虚肾亏（5），虚肿（脾肾两虚）（5），脾肾皆伤（4），脾肾皆虚（4），脾肾久亏（4），脾肾两败（4），脾肾两弱（4），脾肾内亏（4），脾肾素亏（4），脾肾已虚（4），脾肾又虚（4），产后脾肾两亏（3），老年脾肾虚竭（3），年老脾肾两虚（3），脾肾久伤，清阳不升（3），脾肾亏虚气不摄纳（3），脾肾两衰（3），脾肾受伤（3），脾肾双补（3），脾肾虚不能行水（3），补脾固肾（2），补脾益肾（2），培补脾肾（2），脾肾惫矣（2），脾肾本亏（2），脾肾并亏（2），脾肾不足于内（2），脾肾大亏（2），脾肾大伤（2），脾肾二亏（2），脾肾二亏火不生土（2），脾肾二虚（2），脾肾交虚（2），脾肾久亏，当益火之本，兼理中阳（2），脾肾俱伤（2），脾肾均弱（2），脾肾累亏（2），脾肾两补（2），脾肾两乏（2），脾肾两亏，二气交虚（2），脾肾两亏，摄纳失权（2），脾肾两伤也（2），脾肾两伤之证（2），脾肾两虚不能固摄（2），脾肾两虚之象（2），脾肾两虚制下失权（2），脾肾受损（2），脾肾衰微（2），脾肾双培（2），脾肾所亏（2），脾肾虚损健运失司，气化无权（2），脾肾已亏（2），脾肾已伤（2），脾肾已衰（2），脾肾又亏（2），脾肾又弱（2），脾损及肾（2），脾虚肾弱（2），肾亏脾虚（2），肾脾不足（2），肾脾久虚（2），肾脾两虚（2），肾脾衰于下（2），肾脾素虚（2），久泻不止，脾肾两虚（1），脾肾并虚（1），脾肾俱虚清阳之气不能施化（1），脾肾两虚，气化失运（1）。

3. 肝肾两虚

肝肾不足（232），肝肾两虚（90），肝肾两亏（76），肝肾亏虚（56），肝肾亏损（46），滋补肝肾（38），肝肾虚（25），补肝肾（22），肝肾下虚（20），滋养肝肾（19），肝肾虚损（15），肝肾并亏（14），肝肾内亏（14），益肝肾（14），肝肾内损（12），补益肝肾（11），肝肾素亏（10），肝肾虚弱（10），肝肾有亏（10），肝肾并虚（7），补其肝肾（6），肝肾本虚（6），肝肾两伤（6），肝肾素虚（6），肝肾下亏（6），肝肾内伤（4），肝肾内衰（4），肝肾双亏（4），肝肾损亏（4），肝肾已虚（4），肝肾之亏（4），此系肝肾虚亏，水火不济（3），肝肾久衰（3），肝肾亏而相火易动（3），肝肾亏虚，先天不足（3），肝肾内虚，真气不自收纳（3），此老年肝肾不足（3），补肝肾之法（2），补肝肾止泻（2），此肝肾并亏（2），此肝肾内损（2），此肝肾受伤（2），大补肝肾（2），呃逆属于肝肾之虚（2），肝肾本亏（2），肝肾必虚（2），肝肾并亏于下（2），肝肾并损（2），肝肾大虚（2），肝肾二亏（2），肝肾二虚（2），肝肾既亏（2），肝肾交损（2），肝肾皆亏（2），肝肾皆虚（2），肝肾久亏（2），肝肾俱虚（2），肝肾俱不足（2），肝肾亏（2），肝肾亏而筋骨失养（2），肝肾亏耗（2），肝肾内虚（2），肝肾素薄（2），肝肾素本不足（2），肝肾损极（2），肝肾下损（2），肝肾虚，（2），肝肾虚极（2），肝肾虚亏（2），肝肾虚馁（2），肝肾虚证（2），肝肾已亏（2），肝肾已伤（2），肝肾已衰（2），肝肾之虚（2），肝肾之有亏（2），肝肾自虚（2），培补肝肾（2），培肝肾（2），培养肝肾（2），培益肝肾（2），责之肝肾之虚（2），证属肝肾不足（2），证现肝肾两虚（2），补养肝肾（1），此病损及肝肾（1），肝肾大伤（1），肝肾久损（1），肝肾俱亏（1），肝肾俱损（1），肝肾乙癸同源（1），老年肝肾俱不足（1）。

4. 脾虚

脾虚（227），脾失健运（106），健脾（51），脾虚失运（37），脾虚不能统血（27），脾虚不运（27），脾弱（16），脾虚不能制水（9），脾虚泄泻（8），补脾（4），脾弱不运（4），脾土虚（4），脾虚不能生血，冲任失养（4），脾虚不能运化（4），脾虚失健（4），脾弱肠虚（3），脾土久亏（3），脾土久虚（3），脾土亏（3），脾土衰弱（3），脾土虚弱（3），脾虚不能治水（3），脾虚不振（3），脾虚发热（3），脾虚血崩（3），脾虚运化失职（3），补其脾（2），脾弱不能统血（2），脾弱失运（2），脾衰（2），脾损不能散精于肺（2），脾土素虚（2），脾土虚弱，带脉失约束之权（2），脾土亦虚（2），脾土又伤（2），脾虚不能行水（2），脾虚不能健运（2），脾虚不能健运胃中之湿浊（2），脾虚不能摄涎也（2），脾虚不胜（2），脾虚不足（2），脾虚肤胀（2），脾虚化源不足（2），脾虚失其健运（2），脾虚失职（2），脾虚未复（2），脾虚运化失司（2），脾虚证（2），脾元大伤（2），脾元亦弱（2），病久脾虚（1），补脾以解其劳（1），补脾之虚（1），补脾之中（1），补土为君使脾气升而不陷（1），此脾土不足也（1），此脾土已虚（1），此脾虚不足也（1），此脾虚也（1），此属脾虚（1），都因脾弱（1），脾弱不能渗湿（1），脾弱不司运化（1），脾弱而传化失职（1），脾弱失于统摄（1），脾弱失制（1），脾衰不运（1），脾衰土怯（1），脾衰土弱（1），脾损（1），脾土薄弱（1），脾土本弱（1），脾土不足（1），脾土大惫（1），脾土大亏（1），脾土更亏（1），脾土更弱（1），脾土渐衰（1），脾土久病衰弱（1），脾土久虚，中气下陷（1），脾土亏弱（1），脾土亏虚（1），脾土内亏（1），脾土弱而不能统摄（1），脾土太虚（1），脾土先虚（1），脾土亦因之而有损（1），脾土又弱（1），脾土中虚（1），脾土中虚，清阳下陷（1），脾虚病疟（1），脾虚不健运（1），脾虚不能护表（1），脾虚不能摄（1），脾虚不能运化水谷（1），脾虚不能运也（1），脾虚不摄（1），脾虚不适（1），脾虚不统（1），脾虚不足中气不摄（1），脾虚带下（1），脾虚而倦（1），脾虚烦渴（1），脾虚腹痛（1），脾虚化迟（1），脾虚黄疸（1），脾虚健运失常（1），脾虚健运失司（1），脾虚健运失职（1），脾虚久泻（1），脾虚咳喘（1），脾虚可知（1），脾虚力弱（1），脾虚痞满（1），脾虚清气不升（1），脾虚清气下陷（1），脾虚清阳不升（1），脾虚清阳下陷（1），脾虚上泛（1），脾虚少运（1），脾虚生化无权（1），脾虚失化（1），脾虚失眠（1），脾虚失其运输之力（1），脾虚失摄（1），脾虚失统（1），脾虚失运清阳下陷（1），脾虚为患（1），脾虚下利（1），脾虚已极（1），脾虚易悸（1），脾虚运化不及（1），脾虚运化失常（1），脾虚运化无力（1），脾虚运化无权（1），脾虚则便溏（1），脾虚则不运（1），脾虚则传化失宜（1），脾虚则堤防不固（1），脾虚之极（1），脾虚之真味也（1），脾虚之证早已形成（1），脾虚之症（1），脾虚中气不运（1），脾虚中阳不运（1），脾虚中运不健（1），脾虚肿胀（1），脾虚作痛（1），脾虚作胀（1），脾元不足（1），脾元就衰（1），脾元虚弱（1），脾元又困（1），脾之虚也（1），属脾虚（1）。

5. 脾胃两虚

脾胃虚弱（294），脾虚胃弱（32），脾胃不足（26），脾胃中虚（24），脾胃素虚（16），脾胃虚（16），脾胃受损（14），脾胃薄弱（13），脾胃损伤（11），脾胃两虚（10），脾胃素弱（10），脾胃衰弱（9），脾胃大虚（8），脾胃虚馁（7），脾胃两败（6），脾胃俱伤（5），脾胃过虚（4），脾胃俱虚（4），脾胃两亏（4），脾胃两伤（4），脾胃弱（4），脾胃失其健运（4），脾胃虚弱运化失司（4），脾胃虚损（4），脾胃不足，不能化生气血（3），脾胃久亏，木来乘土（3），脾胃两虚中州失养（3），脾胃衰残而清阳不升，转输失化而阴血（3），脾胃虚弱，降纳失常（3），脾胃虚弱，气失纳降（3），脾胃虚弱，气血失调（3），脾胃虚损生化不足气血两亏（3），沉为在里，弱则脾胃虚弱（2），此脾胃不足的病征（2），此脾胃虚之变证（2），乃为脾胃虚弱（2），培补脾胃（2），脾弱胃虚（2），脾胃本虚（2），脾胃并虚（2），脾胃大亏（2），脾胃既弱（2），脾胃既弱，损怯至矣（2），脾胃既衰（2），脾胃皆弱（2），脾胃久亏（2），脾胃久困，中气必伤（2），脾胃久虚（2），脾胃俱亏（2），脾胃俱虚不能消谷（2），脾胃亏损（2），脾胃亏损化源衰竭（2），脾胃困惫（2），脾胃困顿，都是虚象（2），脾胃两惫（2），脾胃乃伤（2），脾胃内伤（2），脾胃日弱（2），脾胃日损（2），脾胃日虚（2），脾胃弱而运化迟（2），脾胃失健（2），脾胃失健运之权（2），脾胃失其健运，浊阴上僭，升降失司（2），脾胃失其健运为主（2），脾胃失摄（2），脾胃失于健运（2），脾胃失于运行（2），脾胃受亏（2），脾胃衰败（2），脾胃素弱不运（2），脾胃素虚，受侮益弱（2），脾胃损（2），脾胃虚极（2），脾胃虚弱，（2），脾胃虚弱，健脾益气和胃（2），脾胃虚弱，升降失调（2），脾胃虚弱，失其运化（2），脾胃虚弱，运纳失司（2），脾胃虚弱何以化生气血（2），脾胃虚弱清气下陷（2），脾胃虚弱清阳不升（2），脾胃虚弱失运，清阳不升（2），脾胃虚弱泄泻（2），脾胃虚弱泻（2），脾胃虚弱运化失职（2），脾胃虚衰（2），脾胃虚胀（2），脾胃一虚（2），脾胃已亏（2），脾胃已伤（2），脾胃已虚（2），脾胃亦累（2），脾胃亦戕（2），脾胃亦伤（2），脾胃亦衰（2），脾胃亦损（2），脾胃益虚（2），脾胃因病致虚（2），脾胃尤弱（2），脾胃愈损（2），脾虚而胃弱（2），脾虚胃败（2），脾胃亏虚（1），脾胃失其升清降浊之功（1），脾胃失司（1），脾胃素伤（1），脾胃损极矣（1），脾胃虚弱，运化失职（1），脾胃虚弱肌肉失养（1），脾胃虚甚（1），胃弱脾虚（1）。

6. 肝风内动

肝风内动（150），肝风（50），虚风内动（33），平肝熄风（28），柔肝熄风（24），引动肝风（23），肝风上扰（19），平肝息风（13），肝风内扰（11），肝风入络（11），内风（10），内风暗动（9），肝风浮越（8），肝风动（6），肝风鼓动（5），肝木化风（5），内风鼓动（5），内风煽动（5），内风袭络（5），肝风暗动（4），肝风内震（4），肝风上逆（4），肝风妄动（4），肝风震动（4），内风上扰（4），内风欲动（4），肝风鸱张内风暗袭（3），肝风动，清窍渐蒙（3），肝风乃张（3），肝风内鼓（3），肝风骤起（3），肝木风动（3），夹有肝风（3），木郁化风（3），内风萌动（3），内风入络（3），内风煽烁（3），内风旋扰（3），内风召外风（3），触动肝风（3），虚风内扰，血不能藏故（3），虚风上冒（3），虚风上扰（3），肝风暴升（2），肝风不时内动（2），肝风炽盛（2），肝风冲上（2），肝风窜络（2），肝风动火（2），肝风内起（2），肝风内舞（2），肝风内旋（2），肝风盘旋鼓舞（2），肝风旁走（2），肝风扰络（2），肝风扰逆（2），肝风上扰包络（2），肝风上升（2），肝风上腾（2），肝风上越（2），肝风头痛（2），肝风宿患（2），肝风已动（2），肝风之害（2），肝阳暴涨，阳化生风（2），肝阳暴涨，阳亢风动（2），化风内动（2），化风上扰（2），内风窜络（2），内风动（2），内风动则与外风相召（2），内风齐煽（2），内风日炽（2），内风煽引外风（2），内风上扰清窍（2），内风上旋（2），内风焮动（2），内风旋动袭阳明（2），内风已动（2），肝风内扇（2），肝风煽动（2），虚风入脑（2），虚风妄动（2），动肝风（1），肝风不得降（1），肝风常盛（1），肝风大动（1），肝风大虚（1），肝风大作（1），肝风得以内鼓（1），肝风邸张（1），肝风瓱张（1），肝风动矣（1），肝风流连（1），肝风内动之证（1），肝风内泛（1），肝风内亢（1），肝风扰动（1），肝风上翔（1），肝风上引（1），肝风升动（1），肝风升举（1），肝风盛（1），肝风时动（1），肝风所致（1），肝风突震（1），肝风徒动（1），肝风为害（1），肝风未静（1），肝风未平（1），肝风未已（1），肝风下迫（1），肝风先动（1），肝风掀动（1），肝风已内动（1），肝风易动（1），肝风有动（1），肝风之证（1），肝风直上（1），肝失所养，风从内生（1），肝失所养，内风煽动（1），肝阳变风（1），肝阳变化内风陡升莫制（1），肝阳风动（1），化风鼓荡（1），化风上窜（1），内风本皆阳气之化（1），内风勃升（1），内风不潜（1），内风不息（1），内风乘隙而动（1），内风鸱张（1），内风炽炽（1），内风蠢动（1），内风大震（1），内风动越（1），内风动越；（1），内风动跃之候（1），内风陡动（1），内风陡起（1），内风沸起（1），内风肝厥（1），内风渐至（1），内风潜扰（1），内风窃动（1），内风扰动（1），内风日动（1），内风日沸（1），内风煽扰（1），内风扇烁（1），内风上冒（1），内风升动（1），内风肆横（1），内风妄动（1），内风无时不动（1），内风习习（1），内风习习鼓动（1），内风掀旋不熄（1），内风掀旋不已（1），内风阳气烦蒸（1），内风阳气上震（1），内风游行扰络（1），内风振动（1），内风震动（1），内风证（1），内风症也（1），内风中络（1），内风主乎消烁（1），内风自动（1），肝风内煽（1），肝风上冒（1），虚风内动，柔肝熄风（1），虚风内动，养肝息风（1），虚风内煽（1），虚风内作（1），虚风偏中（1），虚风上升（1），虚风未平（1），虚风已动（1）。

7. 肝火炽盛

肝火（20），肝火炽盛（20），肝火内郁（16），肝热（15），肝火内炽（9），肝火妄动（9），肝火常旺（8），肝火郁结（8），肝火亢盛（7），肝火有余（7），肝家热因气郁（7），肝火旺盛（6），肝家热盛（6），木郁火炽（6），怒动肝火（6），肝火旺（5），肝火乘之（4），肝火久郁（4），肝火上郁（4），肝家郁热（4），肝热下迫（4），肝阳化热（4），肝火不平，冲任之血上升为衄（3），肝火内燔（3），肝火偏盛（3），肝火上扰（3），肝火尚旺（3），肝火时动（3），肝火素盛（3），肝火素旺（3），肝火郁而不舒（3），肝家气火上升（3），肝家热重（3），肝家亦热（3），肝家有火（3），肝家郁火（3），肝热极盛（3），肝热内炽（3），肝热上乘（3），肝阳化火（3），木郁为热（3），木火偏旺（3），木火郁炽（3），肝火暴盛则阳元生风（2），肝火暴张（2），肝火爆升（2），肝火变动处（2），肝火炽（2），肝火冲扰，营血不能归经（2），肝火充斥清道（2），肝火独旺（2），肝火较旺，上冲于咽（2），肝火内动（2），肝火内盛（2），肝火内郁，冲逆于阳明之络（2），肝火偏亢（2），肝火上乘（2），肝火上浮（2），肝火上攻（2），肝火为患，肝火厥逆（2），肝火为炎（2），肝火下迫（2），肝火易动（2），肝火郁遏（2），肝火郁怒（2），肝火走入经络（2），肝家气火内迫，升腾所致（2），肝家热盛，阳邪上干（2），肝家热盛上犯（2），肝家热实（2），肝热炽盛（2），肝热过盛（2），肝热久郁，移其所胜（2），肝热内蕴（2），肝热太重（2），肝热型（2），肝热郁结（2），肝热重（2），肝阳化热，迫血妄行（2），木郁化火之咎证（2），乃肝郁热甚（2），热邪在肝（2），热熏入肝（2），木火上乘（2），木火上炽（2），此肝火也（1），此皆肝火之证（1），肝火暴盛（1），肝火本旺（1），肝火不靖（1），肝火不宁（1），肝火不平，灼伤营阴（1），肝火鸱张（1），肝火炽张（1），肝火冲动（1），肝火冲激（1），肝火冲逆（1），肝火冲上（1），肝火陡旺（1），肝火乏疏泄之权（1），肝火过升（1），肝火极旺（1），肝火即肆横无制（1），肝火劫络（1），肝火俱备之候（1），肝火亢逆（1），肝火内动，络血外溢（1），肝火内扰（1），肝火内煽（1），肝火内生（1），肝火逆冲（1），肝火逆行（1），肝火逆上（1），肝火怒张（1），肝火偏胜（1），肝火气盛（1），肝火扰攘（1），肝火入络（1），肝火闪烁（1），肝火上冲，挟血上涌（1），肝火上达（1），肝火上燔（1），肝火上犯（1），肝火上行（1），肝火上僭（1），肝火上亢（1），肝火上腾（1），肝火上刑（1），肝火甚（1），肝火甚盛（1），肝火升（1），肝火升动（1），肝火升腾（1），肝火升腾无制（1），肝火盛（1），肝火时炽（1），肝火肆横（1），肝火太炽（1），肝火太旺（1），肝火旺极（1），肝火为病（1），肝火未能静熄（1），肝火未平（1），肝火下注（1），肝火熏蒸于上（1），肝火炎上（1），肝火一动，必求疏泄（1），肝火游行于外（1），肝火有余以扰之（1），肝火有诸（1），肝火又升（1），肝火又旺（1），肝火又郁（1），肝火郁而内灼（1），肝火郁滞不通（1），肝火载血，不能顺注冲任，而反冲激妄行（1），肝火载血上溢（1），肝火之窜越（1），肝火之旺（1），肝火致病（1），肝火注于下（1），肝火卒中（1），肝火最易升腾（1），肝家雷火（1），肝家气火内蕴（1），肝家气火内灼（1），肝家气火上扰（1），肝家气火升逆莫制（1），肝家气火有余（1），肝家气火郁迫（1），肝家热盛上犯清阳（1），肝家热邪（1），肝家热邪，上犯清明（1），肝家热邪上犯清明（1），肝家热邪素盛（1），肝家热邪太重，上犯头部（1），肝家热郁日久（1），肝家热重上犯（1），肝家实热（1），肝家阳盛（1），肝家又属热盛（1），肝家郁火上升（1），肝家之热仍盛（1），肝家之郁火（1），肝络热胜（1），肝热不清（1），肝热不退（1），肝热炽（1），肝热过盛，热邪上犯（1），肝热较盛（1），肝热久郁（1），肝热亢盛之头痛（1），肝热内盛（1），肝热甚重（1），肝热盛（1），肝热素盛（1），肝热壅盛（1），肝热壅滞（1），肝热郁（1），肝阳炽动（1），肝阳炽盛（1），肝阳炽张（1），夹有肝火（1），怒动胆火（1），怒动肝火所致（1），肝木炽动（1），肝木火旺（1），肝热而胀（1），木火内炽（1），木火内燔（1），木火内盛（1），木火内郁（1），木火偏甚（1），木火偏盛（1），木火扰动（1），木火上窜（1），木火上浮（1），木火上激（1），木火上亢（1），木火郁（1），木火郁蒸（1），木火愈炽（1），木火正炽（1），木火之冲激（1），木火之内扰（1）。

8. 肾阴虚

肾阴不足（125），肾阴亏虚（35），肾阴虚（35），肾阴亏损（26），肾阴虚损（19），阴亏肾热（15），肾阴久虚（13），肾阴久虚，封藏不固（8），肾阴亏耗（8），肾阴内亏（7），补肾阴（4），肾阴偏虚（4），肾阴下亏（4），补肾养阴（3），肾阴不足肾气不固（3），肾阴久亏（3），肾阴亏损，虚火上炎（3），肾阴已亏（3），肾之阴亏（3），高年肾阴早虚（2），肾阴暗耗液枯（2），肾阴暗亏，作强失职，约束无权（2），肾阴暗伤（2），肾阴本亏（2），肾阴不充（2），肾阴不足，虚火妄动（2），肾阴久亏，摄纳无权（2），肾阴久虚，封藏失固（2），肾阴亏（2），肾阴亏损，虚火伤络（2），肾阴亏损而阴虚阳亢（2），肾阴亏损脑髓失养（2），肾阴亏虚，虚火上炎（2），肾阴弱（2），肾阴尚虚，气不受纳（2），肾阴受损（2），肾阴损伤（2），肾阴下虚（2），肾阴先虚（2），肾阴虚而挟相火（2），肾阴虚而相火动（2），肾阴虚火旺（2），肾阴虚弱（2），肾阴虚阳浮（2），肾阴虚阳无所附而发于外（2），肾阴之虚（2），肾之阴虚，则精不藏（2），病久损伤肾阴（1），补肾益阴（1），补肾之阴以纳气（1），补肾滋阴（1），补益肾阴（1），此系肾阴不足（1），耗其肾阴（1），久遗伤及肾阴（1），肾水真阴不足（1），肾虚真阴不复，虚火浮升（1），肾虚真阴不足（1），肾阴暗亏（1），肾阴暗损（1），肾阴被耗（1），肾阴并亏（1），肾阴不承（1），肾阴不足，（1），肾阴不足，虚火上泛（1），肾阴不足火不归元（1），肾阴不足君相之火（1），肾阴不足相火偏亢（1），肾阴不足相火偏旺（1），肾阴不足虚火妄动（1），肾阴不足虚阳上亢（1），肾阴大亏（1），肾阴大伤（1），肾阴大虚（1），肾阴复耗（1），肾阴更耗（1），肾阴固亏（1），肾阴耗（1），肾阴耗灼（1），肾阴竭于下（1），肾阴久损（1），肾阴枯涸（1），肾阴亏乏（1），肾阴亏耗，虚火内燔（1），肾阴亏耗相火妄动（1），肾阴亏耗虚火上炎（1），肾阴亏损，（1），肾阴亏损，虚火暗燃（1），肾阴亏损，虚火上升（1），肾阴亏损，虚火上炎（1），肾阴亏虚，水不制火（1），肾阴亏虚，虚火上炎（1），肾阴亏于下，虚阳越于上（1），肾阴累损（1），肾阴内乏（1），肾阴内伤（1），肾阴内损（1），肾阴日涸（1），肾阴尚虚（1），肾阴少司收摄（1），肾阴受亏未复（1），肾阴受伤（1），肾阴受伤，气不化水（1），肾阴衰（1），肾阴损耗，虚火浮动（1），肾阴先亏（1），肾阴先亏于下（1），肾阴虚不能内荣（1），肾阴虚而相火炽（1），肾阴虚亏（1），肾阴虚衰（1），肾阴虚损，潜敛失职（1），肾阴虚损头痛（1），肾阴虚损腰痛（1），肾阴虚余肿（1），肾阴亦亏（1），肾阴亦受影响（1），肾阴又亏（1），肾阴欲涸（1），肾阴愈亏（1），肾阴早亏（1），肾阴之亏（1），肾脏水亏（1），肾脏阴亏（1），肾脏真阴之亏（1），肾之阴气不足（1），肾之阴气久亏（1），肾之阴气已亏（1），肾之阴虚（1），肾中真阴耗竭，肾火亢（1），肾中真阴内损（1），肾中之真阴大虚（1），属于肾阴虚亏（1）。

9. 湿热下注

湿热下注（463）。

10. 肝肾阴虚

肝肾阴虚（259），肝肾阴亏（83），肝肾阴伤（11），肝肾之阴不足（7），肝肾阴虚阳亢（4），肝肾阴亏虚阳上扰（3），肝肾阴虚阳浮（3），肝肾不足，阴虚火浮（3），肝肾液涸（2），肝肾阴精亏损（2），肝肾阴亏，阴火上升（2），肝肾阴亏冲任不固（2），肝肾阴亏虚火上炎（2），肝肾阴虚，虚热上扰（2），肝肾阴虚，治以养阴平肝（2），肝肾阴虚火旺（2），肝肾阴虚生内热（2），肝肾阴虚生热（2），肝肾阴虚虚火上炎（2），肝肾阴液不足，虚热内扰（2），肝肾脏阴日损（2），肝肾真阴久亏（2），肝肾真阴下亏（2），肝肾之阴气内盛（2），老年肝肾阴虚（2），肾水亏而肝阴衰（2），本虚是肝肾阴虚（1），禀体肝肾阴亏（1），病久肝肾阴虚（1），补肝肾之阴（1），此肝肾阴虚（1），此肝肾之阴不足（1），当滋补肝肾之阴（1），肝肾不足真阴亏损（1），肝肾两虚，滋肾阴，润养肝阴（1），肝肾阴不足（1），肝肾阴耗（1），肝肾阴竭（1），肝肾阴亏筋脉失养（1），肝肾阴亏阳浮（1），肝肾阴亏阳无所附（1），肝肾阴气必虚（1），肝肾阴虚，虚火上炎（1），肝肾阴虚无以滋育（1），肝肾阴虚虚火内灼（1），肝肾阴虚已久（1），肝肾真阴不足（1），肝肾真阴虚（1），肝肾之阴暗耗（1），肝肾之阴并亏（1），肝肾之阴不能荣养（1），肝肾之阴不足也（1），肝肾之阴既亏（1），肝肾之阴亏（1），肝肾之阴亏虚（1），肝肾之阴内亏（1），肝肾之阴气久亏（1），肝肾之阴素亏（1），肝肾之阴未充（1），肝肾之阴未复（1），肝肾之阴下耗（1），肝肾之阴液不足（1），肝肾之阴已虚（1），肝肾之阴亦损（1），肝肾之阴有亏（1），久病肝肾阴虚（1），培补肝肾之阴（1），肾水不充，水不涵木（1），肾水不涵肝木（1），肾水不涵肝木，阴虚阳亢（1），肾阴大虚不能养肝（1），肾阴虚则肝阴亦虚（1），总由肝肾阴虚（1）。

11. 脾肾阳虚

脾肾阳虚（256），脾肾虚寒（45），脾肾阳衰（26），温补脾肾（16），脾肾阳气不足（6），此脾肾阳衰，阴寒之水饮，上射于肺（5），此脾胃之阳受损，而肾命之火不足（4），脾肾虚寒也（3），脾肾之阳式微（3），本脾肾虚寒之质（2），此属脾肾阳微（2），断为脾肾阳虚（2），脾肾阳气衰微（2），脾肾阳气素虚（2），脾肾阳微（2），脾肾阳虚，不能制水，水气上泛（2），脾肾阳虚，命火衰微（2），脾肾阳虚已极，而且已露微阳有虚脱之机（2），脾肾之阳素亏（2），脾肾之阳微特著（2），脾肾之阳虚（2），脾肾之真阳内弱（2），脾阳肾阳两虚（2），脾阳肾阳亦被伐（2），肾脾阳虚（2），此脾肾阳衰，清不升也（1），此脾肾阳虚也（1），此属脾肾阳虚，气浮湿泛（1），从脾肾温阳定论（1），而脾肾之阳虚俱可以概见（1），久病脾肾阳虚（1），年高脾肾真阳暗亏（1），脾肾不摄，脾肾阳虚（1），脾肾两衰，阳微所致（1），脾肾两虚，阳不化气（1），脾肾两阳不足（1），脾肾两阳不足是本（1），脾肾虚寒，阳气不足（1），脾肾虚寒之带下症（1），脾肾阳惫（1），脾肾阳残（1），脾肾阳亏（1），脾肾阳气两亏（1），脾肾阳衰气弱（1），脾肾阳衰也（1），脾肾阳微也（1），脾肾阳虚，晨泻不止（1），脾肾阳虚，火不生土（1），脾肾阳虚证（1），脾肾真阳已衰（1），脾肾真阳亦见不足（1），脾肾之阳并亏（1），脾肾之阳不足（1），脾肾之阳大伤（1），脾肾之阳积弱（1），脾肾之阳气久亏（1），脾肾之阳气亦虚（1），脾肾之阳受损运化失司（1），脾肾之阳衰（1），脾肾之阳衰微（1），脾肾之阳已衰（1），脾肾之阳亦弱（1），脾肾之元阳大虚（1）。

12. 肾虚

肾虚（167），益肾（14），肾亏（13），肾虚冲任不足（9），肾虚冲任不固（6），肾虚气不收摄（6），肾亏于下（5），肾虚于下（4），肾元亏损（4），此肾虚阳不潜伏，乃虚证也（3），肾亏冲任不足（3），肾虚，气不下纳而贲越于上（3），肾虚不纳（3），肾虚不纳气（3），肾虚不能固摄（3），肾虚不能排水不能固摄则血乱（3），肾虚不摄（3），肾虚液少（3），肾虚阴亏（3），肾虚则封藏失职（3），肾元不固（3），肾元虚衰（3），肾元虚损（3），禀素肾亏（2），年老肾虚（2），肾本空虚，封藏不固（2），肾亏于下，督失维护（2），肾虚不能摄水（2），肾虚不能约水（2），肾虚不司摄纳（2），肾虚不孕（2），肾虚潮热（2），肾虚冲任失养（2），肾虚冲任虚损（2），肾虚脑海不充（2），肾虚气化不利（2），肾虚失固（2），肾虚体弱（2），肾虚牙痛（2），肾虚腰痛（2），肾虚阴伤（2），肾虚欲脱（2），肾虚则冲任不得濡养（2），肾虚则固摄无权（2），肾虚则髓海不足（2），肾虚作喘（2），肾元不足（2），肾脏亏虚（2），肾脏虚损（2），属肾虚（2），此肾虚不能纳气（1），此肾元亏损，不能纳气（1），此证属于肾虚头痛（1），大补肾元（1），盗汗多属肾虚（1），法当补肾（1），久泻肾虚（1），老年肾虚（1），肾本已亏（1），肾部亏弱（1），肾亏，摄纳无权（1），肾亏本虚（1），肾亏精关不固（1），肾亏络空为本（1），肾亏为本（1），肾亏之象（1），肾命下虚（1），肾衰（1），肾衰不能纳营（1），肾衰欲竭（1），肾虚，下元亏损（1），肾虚便秘（1），肾虚不藏（1），肾虚不复（1），肾虚不固，津液不能上呈（1），肾虚不能闭藏（1），肾虚不能充髓（1），肾虚不能固胎（1），肾虚不能行水（1），肾虚不能化气行水（1），肾虚不能济火（1），肾虚不能摄纳（1），肾虚不能守（1），肾虚不能通调水道（1），肾虚不能统摄冲任（1），肾虚不能约制脂液（1），肾虚不司收纳（1），肾虚不足（1），肾虚冲脉之气不能收敛（1），肾虚冲气上升（1），肾虚喘咳（1），肾虚精遗（1），肾虚劳损（1），肾虚络空（1），肾虚内夺（1），肾虚气不归元（1），肾虚气不归原（1），肾虚气不化水（1），肾虚气化失常（1），肾虚气化无力（1），肾虚善胀有间（1），肾虚少纳（1），肾虚摄纳无权（1），肾虚失藏（1），肾虚失化（1），肾虚失纳（1），肾虚失于制约（1），肾虚无子（1），肾虚下消（1），肾虚液涸（1），肾虚元亏（1），肾虚造化无权（1），肾虚则不藏（1），肾虚则不能温煦五脏（1），肾虚则封固不密（1），肾虚则关门不固（1），肾虚者（1），肾虚者善胀（1），肾虚作泻（1），肾阳阴血俱虚（1），肾元大亏（1），肾元更虚（1），肾元亏损，脑髓空虚（1），肾元亏损骨失所养（1），肾元亏损命火不振（1），肾元亏虚（1），肾元衰惫（1），肾元未充元气暗耗（1），肾元虚损至极（1），肾元尤为亏损（1），肾脏亏损（1），肾脏内伤，相火亢盛（1），肾脏虚亏（1），肾脏虚衰（1），肾脏有亏（1），肾脏之虚弱甚（1），肾脏之虚损（1），肾之虚（1），属于肾虚失眠（1）。

13. 肺胃火热

肺胃蕴热（48），肺胃郁热（35），肺胃热盛（32），肺胃有热（31），肺胃积热（22），肺胃热炽（14），肺胃火炽（8），热蕴肺胃（8），肺胃两热（6），肺胃之火迫血妄行（6），肺胃之火上炎（6），肺胃伏热（5），胃肺积热（5），肺胃两热，失于肃降（4），肺胃实热（4），肺胃素有伏热因受外感而诱发（4），肺胃之火（4），肺胃烦热（3），肺胃火盛（3），肺胃积热未清（3），肺胃热隔上焦（3），肺胃热升（3），肺胃热邪潜伏（3），肺胃受热（3），肺胃素有伏热（3），肺胃素有蕴热（3），肺胃素蕴实热（3），肺胃郁火（3），肺胃郁火上蒸（3），肺胃郁热不清（3），肺胃郁热未清（3），肺胃蕴热，邪袭心包（3），肺胃之热上蒸（3），热犯肺胃（3），热积肺胃（3），热恋肺胃（3），热盛入里，熏蒸肺胃（3），热郁肺胃（3），胃热薰肺（3），胃热遗肺（3），邪热郁遏肺胃（3），肺胃并热（2），肺胃炽热（2），肺胃伏火（2），肺胃火浮（2），肺胃火旺（2），肺胃火邪上逆（2），肺胃火郁（2），肺胃积热太甚（2），肺胃兼有客热（2），肺胃结热（2），肺胃留热（2），肺胃络热（2），肺胃热（2），肺胃热甚（2），肺胃热盛不降（2），肺胃热郁（2），肺胃热郁不解炽热熏蒸（2），肺胃热滞（2），肺胃尚有热邪（2），肺胃实热证（2），肺胃实热症（2），肺胃素有伏热，邪热炽盛（2），肺胃有火（2），肺胃余火尚炽（2），肺胃郁火内燔（2），肺胃郁火上炎（2），肺胃郁热不能宣通（2），肺胃蕴伏之热（2），肺胃蕴热内炽（2），肺胃蕴热上炎（2），肺胃之火炽盛（2），肺胃之火未清（2），热壅肺胃（2），热在肺胃（2），热灼肺胃（2），胃热及肺（2），邪热内蕴肺胃（2），邪热郁蒸肺胃（2），邪热蕴结肺胃（2），邪热蕴蒸肺胃（2），肺热由于胃火（1）。

14. 肝阳上亢

肝阳上亢（168），肝阳偏亢（31），肝阳上扰（26），平肝潜阳（19），肝阳上逆（15），肝阳上越（10），肝阳升腾无制（7），肝阳亢逆（5），肝阳上亢的虚实相兼证（4），肝阳亢（3），肝阳升逆（3），肝阳上亢，坎离不济之故（2），肝阳上扰清空（2），肝阳上腾（2），肝阳升动（2），肝阳升逆无制（2），肝阳升腾（2），怒动肝阳上亢（2），阴虚肝阳素盛之体（2），阴虚肝阳旺（2），此乃肝阴不足，肝阳上亢（1），此证属于肝阳上亢者（1），肝阳亢进（1），肝阳亢莫制（1），肝阳亢于上（1），肝阳亢越（1），肝阳偏亢，虚阳上越（1），肝阳偏亢，循经上冲（1），肝阳偏亢于上（1），肝阳上亢头痛（1），肝阳上亢型高血压（1），肝阳上亢之失眠也（1），肝阳上扰所致（1），肝阳上吸（1），肝阳上旋（1），肝阳升（1），肝阳升发横肆（1），肝阳升亢（1），肝阳失潜而上犯（1），肝阳失潜上犯（1），阴虚肝阳上越（1）。

15. 肺热

肺热（43），肺热叶焦（16），肺热壅盛（8），热郁于肺（8），肺热下移大肠（7），肺有郁热（7），肺热郁闭（6），肺热伤津（5），肺中有热（5），肺火自旺（4），肺热未清（4），热邪留肺（4），热壅于肺（4），肺火（3），肺火上炎（3），肺火郁结（3），肺热不宣（3），肺热咳嗽（3），肺热上熏鼻窍阻碍督脉精气之循行（3），肺热甚下迫大肠（3），肺热下移肠道（3），肺热下移于大肠（3），肺热有余（3），肺受火灼（3），肺受热邪所致，气得热而变为火（3），肺受热蒸，清肃不降（3），肺素蕴热（3），肺有伏火（3），肺有寒饮温降失司（3），热灼于肺，肺失肃降（3），肺火内炽（2），肺火上浮（2），肺火上壅（2），肺火上蒸（2），肺火盛（2），肺热，清肃之令不行（2），肺热，失其降下之令（2），肺热不能生水（2），肺热不宣，火毒凝结（2），肺热炽盛，煎熬津液（2），肺热传于大肠（2），肺热喘咳（2），肺热方盛（2），肺热内郁（2），肺热内蕴（2），肺热内蕴酿痰壅阻（2），肺热呛咳（2），肺热清肃不行（2），肺热仍炽（2），肺热上冲（2），肺热上蒸（2），肺热上灼于喉（2），肺热叶焦，滋养肺金（2），肺热已炽（2），肺热亦炽（2），肺热郁滞（2），肺热愈炽（2），肺热之病（2），肺受火刑，气失清肃（2），肺受热灼，气失清肃（2），肺素有热（2），肺有蕴热（2），肺中郁热（2），热陷于肺（2），热邪犯肺（2），热邪袭肺（2），热邪蕴肺（2），热邪灼肺（2），热壅肺气（2），热郁于肺，失其宣降（2），肺家蕴热不浅（2），此火居于肺也（1），肺火病（1），肺火浮（1），肺火喉哑（1），肺火极盛（1），肺火内郁（1），肺火偏旺（1），肺火素旺（1），肺火宣降之证（1），肺家之火（1），肺金受火（1），肺金受火燔灼（1），肺有郁火（1），肺中有火（1），此肺热也（1），肺热不解（1），肺热不清（1），肺热肠结（1），肺热炽盛（1），肺热传肠（1），肺热而喘（1），肺热咳喘（1），肺热内闭（1），肺热内生，肠燥津枯（1），肺热内郁咳伤肺络（1），肺热内阻（1），肺热迁延型（1），肺热伤络（1），肺热盛引起的咳喘（1），肺热旺（1），肺热痿躄（1），肺热卫虚（1），肺热未尽（1），肺热未肃（1），肺热下移膀胱（1），肺热叶焦则生萎跛（1），肺热叶焦则生痿躄也（1），肺热壅闭（1），肺热壅遏（1），肺热壅塞气道（1），肺热蕴蒸（1），肺热之至（1），肺热重证（1），肺热作咳（1），肺受火邪（1），肺受火刑（1），肺受热熏，络血外溢（1），肺受热蒸（1），肺受热灼（1），肺为火刑（1），肺为火刑，不能右降（1），肺有内热（1），肺脏蓄热（1），热壅肺络（1），热郁肺，宣降失常（1），热郁肺金（1），热郁在肺（1），热蕴于肺（1），热则伤肺（1），热灼肺络（1），热灼肺叶（1），肺家郁热（1），肺金有热（1），肺金蕴热（1），火郁肺络（1），火郁肺络之中（1），内热闭肺（1）。

16. 湿邪困脾

脾为湿困（33），健脾利湿（25），健脾化湿（20），脾家湿困（12），脾湿亦盛（10），湿困脾土（10），脾湿不化（9），湿邪困脾（9），脾湿盛（6），脾湿内蕴（5），脾土为湿所困（5），脾有积湿（5），脾湿所扰（4），脾湿亦重（4），脾湿胀症（4），脾受湿侵（4），脾阳不运，水湿无以运行（4），脾有湿（4），湿郁于脾（4），产后脾湿困滞（3），脾家之湿气盛也（3），脾湿内滞（3），脾湿偏胜（3），脾湿入络（3），脾湿亦重，经络失畅（3），脾受湿困（3），湿滞困脾（3），湿浊困脾（3），产后湿邪困脾（2），除脾湿（2），此脾湿太盛（2），内有脾湿（2），脾家兼有湿象（2），脾家兼有湿邪（2），脾家湿象较盛（2），脾家湿象易甚（2），脾家湿滞（2），脾家湿重（2），脾家之湿（2），脾湿不行（2），脾湿滑泄（2），脾湿极盛（2），脾湿兼重（2），脾湿久困（2），脾湿久蒸（2），脾湿困顿（2），脾湿困久（2），脾湿困阻（2），脾湿蒙阻（2），脾湿内结（2），脾湿偏盛（2），脾湿颇盛（2），脾湿所致（2），脾湿停阻（2），脾湿下趋（2），脾湿壅阻（2），脾湿有余（2），脾湿有余无阳以化（2），脾湿蕴积（2），脾湿症（2），脾湿之邪（2），脾土生湿（2），脾土受湿（2），脾为湿困已久（2），脾为湿侵（2），脾阳不运，湿邪内困（2），脾阳不运，湿浊凝聚（2），脾阳不振，积湿泛滥（2），脾阳不振，水湿泛滥（2），脾阳不振，水湿内生（2），脾有湿伏（2），脾脏积湿（2），湿邪内侵于脾（2），湿邪伤脾（2），湿郁困脾（2），湿蕴于脾（2），湿在脾（2），脾家湿盛（1），脾失运化，湿郁于中（1），脾湿不能泄化（1），脾湿成胀（1），脾湿挟气（1），脾湿内阻阳不四布（1），脾土不健，积湿内蕴（1），脾土不能制湿（1），脾为湿困，脾不振（1），脾阳不运，湿浊内聚（1），脾阳不振，水邪泛滥（1），脾阳湿困（1），湿困脾运（1）。

17. 肾阳虚

肾阳不足（62），肾阳虚（33），肾阳虚衰（30），温补肾阳（11），肾阳虚膀胱气化不通降（10），肾阳亏虚（8），肾阳衰微（8），肾阳虚损（8），肾阳虚弱（7），肾阳虚寒（5），肾气虚寒（4），补肾助阳（3），肾阳亏损（3），肾阳式微（3），肾阳素虚（3），肾阳下虚（3），肾阳虚衰，不能化气行水（3），肾阳已虚（3），本证属脾肾阳虚膀胱不固（2），补肾振阳（2），补肾壮阳（2），肾火不足（2），肾虚，下元虚冷（2），肾虚命门火衰（2），肾阳不足命门火衰（2），肾阳式微，下元不固（2），肾阳衰（2），肾阳衰弱（2），肾阳虚，气不约束（2），肾阳虚乏，固摄无权（2），肾阳虚衰，摄纳失司（2），肾阳虚衰，水邪上犯清阳（2），肾阳亦乏鼓动，命门火衰（2），肾脏虚寒（2），肾中真阳虚极（2），病久肾阳不足（1），补肾暖宫（1），补肾温阳（1），补肾兴阳（1），补肾阳（1），补肾益阳（1），补阳温肾（1），补助肾阳（1），产后肾阳虚衰（1），此系肾阳不足（1），此由肾阳不足（1），乃属肾阳虚泄泻（1），肾火衰微（1），肾命火衰（1），肾虚型偏肾阳虚（1），肾阳不足，关门不固（1），肾阳不足，命门火衰（1），肾阳不足，气化无力（1），肾阳不足开合不利（1），肾阳大虚，鼓动无力（1），肾阳亏（1），肾阳亏弱（1），肾阳偏虚（1），肾阳弱则阴翳不消（1），肾阳受损

（1），肾阳衰惫（1），肾阳衰怯（1），肾阳衰微不能作强（1），肾阳素亏（1），肾阳未复（1），肾阳虚（按）（1），肾阳虚，偏于虚寒（1），肾阳虚惫（1），肾阳虚惫所致（1），肾阳虚不制水（1），肾阳虚而浮越（1），肾阳虚乏（1），肾阳虚肺痨（1），肾阳虚耗（1），肾阳虚冷（1），肾阳虚怯（1），肾阳虚弱，气化失司（1），肾阳虚弱，真火不足（1），肾阳虚脱（1），肾阳虚腰痛（1），肾阳亦不足（1），肾阳亦亏（1），肾阳亦衰（1），肾阳亦微（1），肾阳亦虚（1），肾阳之衰（1），肾元虚冷（1），肾脏虚寒,（1），肾中阳气内馁（1），肾中阳气虚弱（1），肾中阳衰（1），肾中阳虚（1），属于肾虚寒可知（1），阳气日夺肾阳虚（1），肾阳必虚（1）。

18. 肝郁化火

肝郁化火（139），肝郁化热（37），木郁化火（27），肝郁生火（11），肝气郁结化火（8），肝郁火旺（5），肝郁生热（5），肝气郁结，郁久化火（4），肝郁火旺型（4），肝气郁结，久而化热，迫血上溢（3），肝郁化火，火气上逆（3），肝郁火升（3），肝郁气滞，郁久化火循经上逆（3），肝郁气滞夹热（3），此因肝郁生热，火性炎上（2），肝气郁结，久郁化火（2），肝气郁结，日久化火（2），肝气郁滞，日久化火（2），肝气郁滞，郁热内阻（2），肝气郁滞化热（2），肝有郁火（2），肝郁成热（2），肝郁火结（2），肝郁久化热（2），肝郁内热（2），肝郁气滞，气化为火（2），肝郁气滞肝郁化热（2），肝郁气滞化热（2），肝郁气滞化热伤络（2），肝郁气滞久而化热（2），肝郁阻络，郁热上冲（2），肝失条达，气郁化热（2），肝气郁而生火（1），肝气郁而为火（1），肝气郁结化热（1），肝气郁结久而化热（1），肝有郁热（1），肝郁化热火（1），肝郁火上蒸（1）。

19. 中气虚

中气不足（92），中气虚（25），补中益气（23），中气虚弱（18），中气大伤（10），中气大虚（9），中气久虚（8），中气虚损（7），中气受伤（6），中气已虚（6），中气大亏（5），中气素虚（5），中气虚也（5），中气复弱（3），中气损伤（3），中气虚馁（3），中气已伤（3），中气不足也（2），中气更亏（2），中气既伤（2），中气既虚（2），中气久伤（2），中气受戕，脾失健运（2），中气衰竭（2），中气素弱（2），中气虚逆（2），中气虚弱，不能摄血（2），中气虚损血不生化而然（2），中气又损（2），此中气不足（1），此中气大虚（1），中气不足，拟补中益气（1），中气不足，脾失健运（1），中气不足所致（1），中气大虚，邪恋不化，正虚邪实（1），中气大虚证（1），中气告竭（1），中气更困（1），中气更伤（1），中气交脱（1），中气亏虚（1），中气内耗（1），中气偏虚（1），中气甚虚（1），中气势微（1），中气受戕（1），中气受戕脾运失健（1），中气受损（1），中气素来虚弱（1），中气先弱（1），中气虚惫（1），中气虚而内脏（子宫）下陷（1），中气虚极（1），中气虚弱，不能统血（1），中气虚弱，输运失常（1），中气虚衰（1），中气虚衰，升提固摄失权（1），中气有亏，不能收摄（1），中气有伤（1），中气有虚（1），中气之衰（1），中气转虚（1），中气自虚（1），此属中气之虚（1），皆中气不足（1），久病中气不足（1）。

20. 肾气虚

肾气不足（82），肾气虚（19），肾气虚弱（14），肾气亏虚（13），肾气不充（10），先天肾气不足（10），肾气亏损（8），肾气本虚（7），肾气涣散（6），肾气虚衰（6），肾气未充（5），肾气亦虚（4），肾气渐衰（3），肾气久亏（3），肾气受伤（3），肾气受损（3），肾气衰，不主摄纳（3），肾气素虚（3），肾气已虚（3），年老肾气亏虚（2），年长肾气已衰（2），肾气不足精关不固（2），肾气冲任亏虚（2），肾气大亏（2），肾气久亏于下，固摄无权（2），肾气久虚（2），肾气久虚，封藏不固（2），肾气亏损，不能固摄（2），肾气内损则下元无权固摄（2），肾气散越（2），肾气伤（2），肾气衰弱（2），肾气虚精关不固（2），肾气虚怯（2），肾气虚损（2），肾气虚则不能温阳化水（2），肾气早衰（2），先天肾气亏虚（2），耗损肾气（1），久则肾气亦虚（1），乃肾气虚也（1），肾气必亏（1），肾气必衰（1），肾气不充，精关不固（1），肾气不足，气化不利（1），肾气不足，下元不固（1），肾气大亏而为下脱之兆也（1），肾气耗损（1），肾气积损（1），肾气渐衰于下（1），肾气渐虚（1），肾气久伤（1），肾气亏乏（1），肾气亏虚下元不固（1），肾气立见亏虚。（1），肾气内伤（1），肾气内虚（1），肾气疲惫（1），肾气偏虚（1），肾气日耗（1），肾气日虚（1），肾气弱（1），肾气衰少（1），肾气衰于下（1），肾气素亏（1），肾气未盛（1），肾气下竭（1），肾气下脱之候（1），肾气先伤（1），肾气虚，固摄无权（1），肾气虚败（1），肾气虚惫（1），肾气虚乏（1），肾气虚耗，精窍不固（1），肾气虚亏（1），肾气虚馁（1），肾气已伤（1），肾气已衰（1），肾气亦内损（1），肾气亦弱（1），肾气亦伤（1），肾气亦衰（1），肾气欲脱（1）。

21. 肺肾两虚

肺肾两虚（78），肺肾两亏（52），肺肾不足（12），肺肾两伤（8），补益肺肾（4），肺肾本亏（4），肺肾本虚（4），肺肾皆虚（4），肺肾两亏之体（4），肺肾两损，渐及中土（4），肺肾虚（4），肺肾虚弱（4），肺肾虚弱成劳（4），肺肾虚损（4），肺肾已伤（4），肺虚肾弱（4），久病肺肾两虚（4），肺肾二亏（3），肺肾两虚，不能纳气（3），肺肾两虚，寒热错杂（3），高年肺肾两虚（3），病久肺肾两虚（2），此肺肾两虚也（2），肺肾暗虚（2），肺肾本虚，（2），肺肾并病（2），肺肾并亏（2），肺肾二伤（2），肺肾二虚（2），肺肾复弱（2），肺肾交损（2），肺肾交虚（2），肺肾久亏（2），肺肾俱亏（2），肺肾俱损（2），肺肾亏虚（2），肺肾两衰，阴阳俱虚（2），肺肾双亏（2），肺肾双虚（2），肺肾已亏（2），肺肾亦虚（2），肺损及肾（2），肺虚及子也（2），肺虚久喘动肾（2），肺虚肾亏

（2），金水两虚（2），肺肾伤损（2），肺肾同亏（2），补肾益肺（1），肺肾并亏，气不归窟（1），肺肾两亏，金不生水（1），金水交亏肺肾两亏（1）。

22. 脾气虚

脾气虚弱（37），健脾益气（36），益气健脾（36），脾虚气弱（25），脾气虚（24），脾气不足（15），补气健脾（6），脾气虚陷（5），脾气虚衰（4），补脾益气（3），脾气大虚（3），脾气弱（3），脾虚气馁（3），补脾行气（2），脾气大伤（2），脾气大伤，统摄无权（2），脾气久虚（2），脾气虚而停滞上焦（2），脾气虚弱不能升提（2），脾气虚衰，脾不统血（2），脾气虚损（2），脾气虚损，血不归经（2），脾气虚型（2），脾气已虚（2），脾虚气亏（2），脾虚则中气不足（2），病久脾气伤（1），补脾气（1），此病后脾气大虚（1），此脾虚气弱，无以统摄血耳（1），乃脾气不足（1），培补脾气（1），脾气本虚（1），脾气必衰（1），脾气不足，清阳不克四布（1），脾气更虚（1），脾气积弱（1），脾气亏损（1），脾气亏虚（1），脾气偏虚（1），脾气伤残（1），脾气伤损（1），脾气伤也（1），脾气甚弱（1），脾气衰败，运行失常（1），脾气素伤（1），脾气素虚（1），脾气损弱（1），脾气损伤生化之源不足（1），脾气虚惫（1），脾气虚而津不上布（1），脾气虚而作痞（1），脾气虚弱，（1），脾气虚弱，不能摄血（1），脾气虚弱，生化之源受亏（1），脾气虚弱健运失职（1），脾气虚衰，不能统血（1），脾气虚陷下脱（1），脾气已呈虚象（1），脾气亦虚（1），脾气愈虚（1），脾气之弱（1），脾气之陷（1），脾气中虚（1），脾弱气虚（1），脾虚气弱不能升提（1），脾之气败（1），脾之气弱（1），属于脾气之虚（1），证属脾气虚（1）。

23. 脾虚湿困

脾虚湿盛（41），脾虚生湿（31），脾虚湿滞（26），脾虚湿困（22），脾虚夹湿（17），脾虚挟湿（15），脾虚湿阻（14），脾虚湿胜（10），脾虚湿郁（8），脾虚湿蕴（6），脾虚湿聚（5），脾虚多湿（4），脾虚湿重（3），脾虚水湿不行（3），脾虚水湿自盛（3），脾虚则湿愈甚（3），脾虚内湿自生（2），脾虚湿困，清阳不升（2），脾虚湿困，清阳下陷（2），脾虚湿郁，不能为胃行其津液（2），脾虚湿蕴，中阳不运（2），脾虚湿重血不归经（2），脾虚湿注（2），脾虚水泛（2），脾虚蕴湿不化（2），此脾虚生湿（1），此脾虚停湿之症（1），脾虚，湿积未化（1），脾虚，水谷之湿阻遏（1），脾虚不运积湿（1），脾虚不运水湿内停（1），脾虚不运则水湿停聚（1），脾虚挟湿渗溢皮肤（1），脾虚挟湿之象（1），脾虚兼湿（1），脾虚留湿（1），脾虚伤湿（1），脾虚生湿症（1），脾虚失运，湿浊上泛（1），脾虚湿多（1），脾虚湿遏（1），脾虚湿困，运化失司（1），脾虚湿气壅盛（1），脾虚湿侵（1），脾虚湿胜，运化失司（1），脾虚湿盛，运化失司，升清泌别失职（1），脾虚湿盛精微不化（1），脾虚湿袭（1），脾虚湿邪不化（1），脾虚湿易郁（1），脾虚湿运（1），脾虚湿重之胎水肿满（1），脾虚湿浊下注（1），脾虚湿浊中阻（1），脾虚湿阻，清阳不升（1），脾虚为湿所困（1），脾虚运化失司，湿邪内生（1），脾虚则生湿（1）。

24. 肝气犯胃

肝气犯胃（44），肝木犯胃（21），肝郁犯胃（21），肝郁化火犯胃（21），肝犯胃（17），肝逆犯胃（14），肝气横逆，胃失和降（8），肝邪犯胃（7），肝气横逆犯胃（6），肝木乘胃（5），肝家气逆，上犯中脘（4），肝气乘胃（4），木郁克胃（4），肝木犯胃，诸气痹阻（3），肝气犯胃，胃中不和（3），肝气横逆犯胃，胃气不降（3），肝气逆胃（3），肝木之气，逆行犯胃（3），肝气太旺中胃受其克制（3），肝家气逆，上犯胃脘（2），肝气逆行胃气失降（2），肝气上逆，冲胃为呕（2），肝气郁结横逆犯胃（2），肝气郁滞，横逆犯胃（2），肝失疏泄，横逆犯胃（2），肝失条达，气郁犯胃（2），肝郁乘胃（2），肝郁气滞犯胃（2），嗔怒动肝木，犯胃（2），肝木横恣胃气不降（2），肝木郁结犯胃（2），肝气乘客胃失和降（2），肝气贯膈入胃（2），肝气易于上逆，胃失和降（2），肝气郁波及胃土（2），肝动则必犯胃（1），肝恶横逆胃恶郁滞（1），肝木乘犯阳明胃土（1），肝木乘胃之证（1），肝木犯胃，胃浊不降（1），肝木犯胃土（1），肝气乘胃，胃失和降（1），肝气冲胃（1），肝气犯胃，胃失宣和（1），肝气犯胃动膈（1），肝气犯中扰胃（1），肝气克胃（1），肝气逆行反胃（1），肝气逆行犯胃（1），肝气逆横，胃降失职（1），肝气上犯胃经（1），肝气上逆犯胃（1），肝强犯胃（1），肝邪攻逆犯胃（1），肝邪横逆必先乘胃（1），乃肝邪乘胃（1），肝木克胃（1），肝木凌胃土（1），肝木侵侮胃土（1），肝木上升，必犯胃口（1），肝木上侮，肝犯胃（1），肝木侮胃（1），肝木之气贯膈犯胃（1），肝气不调，横逆犯胃（1），肝气偏横胃受其伐（1），肝气上逆胃失和降（1），肝气太强上升犯胃（1），木气犯胃（1）。

25. 胃火炽盛

胃热（35），胃火炽盛（14），胃热炽盛（13），胃火上炎（7），胃腑郁热（5），胃热上逆（5），胃有积热（5），胃有蕴热（5），胃火内炽（4），胃火上升（4），胃火旺盛（4），胃火循经上升（4），胃热上蒸（4），胃火（3），胃火上冲（3），胃火上逆（3），胃热炽盛，脉络灼伤，迫血妄行（3），胃热内蒸（3），胃热上冲（3），客热犯胃（3），热邪留于胃（2），热邪深入于胃（2），热邪陷胃（2），热郁胃腑（2），胃腑实热（2），胃腑郁热升降失常（2），胃火炽甚（2），胃火炽盛灼津（2），胃火内盛（2），胃火上攻（2），胃火循阳明经脉上熏牙龈（2），胃经积热化火（2），胃热炽甚（2），胃热炽盛……其气上逆而血亦随之（2），胃热冲脑（2），胃热亢盛（2），胃热内蕴（2），胃热呕吐（2），胃热上乘（2），胃热上冲之故（2），胃热上熏（2），胃热上蒸神经也（2），胃热熏蒸（2），胃热郁灼，迫血上逆（2），胃热则生呕（2），胃有郁热（2），胃中积热（2），胃中热盛

（2），胃中热邪壅闭，浊气不降（2），胃热过盛（2），胃热积滞（2），此胃火上逆（1），热结于胃（1），热邪郁于胃脘（1），热壅于胃（1），热蕴结于胃腑（1），胃腑热实（1），胃腑热邪盘踞于内（1），胃腑有热（1），胃火炽（1），胃火冲逆而上（1），胃火充斥（1），胃火内炎（1），胃火偏旺（1），胃火迫血倒行（1），胃火上浮（1），胃火上亢（1），胃火上熏（1），胃火上炎迫血上溢（1），胃火上蒸（1），胃火盛（1），胃火旺（1），胃火有蒸腾之势（1），胃家积热（1），胃经积热（1），胃热并重（1），胃热冲激，迸逆于上（1），胃热呃逆（1），胃热而火盛（1），胃热内炽（1），胃热偏盛（1），胃热颇盛（1），胃热迫血而妄行（1），胃热上逆而呕吐也（1），胃热上迫（1），胃热上炎（1），胃热甚（1），胃热受病（1），胃热循经上炎（1），胃热炎上（1），胃热亦盛（1），胃热壅盛（1），胃热壅滞（1），胃热郁遏（1），胃热郁极化火（1），胃热愈甚（1），胃热蕴着（1），胃热症（1），胃有火（1），胃有郁火（1），胃中火极（1），胃中热极（1），胃中热邪（1），胃中热灼（1），中焦胃热益燔（1），此胃热（1），此由胃热致呃（1），荡其胃中积热（1），火邪伏于胃中（1），火郁于胃（1），客热留胃（1），胃热内滞（1），胃有热（1）。

26. 胃肠湿热

胃肠湿热（27），湿热滞于肠胃（16），肠胃湿热（15），肠胃皆为湿热所困（10），湿热郁于肠胃（10），湿热蕴积胃肠（10），湿热蕴于肠胃（10），湿热滞郁于肠胃（7），湿热蕴结肠胃而下痢（6），湿浊蓄积肠胃蕴郁化热（6），肠胃湿热夹滞（5），肠胃湿热滞留（5），肠胃有湿热（5），湿热积于肠胃（5），湿热夹滞，交结肠胃（5），湿热聚于肠胃（5），湿热留滞肠胃（5），湿热邪滞蓄积于肠胃之间（5），湿热熏蒸肠胃（5），湿热郁结肠胃（5），湿热郁滞肠胃（5），湿热蕴于胃肠（5），湿热蕴阻胃肠（5），湿热蒸于肠胃（5），湿热阻滞肠胃（5），胃肠湿热搏结（5），胃肠湿热殊重（5），肠胃湿热上犯（4），肠胃湿热蕴留日久（4），湿热郁蒸内蕴肠胃（4），湿热蕴结胃肠（4），湿热蕴蓄于胃肠之间（4），肠胃湿热积滞不清（3），湿热之邪久客于肠胃上下窜逆（3），湿热蓄滞肠胃（2），湿热郁阻肠胃（2），湿热蕴积肠胃而滞下（2），胃肠湿火内蕴（2），湿热留恋肠胃（1）。

27. 风热犯肺

风温犯肺（51），风热犯肺（35），风温袭肺（28），风热袭肺（21），风热壅肺（13），风热之邪侵犯肺卫（5），肺受风火（4），肺受风热（4），风热闭肺（4），风热不解，袭入肺中（4），风热犯于肺卫（4），风热袭肺伤络（4），风热犯表，肺卫失和（3），风热客肺（3），风热郁闭，肺气不宣（3），风热郁肺（3），风热郁滞于肺（3），肺蕴风热（2），风热闭于肺络（2），风热犯肺，津液暗伤（2），风热内蕴肺气壅遏（2），风热侵肺（2），外感风热之邪，肺络受伤血溢（2），风火乘金（1），风热乘虚袭入肺络（1），风热犯肺，清肃之令不行（1），风热克肺（1），风热侵犯肺卫（1），风热入肺（1），风热伤肺（1），风热上干肺卫（1），风热上扰肺气郁抑（1），风热上蒸于肺（1），风热射肺（1），风热外感，肺气不宣（1），风热外袭肺卫失肃（1），风热袭肺，（1），风热袭于肺卫（1），风热壅塞肺络（1），风热蕴肺（1），风热蕴肺成痈（1），风热之邪聚于肺（1），风热之邪侵入肺卫（1），风热之邪侵袭肺卫（1），风热之邪上郁于肺（1），外感风热袭肺（1），风热郁于肺系（1）。

28. 肝胆火热

肝胆蕴热（12），肝胆火盛（12），肝胆火旺（8），肝胆热郁（8），肝胆郁火（8），肝胆之火（6），肝胆之火上升（6），肝胆热盛（5），肝胆有火（5），肝胆火升（4），肝胆热结（4），肝胆相火扰动阳络（4），肝胆郁热上蒸（4），肝胆之火炽盛（4），肝胆火逆，邪犯心包（3），肝胆火升不降（3），肝胆火旺，相火必然妄动（3），肝胆火郁（3），肝胆积热（3），肝胆气火激动（3），肝胆气火上逆（3），肝胆气火升逆（3），肝胆气火有余（3），肝胆热（3），肝胆热炽（3），肝胆热邪流传不泄（3），肝胆实火（3），肝胆相火妄动（3），肝胆邪热上蒸清窍（3），肝胆郁火上犯经络（3），肝胆郁火蕴伏（3），肝胆郁热扰乱神明（3），肝胆郁热相夹（3），肝胆之热（3），属于肝胆郁热（3），肝胆多热（2），肝胆火浮（2），肝胆火盛，（2），肝胆火盛型（2），肝胆火炎（2），肝胆木火上升（2），肝胆气火易炽（2），肝胆热甚盛（2），肝胆热盛之征（2），肝胆热实（2），肝胆相火冲（2），肝胆相火内寄，非凉剂无以和平（2），肝胆相火内灼（2），肝胆相火上升也（2），肝胆相火甚盛（2），肝胆相火直上直下（2），肝胆有热（2），肝胆郁勃（2），肝胆郁火不得发越（2），肝胆郁热，疏泄失司（2），肝胆郁热之候（2），肝胆蕴有郁热（2），肝胆之火逼血上行（2），肝胆之火常升（2），肝胆之火内炽（2），肝胆之火上冲（2），肝胆之火上扰（2），肝胆之火升腾（2），肝胆之火郁而不散（2），肝胆之火郁结脑顶（2），肝胆之火郁滞（2），肝胆之热上冲脑部作疼（2），热郁肝胆（2），肝胆火邪扰攘（1），肝胆木火升逆（1），肝胆内热（1），肝胆气火，偏旺无制（1），肝胆气火上升（1），肝胆热蕴（1），肝胆实热（1）。

29. 肝阴虚

肝阴不足（44），治以养阴平肝（42），阴虚肝热（28），肝阴虚（21），养阴平肝（16），肝阴内亏（11），肝阴亏损（8），肝阴久亏（5），肝阴不足肝阳偏亢（3），肝阴大亏（3），肝阴偏虚（3），肝阴素亏（3），肝阴素虚（3），肝阴虚损（3），法宜养阴柔肝（2），肝阴不足，血不养筋（2），肝阴耗伤（2），肝阴素本不足（2），耗损肝阴（2），补肝阴（1），肝阴不滋（1），肝阴不足，阳明暗耗（1），肝阴不足，阳气偏亢（1），肝阴大伤（1），肝阴乏绝（1），肝阴涸（1），肝阴亏耗（1），肝阴亏极（1），肝阴亏虚（1），肝阴内伤（1），肝阴伤（1），肝阴受损（1），肝阴素弱（1），肝阴损（1），肝阴已损（1），肝阴亦伤（1），肝阴亦随之而弱（1），肝阴有亏（1），肝阴愈虚（1），肝阴不充（1），肝脏阴亏阳亢（1）。

30. 心肾两虚

心肾两虚（59），心肾两亏（44），心肾不足（40），心肾虚（8），心肾虚弱（8），心肾素亏（7），心肾久亏（4），心肾俱虚（4），心肾亏虚（4），心肾虚怯（4），心肾久亏，水不济火（3），心肾两亏，水火失交通之妙用（3），补心益肾温阳化饮（2），心肾久属两虚（2），心肾俱不足（2），心肾俱亏（2），心肾俱损（2），心肾亏也（2），心肾两亏，火升不降（2），心肾两虚,（2），心肾内亏（2），心肾内伤（2），心肾双虚（2），心肾虚损（2），心肾有亏（2），心肾又虚（2），心肾自虚（2），心肾两亏，水不配火（1）。

31. 脾胃阳虚

脾胃虚寒（91），脾胃阳虚（64），脾胃阳微（8），脾胃阳伤（4），脾胃阳衰（4），脾胃阳虚饮逆（4），脾胃阳虚饮逆咳呕（4），补脾胃阳气（2），脾胃两阳亏损（2），脾胃虚寒，遇寒发病（2），脾胃虚冷（2），脾胃阳气不足（2），脾胃阳气受伤（2），脾胃阳气虚衰（2），脾胃之阳气受损（2），中阳不足，脾胃虚寒（2），此脾胃虚寒之症（1），此属脾胃中阳不足（1），脾胃两阳大败（1），脾胃日衰虚寒不运升降失常（1），脾胃虚寒，中运失调（1），脾胃虚寒升降失职（1），脾胃虚寒型胃脘痛（1），脾胃阳微不运（1），脾胃阳虚吐痢（1），脾胃之阳式微（1），脾胃之阳虚（1），为脾胃虚寒之症（1）。

32. 心火炽盛

心火上炎（40），心火亢盛（13），心火偏旺（10），心经有热（8），心阳偏亢（8），心经郁热（7），心火炽盛（6），心火内炽（6），心火盛（5），心经热盛（5），火扰于心（4），心火暴发（3），心火暴甚（3），心火暴盛（3），心火独亢（3），心火偏盛（3），心火上炽（3），心火肆炎（3），心经有火（3），心热炽盛（3），邪热扰心，心火动（2），心火内烘（2），心火偏亢（2），心火上乘（2），心火上亢（2），心火妄动（2），心火炎上（2），心经结热（2），心经实火（2），心经郁火（2），心经蕴热（2），心经之热（2），火热乘心（2），心火暴盛无制（1），心火爆甚（1），心火逼迫（1），心火便亢（1），心火不静（1），心火不宁（1），心火炽（1），心火炽极（1），心火炽甚（1），心火炽张（1），心火独炽（1），心火独胜上干（1），心火浮散（1），心火过旺（1），心火亢炽（1），心火亢极（1），心火亢升（1），心火亢盛,（1），心火内动（1），心火内燔（1），心火内焚（1），心火内迫（1），心火内扰（1），心火内盛（1），心火扰动（1），心火上冲（1），心火上扰（1），心火妄行（1），心火以上炎（1），心火灼盛（1），心火自甚（1），心经火盛（1），心经积热（1），心经有火上炎（1），心热（1），心热如火（1），心阳独炽（1），心阳火炽（1），心阳内炽（1），心之火上炎（1）。

33. 心肾不交

心肾不交（129），心肾失交（16），交通心肾（13），心肾交亏（13），当以交合心肾（3），肾水不能承制心火（3），阴虚心肾不交，相火妄动（3），肾水不足，心火过亢（2），肾阴不足心火有余（2），心肾不能相济（2），阴虚则心肾不交（2），当用交心肾（1），肾水不济，心火燔灼（1），肾水不济于心（1），肾水不能潮，心阳独亢于上（1），肾水不能上潮，心火不能下降，水火未济（1），肾水不能上济心火（1），肾水不能上升，心火无由下降（1），肾水不升，心火不降（1），肾阴下虚，心火偏旺（1），心肾不能交媾（1），心肾不能相交，水火不能既济（1），心肾得交，水火既济，则心中烦，不得卧（1），心肾水火不交（1），心肾水火不能相济（1），心肾遂失交通（1）。

34. 肺阴虚

肺阴不足（36），养阴清肺（30），治以养阴清肺（18），阴虚肺热（10），肺阴虚（8），肺阴亏损（7），肺阴亏虚（7），肺阴已伤（5），肺阴内亏（4），肺阴伤（4），肺阴自虚（4），肺燥阴虚（4），肺阴大伤（3），肺阴素虚（3），肺阴暗耗（2），肺阴暗伤（2），肺阴不足，肺热失肃（2），肺阴不足，又感燥气成病（2），肺阴不足，燥热内郁（2），肺阴不足肺热有余（2），肺阴尚虚，清肃无权（2），肺阴受损（2），肺阴已虚（2），肺燥叶焦（2），肺燥阴伤（2），高年肺阴内虚（2），病久肺阴渐伤（1），当补肺阴（1），肺阴暗耗，金水交伤（1），肺阴被烁（1），肺阴不足，虚火上升（1），肺阴大亏（1），肺阴复燥（1），肺阴渐耗（1），肺阴较弱（1），肺阴久伤（1），肺阴久虚之体（1），肺阴亏（1），肺阴内亏清金为主（1），肺阴偏虚（1），肺阴伤而燥生（1），肺阴尚弱（1），肺阴甚虚（1），肺阴受耗（1），肺阴受伤（1），肺阴未复（1），肺阴虚而有热（1），肺阴虚损（1），肺阴延虚（1），肺阴已虚，伏热未清（1），肺阴亦亏（1），肺阴亦伤（1），肺阴亦损（1），肺阴益耗（1），肺阴自耗（1），肺脏阴虚（1），肺燥阴虚（1），肺中阴亏（1），阴虚肺热伤络（1），阴虚肺热证（1），证属肺阴不足（1）。

35. 痰热阻肺

清肺化痰（38），治以清肺化痰（25），痰热壅肺（19），痰热阻肺（18），痰热蕴肺（17），痰热恋肺（6），痰火郁肺（4），痰热犯肺（4），痰火犯肺，灼伤肺金（3），痰火留肺（3），痰热郁肺（3），肺有痰热（3），痰火犯肺（2），痰火蓄结肺络，郁久蕴酿成痈（2），痰火壅盛，肺失清肃（2），痰热内蕴于肺（2），痰热壅盛于肺（2），肺热痰滞（2），肺热与痰浊郁结（2），热痰伏于肺络（2），痰热闭肺（2），痰热壅肺，灼伤肺络（2），痰热壅盛，肺气郁闭（2），痰火胶黏肺络（1），痰火结聚于肺（1），痰火留肺，肺气膹郁（1），痰火留肺，肺气膹郁（1），痰火蒙肺（1），痰火内蒙，肺气膹郁（1），痰火上凌肺气膹郁（1），痰火上留，肺气膹郁（1），痰火上留肺气膹郁（1），痰热互结，阻滞肺络（1），痰热互结肺络灼腐（1），痰热胶肺（1），痰热胶结于肺（1），痰热久蕴肺络（1），痰热恋于肺腑（1），痰热蓄肺（1），痰热壅阻肺窍（1），痰热郁于肺中（1），痰生热，熏蒸于肺（1），肺热痰壅（1），肺热痰瘀（1），肺热痰阻（1），肺热蒸痰（1），肺失肃降，痰热内蕴（1），肺蕴痰热（1），肺蕴痰热之象（1），热痰交阻，泻肺，清化热痰（1），热痰胶结，肺窍不利（1），热痰又壅于肺络（1），热痰阻遏肺络（1），热痰阻肺（1），症属痰热壅肺（1），痰热壅结胸中，肺气被阻（1），痰热壅盛，清肺化痰（1），痰热滞肺（1）。

36. 水不涵木

水不涵木（128），水亏不能涵木（11），水不滋木（10），水不生木（5），水不涵木，风阳暴升（3），水亏木旺，风阳暴升（3），水不涵木，风阳自动（2），水不涵木，厥阴化风（2），水不涵木，阳化内风旋动（2），水不涵木，阳气变化内风（2），水不养木（2），水不滋木，木火偏亢（2），水不滋木，邪亢侮土（2），水亏不能涵木致滔火上升（2），水亏木亢（2），水亏木失荣（2），水亏木旺，厥阳升而上蒙（2），水亏木无以养（2），水不涵木，肝风内动（1），水不涵木，阴不济阳（1），水不涵木，滋肾平肝（1），水不涵木木扰乎中，（1），水不涵木则木燥（1），水不生木，肝阴亦弱（1），水不足而木失所养（1），水亏不能涵木上干肺胃（1），水亏不能生木（1），水亏木少滋荣（1），水亏木失涵养（1），水亏木失所涵（1），水虚不能涵木（1）。

37. 肝胃不和

肝胃不和（193）。

38. 肝郁脾虚

肝郁脾虚（147），脾虚肝郁（18），肝郁脾伤（8），肝郁脾弱（6），肝郁脾弱，疏肝活血（3），肝郁脾虚，木旺乘土（3），补脾疏肝（2），补土疏肝（2），肝郁脾伤，土为木克（2），肝郁脾虚，运化失调（2）。

39. 脾阳虚

脾阳不足（24），脾阳虚（16），脾阳虚弱（11），脾阳中虚（9），脾气虚寒（5），脾阳式微（5），脾阳大败（4），脾阳久虚（4），脾阳受伤（4），脾阳受损（4），脾阳衰败（4），脾阳虚衰（4），脾阳伤（3），脾阳衰（3），脾阳衰微（3），脾阳素虚（3），脾虚寒，湿不化（2），脾虚其阳（2），脾阳（气）虚衰（2），脾阳本虚（2），脾阳大伤，太阴之气下陷（2），脾阳大衰（2），脾阳大虚（2），脾阳亏损（2），脾阳内陷（2），脾阳受戕（2），脾阳衰弱（2），脾阳微（2），脾阳先虚（2），脾阳虚损（2），脾阳亦脱（2），脾阳与正气两伤（2），脾脏虚寒（2），病属脾阳虚（1），补脾阳（1），此脾阳下陷（1），此属脾阳虚之泄泻（1），久痢大伤脾阳（1），脾衰其阳（1），脾土阳衰（1），脾虚寒（1），脾阳本虚，传化失宜（1），脾阳必衰（1），脾阳不足运化（1），脾阳不足则运化失常（1），脾阳大困（1），脾阳大伤（1），脾阳久伤（1），脾阳内匮（1），脾阳内弱（1），脾阳内弱，运动失职（1），脾阳偏虚（1），脾阳日衰（1），脾阳弱（1），脾阳伤极（1），脾阳衰也（1），脾阳先亏（1），脾阳虚惫（1），脾阳虚而不能旋运（1），脾阳已亏（1），脾阳已伤（1），脾阳已虚，中阳不运（1），脾阳亦衰（1），脾阳亦虚（1），脾阳欲绝（1），脾阳愈亏（1），脾阳之虚（1），脾脏阳弱（1），脾脏阳虚（1），脾中阳气不足（1）。

40. 心脾两虚

心脾两虚（89），心脾不足（13），劳伤心脾（12），心脾两伤（8），补益心脾（7），心脾两亏（5），耗伤心脾（3），心脾即弱（3），心脾亏损（3），补心脾充血（2），耗损心脾（2），内损心脾（2），是心脾虚弱（2），心脾俱虚（2），心脾内伤（2），心脾虚亏（2），心脾虚弱（2），心脾虚衰不能统血（2），心脾虚损（2），心脾有亏（2），证属心脾不足（2），此心脾受伤，不能统血（2），心脾极虚（1），心脾既弱（1），心脾亏虚（1），心脾亏虚是其本（1），心脾两虚，血不养心（1），心脾内亏（1），心脾之亏（1）。

41. 肝木乘土

木乘土位（35），肝木乘土（21），肝木克土（8），木克土（8），木来侮土（8），木邪乘土（8），木郁侮土（8），木横侮土（7），木亢侮土（7），木郁克土（7），木旺克土（6），肝郁侮土（5），木来克土（5），木郁乘土（5），木亢乘土（3），肝木克土，气机不畅（2），肝旺克土（2），肝郁克土（2），木克土之象（2），木盛克土（2），木旺犯土（2），木旺侮土（2），木郁不伸，克制中土（2），木复克土（2），肝木乘土，运化失职（1），肝木剋土（1），肝木能克土（1），肝气横逆，木来侮土（1），肝失条达，横逆侮土（1），肝郁客土（1），木乘土位，健运失常（1），木犯土（1），木横土位（1），木亢乘土内失滋养（1），木克中土（1），木来客土（1），木赖尅土（1），木郁不达，必致侮土（1）。

42. 肺脾两虚

脾肺两虚（38），肺脾两虚（21），脾肺不足（8），肺脾不足（6），肺脾久虚（6），肺脾俱虚（6），肺脾虚弱（6），脾肺两伤（6），肺脾虚弱（5），脾虚肺弱（5），肺虚脾弱（4），肺脾两伤（3），肺脾两虚，腠理不密也（3），脾肺两亏

（3），肺脾皆有损伤（2），肺脾亏损（2），肺脾两亏（2），肺脾素虚（2），肺脾之虚（2），肺弱脾虚（2），肺虚则脾气亦弱（2），肺虚子盗母气（2），久病脾肺两虚（2），脾肺二虚（2），脾肺皆虚（2），脾肺久虚（2），脾肺俱伤，培土生金（2），脾肺俱虚（2），脾肺俱虚型（2），脾肺亏极（2），脾肺双虚（2），脾肺虚也（2），脾弱肺虚（2），脾虚而肺脏亦亏（2），脾虚肺损（2），脾虚日久，土不生金（2），肺虚及脾（1），脾肺气馁（1），脾肺气伤（1），脾肺气衰（1），脾肺气虚胎失所养（1）。

43. 命火不足

命门火衰（49），命火不足（6），命火虚衰（5），命火式微，余浊逗留肠腑（4），命门真火不足（4），命火衰微（3），命门火微（3），命火式微（2），命火下衰（2），命门衰微，真元受损（2），命门真火虚衰（2），命阳衰也（2），命阳下亏（2），命火如薪，火力不足（1），命火式微，不能生土（1），命火衰弱（1），命火衰微，不能生土（1），命火下亏（1），命火已衰（1），命火之虚（1），命门大衰（1），命门乏火（1），命门火衰而萎（1），命门火衰之阳痿（1），命门相火衰微（1），命门虚寒（1），命门之火式微（1），命母虚寒（1），命肾之火，亦渐衰微（1），命阳不充（1），命阳火衰（1），补命门真火（1），补命之火（1），此命门火衰（1），此属命火衰微（1）。

44. 胃阴虚

胃阴不足（48），胃阴虚（33），养胃阴（11），胃阴伤（6），胃阴已伤（6），胃阴亏虚（5），胃阴亏损（4），胃阴受伤（4），胃阴大伤（3），胃阴亏耗（3），胃阴干槁（2），胃阴耗伤（2），胃阴耗损（2），胃阴亏（2），胃阴亏而虚火上炎（2），胃阴亏耗，虚火为患（2），胃阴受劫（2），胃阴受损（2），胃阴虚有热（2），此胃阴伤也（1），当益胃阴（1），胃阴大亏（1），胃阴干枯（1），胃阴告乏（1），胃阴耗烁（1），胃阴涸（1），胃阴既亏（1），胃阴渐耗（1），胃阴将涸（1），胃阴劫夺（1），胃阴久亏（1），胃阴枯涸（1），胃阴枯竭（1），胃阴亏乏（1），胃阴亏极（1），胃阴匮乏（1），胃阴内耗（1），胃阴日渐消耗（1），胃阴日伤（1），胃阴受劫火升（1），胃阴受灼（1），胃阴素亏（1），胃阴消烁（1），胃阴虚而气不下降（1），胃阴已虚（1）。

45. 肝胃火热

肝胃郁热（39），肝胃有热（15），肝胃蕴热（8），肝胃络热（7），肝胃火升（4），肝胃火盛（4），肝胃结热（4），肝胃两阳并盛（4），肝胃郁火上蒸（4），肝胃蕴热，少阳之火上蒸（4），肝胃之火上炎（4），肝胃并热（4），肝胃火气上冲（3），肝胃火旺（3），肝胃火蕴（3），肝胃同热（3），肝胃郁火之征（3），肝胃郁热上冲（3），肝胃火上炎（2），肝胃火盛所致（2），肝胃积热（2），肝胃两阳并炽（2），肝胃热炽（2），肝胃热伏（2），肝胃热甚（2），肝胃热盛（2），肝胃热菀（2），肝胃热象（2），肝胃热重（2），肝胃蓄热（2），肝胃郁火（2），肝胃郁火内蒸之候（2），肝胃郁火上炎（2），肝胃郁热，乳络不通（2），肝胃蕴热热扰清阳（2），肝胃之火上升（2），肝胃之火尚旺（2），肝胃之热上炎（2），肝胃之热已深（2），肝胃之火常旺（1）。

46. 肾水亏虚

肾水不足（47），肾水亏损（12），肾水久亏（11），肾水枯竭（4），肾水虚（4），肾水虚衰（4），肾水亏（3），肾水素亏（3），肾水下亏（3），肾水不足，不能涵木（2），肾水不足，虚火上炎（2），肾水亏乏（2），肾水本亏（2），肾水不充（2），肾水大亏（2），肾水亏也（2），肾水亏于下（2），肾水素虚（2），肾水亦乏（2），此肾水不足（2），肾水不足，不能荣养肝木（1），肾水不足，虚火内动（1），肾水不足，虚火上泛（1），肾水不足而有火也，（1），肾水不足虚火上乘（1），肾水不足虚火上炎（1），肾水乏（1），肾水枯竭，相火上冲（1），肾水衰耗相火上炎（1），肾水衰亏，虚火上升（1），肾水素亏，相火易升（1），肾水太亏，肾火上浮（1），肾水暗耗（1），肾水暗伤（1），肾水必涸（1），肾水不能滋涵（1），肾水垂枯（1），肾水干涸（1），肾水干涸，虚火内动（1），肾水竭厥（1），肾水亏耗（1），肾水亏欠（1），肾水亏虚（1），肾水内亏（1），肾水为之消耗（1），肾水下虚（1），肾水先亏（1），肾水亦亏（1），肾水因之亏损（1），肾水之不足（1），肾水之干（1），肾水之少（1），肾水之虚（1），肾水之有亏（1），肾液久亏（1），肾液亏（1），肾液正枯（1），此肾水不足之疾（1），此肾水素亏（1）。

47. 肝气乘脾

肝木乘脾（23），肝木侮土（22），肝郁乘脾（16），肝郁克脾（12），肝木克脾（6），肝郁伤脾（5），肝木乘脾土（4），木郁脾伤（4），脾虚肝盛（4），肝郁则乘脾（4），肝旺犯脾（3），脾虚肝郁气滞（3），肝气乘脾（2），肝气犯脾（2），肝气入络乘脾（2），肝旺乘脾（2），肝旺克脾（2），肝郁传脾（2），脾困肝郁（2），肝木侮脾（2），肝木乘脾也（1），肝木乘脾之痛泻（1），肝木炽盛克脾土也（1），肝木炽盛剋脾土（1），肝气横克于脾（1），肝气横逆犯脾（1），肝气横逆侮脾（1），肝气逆侵，脾土不化（1），肝气太强下行克脾（1），肝气侮脾（1），肝盛乘脾（1），肝旺必乘脾（1），肝郁犯脾（1），肝郁横逆犯脾（1），肝郁横脾（1），肝郁困脾（1），肝郁气滞，伤及脾（1），肝郁侮脾（1），木郁乘脾（1），此为肝乘脾（1），肝木横逆脾土（1），肝木克制脾土（1），肝气乘脾泻（1），肝气横窜克脾（1），肝气横逆，乘侮脾土（1），肝气盛则克脾土（1），肝郁影响于脾（1），肝脏失调侵脾（1），木郁则横，横则侮脾（1）。

48. 肝经火热

肝经郁热（71），肝经有热（27），肝经郁火（11），肝经气火（5），肝经热郁（3），肝经久郁化热（2），肝经气火偏旺（2），肝经气火有余（2），肝经气火郁结（2），肝经热盛（2），肝经实热（2），肝经郁火内蒸（2），肝经郁热上攻（2），肝经郁热上亢（2），肝经蕴热（2），肝经之郁火（2），肝经火热（1），肝经积热（1），肝经气火偏胜（1），肝经气火上逆（1），肝经热炽（1），肝经热甚（1），肝经郁热逆行（1）。

49. 胃肠火热

肠胃郁火（13），胃肠有热（12），肠胃积热（9），肠胃火郁（8），肠胃滞热（8），胃肠积热（8），胃肠蕴热（8），肠胃蕴热（7），肠胃郁热（5），胃肠已有积热（5），肠胃火滞（4），肠胃素热（4），肠胃郁热下迫（4），肠胃之火上逆则呕（4），热蕴肠胃（4），胃肠积热清热通腑（4），胃肠实热已久（4），胃肠有热上逆（4），肠胃有积热（3），肠胃有热（3），肠胃之火上炎（3），胃肠实热（3），肠胃积食火升（2），肠胃结热（1），肠胃热郁（1），肠胃热蕴（1），肠胃实热（1），肠胃亦热（1），肠胃有热结之证（1），肠胃有实热也（1），此皆胃大肠之腑热（1），热郁胃肠（1），实热乘于肠胃之间（1），属胃肠有热（1），胃肠积火（1），胃肠内热（1），胃肠实热内结（1），胃肠有热呃逆（1），胃肠燥结（1），胃肠滞热（1）。

50. 肝脾两虚

肝脾两伤（50），肝脾两亏（36），肝脾两虚（25），肝脾内亏（6），肝脾亏损（4），肝脾大败（4），肝脾两伤藏统失职（3），补肝益脾（2），肝脾两损（2），肝脾两虚、藏统失调（2），肝脾大伤（2），肝脾大虚（2），肝脾二虚（2），肝脾俱败（2），内损肝脾（1）。

51. 心气虚

心气不足（72），心气虚（19），心气虚弱（9），补益心气（4），心气亏耗（3），心气亏虚（3），补气养心（2），补心气（2），补养心气（2），心气亏损（2），心气偏虚（2），心气怯弱（2），心气虚损（2），心气虚脱（2），补心益气（1），此心气不足（1），耗伤心气（1），属于心气虚弱（1），心气不足，（1），心气极衰（1），心气极虚（1），心气久虚（1），心气内虚（1），心气衰微（1），心气虚乏（1），心气虚极（1），心气虚亏（1），心气虚衰（1），心气已虚（1），心气又虚（1）。

52. 胃气上逆

胃气上逆（83），胃气失降（6），胃气逆（4），冲胃气逆（3），胃气冲逆（3），胃气反逆（3），胃气上冲（3），胃气上逆冲气上冲（3），冲胃之气上逆（2），胃气逆乱（2），胃气升逆（2），胃气失于和降（2），胃气有升无降（2），冲胃之气挟浊邪上逆（1），法当和胃降逆（1），胃腑之气上逆（1），胃腑之气转而上逆（1），胃气不降，冲气上逆（1），胃气不降，反上逆（1），胃气不降，转而上逆（1），胃气不降而逆行（1），胃气不克下行反而上逆（1），胃气不能下行，转而上行（1），胃气逆行（1），胃气逆行不降（1），胃气逆上（1），胃气日逆（1），胃气上浮（1），胃气上逆动膈（1），胃气失和上逆（1），胃气失降上逆（1），胃气因而上逆（1），胃气之逆（1），胃失和降气机上逆（1），胃失和降气逆而痛（1），胃失和降气逆于上（1）。

53. 肺气虚

肺气不足（25），肺气虚（17），肺气虚弱（17），肺气已虚（6），肺气薄弱（5），肺气本虚（4），肺气大伤（3），肺气大虚（3），肺气积弱（3），肺气将绝（3），肺气弱（3），肺气虚损（3），肺气已亏（3），肺气已伤（3），肺气已虚，衰其护卫，失其治节（3），肺气不足，肃降无权（2），肺气大亏（2），肺气日虚（2），肺气先虚（2），肺气亦虚（2），肺气自虚（2），病因肺气虚损（1），肺家之气亦弱（1），肺气本弱（1），肺气皆虚（1），肺气竭绝（1），肺气久伤（1），肺气久虚（1），肺气偏虚（1），肺气上亏（1），肺气上衰（1），肺气先绝（1），肺气先伤（1），肺气先伤清肃无权（1），肺气虚型（1），肺气虚也（1），肺气虚则腠理不固（1），肺气虚者（1），肺气已弱（1），肺气已虚，形将脱败（1），肺气亦见虚弱（1），肺气益虚（1），肺气有亏（1），肺气之弱（1），肺气之虚（1），肺气致虚（1），肺卫气弱（1），肺卫气虚（1）。

54. 肝火上炎

肝火上炎（27），肝火上升（22），肝火上逆（18），木火上升（16），肝火上冲（13），肝热上冲（13），木火上炎（13），肝热上犯（6），此因肝火上冲，脑户受风，风火相混（3），此因怒动肝火，火性炎上，直冲巅顶（2），肝热上攻（1），肝热上亢（1），肝热上扰（1），肝热上升（1），肝热盛炽上冲（1）。

55. 肺气郁闭

肺气郁闭（16），肺气闭塞（15），肺气膹郁（13），肺气壅遏（6），肺气郁而不宣（5），肺气壅滞（4），肺气壅塞（4），肺气壅滞（4），肺气郁（4），肺气闭郁（3），肺气痹阻（3），肺气郁痹（3），肺气室塞（3），肺气膹郁（2），肺气忿郁（2），肺气膹郁不舒（2），肺气壅闭（2），肺气壅滞不行（2），肺气壅阻血络瘀滞（2），肺气有壅闭（2），肺气郁结（2），肺气郁滞（2），肺气窒息（2），肺气滞塞（2），肺卫气阻（2），气郁肺中（2），肺气被郁（1），肺气闭塞（1），肺气闭塞，内气蠢动（1），肺气闭阻，肃降失司（1），肺气痹矣，机关必室（1），肺气膹郁（1），肺气膹郁，有升无降（1），肺气壅塞不通（1），肺气壅塞不宣（1），肺气壅塞气道（1），肺气壅滞不能通调水道（1），肺气郁闭，不得宣发（1），肺气郁闭，失于宣降（1），肺气郁闭，肃降失调（1），肺气郁闭不宣（1），肺气郁闭蕴而化热（1），肺气郁遏不畅升降失序（1），肺气郁遏不宣（1），肺气郁蒸（1），肺气郁阻（1），肺气窒闭（1），肺气窒痹（1），肺气阻塞（1），肺郁气闭之候（1）。

56. 肝胆湿热

肝胆湿热（59），肝胆湿热发黄（9），肝胆湿热蕴结（7），湿热蕴结肝胆（4），肝胆湿热蕴积（3），湿热郁于肝胆（3），肝胆湿热大抵饮居于胃（2），肝胆湿热内蕴（2），肝胆湿热上冲（2），肝胆湿热上炎（2），湿热入于肝胆（2），湿热郁结肝胆（2），湿热郁滞肝胆（2），肝胆湿热，疏泄失于条达（1），肝胆湿热上扰（1），肝胆湿热型（1），肝胆湿热壅塞于内（1），肝胆湿热瘀结热重于湿（1），肝胆湿热瘀阻（1），肝胆湿热郁遏（1），肝胆湿热郁结（1），肝胆湿热郁滞（1），肝胆湿热郁阻（1），肝胆湿热蕴郁不解（1），肝胆湿热蕴蒸（1），肝胆湿热蕴阻（1），肝胆湿热阻气（1），肝胆疏泄失司，湿热熏蒸（1），肝胆属木，湿郁久则生热（1），酿成湿热蕴结肝胆（1），湿热交阻于肝胆（1），湿热浸淫于肝胆（1），湿热内郁肝胆（1），湿热内蕴，阻滞肝胆之络（1），湿热内蕴肝胆（1），湿热内蕴肝胆疏泄失常（1），湿热郁蒸肝胆（1），湿热郁蒸肝胆疏泄失常（1），湿热郁滞于肝胆（1），湿热郁阻，肝胆疏泄失常（1），湿热蕴结于肝胆（1），湿热蕴于肝胆（1），湿热蕴阻肝胆（1），湿热蕴阻熏蒸肝胆（1），肝胆湿热下注（1）。

57. 痰浊阻肺

宣肺化痰（26），痰浊阻肺（13），痰湿壅肺（9），痰饮恋肺（8），痰阻肺络（7），痰饮伏肺（5），痰浊壅肺（4），痰饮犯肺（3），痰饮留结于肺（3），痰饮壅肺（3），痰浊恋肺（3），痰阻肺气（3），痰涎阻滞肺窍（2），痰邪入于肺络（2），痰饮内聚，支塞于肺，肃降失司（2），痰饮内聚支塞于肺（2），痰饮入肺（2），痰饮蕴肺（2），痰浊内阻，肺失清肃（2），痰浊壅而肺气窒（2），痰浊壅肺宣降失司（2），痰浊壅阻，肺气不宣（2），痰留於肺（2），痰壅肺胀（2），痰浊逗留于肺（2），肺有宿痰（1），痰涎壅盛于肺（1），痰邪壅肺化热（1），痰浊上壅于肺（1），痰浊阻肺，肺窍不利（1），痰阻肺窍（1），肺为痰塞（1），肺为痰壅（1），痰邪壅肺（1），痰邪阻肺（1），痰壅肺络（1），痰贮于肺（1），痰浊犯肺（1），痰浊郁闭肺络（1）。

58. 心肝火旺

心肝火旺（18），心肝火盛（12），心肝之火内炽（7），心肝火炽（6），心肝郁热（6），心肝之火偏旺（4），心火挟肝火上炎于目（4），心肝火燔，神舍受扰（3），心肝积有内热，气火相并，迫心中之血液上冲（3），心肝有火（3），心肝蕴热（3），心火肝火上亢（3），肝火逆上触心（2），肝火与心火相为煽动（2），心肝二火之旺（2），心肝火炽于上（2），心肝火动（2），心肝火升（2），心肝火盛亢逆（2），心肝积有内热（2），心肝两经之火上亢（2），心肝气火上升（2），心肝热扰（2），心肝热盛（2），心肝热邪上灼（2），心肝郁火上蒸（2），心肝郁火证（2），心肝之火逼血上行（2），心肝之火常旺（2），心肝之火复郁于中（2），心肝之火内燔（2），心肝之火内亢（2），心肝之火内盛（2），心肝之火偏炽（2），心肝之火偏亢（2），心肝之火上燔（2），心肝之火有余（2），心肝有热（1）。

59. 肝血虚

肝血不足（26），血不养肝（26），养血柔肝（16），肝血虚（9），肝虚血少（4），补肝血（3），肝血不藏，筋失所养，且血虚（3），肝虚血损（2），肝血必伤（2），肝血不足，筋爪失养（2），肝血不足疲劳见剧（2），肝血日枯水亏（2），肝血少（2），肝血虚损（2），此肝血不足（1），肝血暗耗（1），肝血大亏，（1），肝血大去（1），肝血乏贮（1），肝血枯竭不能荣养诸筋（1），肝血亏（1），肝血亏虚（1），肝血累虚（1），肝血内枯（1），肝血内伤（1），肝血肉枯（1），肝血失养（1），肝血素亏（1），肝血素虚（1），肝血亦亏虚（1），肝血则虚（1），肝血之亏（1），良由血亏不能养肝（1），血去肝虚（1），血少则肝不濡（1）。

60. 脾胃气虚

脾胃气虚（85），脾胃气弱（8），脾胃气馁（6），脾胃气衰（3），脾胃气虚发热（3），乃脾胃气虚不能升降耳（2），脾气日损，胃气日亏（2），脾胃气耗而不足（2），脾胃气馁少运（2），脾胃气伤（2），脾胃之气虚弱（2），脾胃中气大伤（2），脾胃中气虚弱（2）。

61. 水不济火

水不济火（35），水亏火旺（14），水不制火（9），水亏火动（8），水不济火，又不涵木（6），水亏火炽（5），水不胜火（4），水亏火亢（3），水亏火炎，水火未得既济之功（3），水不济火，水不涵木（2），水亏不能济火之故（2），水亏火起（2），水亏火盛（2），水亏火旺，泻南补北（2），水亏火旺是其本（2），水虚不能制火（2），水不济火，肾不交心（1），水不济火，心气不能下交于阴（1），水不济火，虚阳上浮（1），水不济火心肾不交（1），水不制火，心阳时亢（1），水不制火，虚火上炎（1），水不足而火上炎（1），水亏不能制火（1），水亏而火旺（1），水亏火不潜根也（1），水亏火不潜也（1），水亏火动也（1），水亏火升（1），水亏火胜（1），水亏火旺，滋肾水（1），水亏火旺络虚（1），水亏火旺也（1），水虚不能济火（1）。

62. 肝脾不和

肝脾不和（87），肝脾不调（30）。

63. 风寒犯肺

风寒犯肺（18），风寒袭肺（17），风寒束肺（11），风寒闭肺（10），风寒客于皮毛，内舍于肺（5），肺感风寒（4），风寒客肺（4），肺有风寒（3），风寒入肺（3），风寒入于肺络（3），风寒外邪侵犯肺卫（3），风寒滞肺（3），风寒闭束肺气不宣（2），风寒束表，肺失宣降（2），风寒外束，肺气不宣（2），风寒外束，肺卫不舒（2），风寒由皮毛入，侵及肺脏（2），风寒郁肺（2），产后风寒袭肺（2），此乃风寒客肺（1），肺受风寒（1），风寒侵肺（1），风寒伤肺，肺气失宣（1），风寒射肺（1），风寒束表，肺气不宣（1），风寒外袭，肺气不宣（1），风寒外袭，深伏于肺（1），风寒外袭肺卫（1），风寒袭肺引发宿咳（1），风寒由皮毛而侵及肺部（1），风寒之邪郁阻于肺（1），风邪寒邪伏于肺经（1），外感风寒，侵袭于肺（1），外感风寒，邪犯肺卫（1），知系风寒闭于肺中（1），感受风寒，肺卫郁闭（1），感受风寒，停留肺中（1）。

64. 风邪犯肺

风邪袭肺（23），风邪犯肺（12），风邪克肺（8），风邪客肺（6），风邪入肺（6），风邪外袭肺卫（5），风入于肺（4），风袭于肺（4），风邪束肺（4），风袭肺卫（3），风邪初客于肺表也（3），产后风邪侵肺（3），肺受风邪（2），肺为风袭（2），肺为风邪所袭（2），风犯肺窍（2），风袭肺络（2），风邪遏肺（2），风邪犯肺，辛凉轻宣（2），风邪犯肺见端（2），风邪伏肺（2），风邪锢闭肺中（2），风邪克之肺气伤而不清也（2），风邪恋肺（2），风邪侵肺（2），风邪遂伏肺部（2），风邪自表而入于肺（2），风邪阻于肺卫（2），风邪犯肺，失其宣降（1），风邪袭于肺络（1）。

65. 膀胱湿热

湿热下注膀胱（24），膀胱湿热（20），湿热蕴郁膀胱（4），膀胱湿热蕴积（3），湿热内蕴下注膀胱（3），湿热下迫膀胱（3），湿热下注膀胱不利（3），膀胱湿热下注（2），湿火下趋膀胱（2），湿热下注，膀胱宣化失司（2），湿热下注膀胱，气化不利（2），湿热下注膀胱气化受遏（2），湿热移于膀胱（2），湿热郁结膀胱，络脉损伤（2），湿热郁结于膀胱（2），湿热蕴积膀胱（2），湿热蕴结膀胱（2），湿热蕴蓄下焦下注膀胱（2），分化膀胱湿热（1），膀胱伏有湿热（1），膀胱气壅不行，此乃湿热内蓄（1），脬中湿热（1），湿火下趋，热结膀胱（1），湿火下注膀胱（1），湿火相并下注膀胱（1），湿热不化下注膀胱（1），湿热积于膀胱（1），湿热结于膀胱（1），湿热聚于膀胱（1），湿热流于膀胱（1），湿热内畜膀胱(1)，湿热内盛下移膀胱(1)，湿热内蕴膀胱(1)，湿热渗于膀胱(1)，湿热下渗膀胱(1)，湿热下移膀胱(1)，湿热下注，结于膀胱(1)，湿热下注，膀胱气化不宣(1)，湿热下注，郁于州都(1)，湿热下注，蕴结膀胱(1)，湿热下注膀胱所致(1)，湿热下注熏蒸膀胱(1)，湿热壅于膀胱(1)，湿热郁于膀胱(1)，湿热酝酿下郁膀胱(1)，湿热蕴积，积热膀胱(1)，湿热蕴结下注膀胱(1)，湿热蕴于膀胱(1)，湿热蕴郁，下注膀胱(1)，湿热注于膀胱(1)，湿热阻于膀胱(1)。

66. 肝气上逆

肝气上逆(35)，肝郁气逆(15)，肝气逆(14)，肝家气逆(10)，肝气冲逆(5)，肝气厥逆(4)，肝气上冲(4)，肝气逆上(3)，动气肝逆(2)，肝家逆气上冲(2)，肝家逆气亦盛(2)，肝家气逆于上(2)，肝气不舒上冲(2)，肝气拂逆(2)，肝气内逆(2)，肝气逆而不舒(2)，肝气逆行(2)，肝气升逆(2)，肝旺气逆(2)，肝气上犯(1)，肝气上涌无制(1)。

67. 肝胆郁热

肝胆郁热(111)。

68. 肝肺火热

肝肺结热(15)，肝肺郁热(13)，肝肺有热(10)，肺肝之火常旺(9)，肝肺蕴热(8)，肝肺并热(6)，肝肺郁火(6)，肺肝之火尚旺(5)，肝肺热盛(5)，肝肺热郁(4)，肺肝蕴热(3)，肺肝之火上移于脑(3)，肝肺火炽(3)，肝肺热郁上灼(3)，肺肝之火上乘(2)，肺肝之火上升(2)，肺肝之火上腾(2)，肺肝之火上炎(2)，肝肺积热(2)，肝肺热炽于内(2)，肝肺之火内蓄(2)，肝肺有热气上喷逆(1)，肝肺郁热也(1)。

69. 肝火犯肺

肝火犯肺(17)，肝阳上灼肺阴，清肃无权(9)，肝火刑金(8)，肝火冲肺(5)，肝阳上灼肺阴(4)，肝郁化火，木火刑金(4)，肝火灼肺(3)，肝郁化火犯肺(3)，肝火乘肺火性升极而失降(2)，肝火亢盛，灼伤肺络，迫血妄行(2)，肝火上乘而肺金不降(2)，肝火上亢，销灼肺阴(2)，肝火上烁肺金(2)，肝火射肺(2)，肝热犯肺(2)，肝热犯肺，肺失宣降(2)，肝热上犯，肺失清肃(2)，木火犯肺(2)，木火射肺(2)，肝火超越，上乘于肺(1)，肝火犯肺之咳血(1)，肝火浮扰于肺(1)，肝火击动肺络(1)，肝火挟冲气上逆于肺(1)，肝火亢盛，灼伤肺络(1)，肝火亢盛木火刑金(1)，肝火克金(1)，肝火来烁肺金(1)，肝火逆邪于肺(1)，肝火扰犯肺络(1)，肝火上乘金位(1)，肝火上升肺金受克(1)，肝火上升肺失清肃(1)，肝火上炎而烁肺(1)，肝火升腾，肺金受灼(1)，肝火升腾，上干肺家（1），肝火烁肺（1），肝火刑肺（1），肝火郁而冲肺（1），肝火走络击肺（1），肝热冲肺（1），肝热上升，冲肺作咳（1），肝热蒸肺，木火凌金（1），肝阳射肺（1），木郁化火，上刑肺金（1），肝热乘肺（1），木火伤肺（1），木火上刑于肺（1），木火上灼肺金（1），木火烁肺（1），木火刑金肝火犯肺（1）。

70. 中阳虚

中阳不足（32），中气虚寒（12），中阳式微（12），中阳虚（7），中阳素虚（5），中土虚寒（4），中阳受损（4），中土虚寒，血无制摄（2），中土阳虚有寒（2），中阳不足，健运无权（2），中阳不足，渐从寒化之候（2），中阳受戕（2），中阳受戕，健运无权（2），中阳向衰（2），中阳虚馁（2），中阳虚弱（2），此由中阳式微，久病中阳不足（2），中土阳衰（1），中阳不足，脾失健运（1），中阳渐衰（1），中阳伤损，脾运不健（1），中阳受伤（1），中阳衰惫（1），中阳衰馁（1），中阳衰弱（1），中阳已虚（1）。

71. 肺肾阴虚

肺肾阴虚（53），肺肾阴亏（19），肺肾阴伤（14），肺肾之阴不足（3），肺肾干槁（2），肺肾受损滋补肺肾之阴（2），肺肾已枯（2），肺肾之阴为气火所灼（2），肺阴亏虚肺损及肾（2），阴虚肺肾两亏（2），肺肾阴虚，虚火上炎（1），肺肾真阴亏耗（1），肺肾之阴俱伤（1），肺肾之阴虚（1）。

72. 下焦湿热

下焦湿热（38），湿热蕴结下焦（19），湿热蕴于下焦（8），湿热蕴阻下焦（5），湿热蕴郁下焦（4），下焦湿热证（3），下焦素有湿热（3），湿热壅结下焦（2），湿热郁结于下焦（2），湿热蕴蓄下焦（2），湿热阻滞下焦（2），下焦湿热蕴结（2），证属湿热蕴结下焦（1），湿热留恋下焦（1），湿热壅遏下焦（1），湿热壅遏下焦之故（1），湿热壅滞下焦（1），湿热郁结下焦（1），湿热郁于下焦（1），湿热蕴积，流于下焦（1），湿热蕴积下焦（1），湿热蕴蓄于下焦（1），湿热滞于下焦（1），湿热注于下焦（1），下焦湿热久郁（1），下焦有湿热（1）。

73. 湿热困脾

湿热困脾（35），湿热伤脾（19），脾家湿热（6），脾湿化热（6），脾困于中，湿蕴生热（4），脾家积热郁湿（3），脾家湿与热合（3），脾湿积久郁热发黄（3），脾湿蕴热（3），脾湿滞热（3），脾脏兼有湿热（3），脾脏清泄湿热（3），脾脏之湿热并重（3），脾为湿困，久郁化热（2），脾中有湿热（2），脾土蕴结湿热（1），脾胃不主运行，湿热内淫（1），脾脏湿热下渗，奇经不能固摄（1），脾中湿热素盛（1）。

74. 真阴虚

真阴不足(11)，真阴亏损(11)，真阴素亏(6)，真阴内亏(4)，真阴下亏(4)，真阴大亏(3)，真阴愈伤燥热愈炽面红阴虚(3)，真阴不足，虚火沸腾(2)，真阴大伤浮阳甚炽(2)，真阴亏极(2)，真阴亏损，孤阳无附(2)，真阴损伤(2)，真阴虚损(2)，真阴本虚(1)，真阴不足于下(1)，真阴大亏相火浮越(1)，真阴大伤(1)，真阴大衰(1)，真阴大损(1)，真阴大虚(1)，真阴大有亏损(1)，真阴殆尽(1)，真阴耗绝(1)，真阴耗枯(1)，真阴耗伤(1)，真阴涸竭(1)，真阴既惫(1)，真阴久衰(1)，真阴久虚(1)，真阴亏(1)，真阴亏，相火动(1)，真阴亏耗，相火偏盛(1)，真阴亏耗虚火上炎(1)，真阴亏枯(1)，真阴亏损之象(1)，真阴亏虚(1)，真阴亏也(1)，真阴匮乏(1)，真阴立槁(1)，真阴难复(1)，真阴内竭(1)，真阴内亏，水不制火(1)，真阴内虚(1)，真阴缺乏已久(1)，真阴日耗，热日炽(1)，真阴日亏(1)，真阴伤矣(1)，真阴失守虚火上炎(1)，真阴受伤(1)，真阴受损(1)，真阴衰(1)，真阴衰耗，虚火泛上(1)，真阴太亏之体(1)，真阴下竭(1)，真阴下亏，虚火偏亢(1)，真阴欲竭(1)，真阴欲绝(1)，真阴欲匮(1)，真阴之不足(1)，真阴之亏损已久(1)，病久真阴亏损(1)。

75. 心血虚

心血不足(40)，血不养心(14)，心血虚(10)，心血亏耗(4)，心血内亏(3)，补心养血(2)，补血养心(2)，心虚血少(2)，心血亏损(2)，心血亏虚(2)，心血虚而神不宁(2)，血虚无以养心(2)，血虚心失所养(2)，此为心血不足(1)，心虚血耗(1)，心血大虚也(1)，心血多所耗损(1)，心血耗散(1)，心血耗伤(1)，心血渐衰(1)，心血内耗(1)，心血先亏(1)，心血虚耗(1)，心血虚弱(1)，心血虚损(1)，血耗心虚(1)，血心亏损(1)。

76. 胆火

胆热移脑(18)，胆火上郁(6)，胆热积脑(6)，胆火上逆，清肝泻胆(5)，胆火上升(4)，胆热(4)，胆热上移于脑(4)，胆火上炎(3)，胆热液泄(3)，胆热移脑为鼻渊(3)，胆火(2)，胆火动(2)，胆火上冲(2)，胆火上逆(2)，胆火上逆于胃(2)，胆热内蕴(2)，胆热气滞(2)，胆热上升，蕴热蒸痰(2)，胆热移脑使然(2)，胆热郁滞(2)，胆热长存移脑(2)，胆火横溢(1)，胆火内扰(1)，胆火内郁(1)，胆火上蒸(1)，胆火升腾(1)，胆火盛(1)，胆火肆扰(1)，胆火循经而上(1)，火热熏蒸胆为炎(1)，胆热上逆(1)，胆热移于脑(1)，胆热则口苦(1)，胆热中阻(1)，胆有火(1)，胆有热(1)，胆有郁火(1)，胆有郁热(1)，胆愈热(1)，热邪流入胆经(1)。

77. 肝有湿热

肝火湿热下注（42），肝火湿热（14），湿热伤肝（6），湿热壅结肝络（6），肝火湿热上升（4），肝有湿热（3），湿热淫于肝（3），湿热之邪直犯于肝（3），湿热之在肝者（3），肝火湿热内蕴（3），肝火湿热又盛（3），肝气湿热停留（3），肝火湿热，时欲上腾（2），肝热夹湿（2）。

78. 脾胃湿热

脾胃湿热（27），脾胃湿热，熏蒸肝胆（5），脾胃湿热壅塞（5），脾胃伤于浓厚，湿热内郁（4），湿热郁于中土脾胃（4），湿热蕴结脾胃（4），湿热之邪停积损伤脾胃（4），酒客平素湿热蕴蓄中焦（3），脾胃湿热蕴郁，影响肝胆疏通代谢之能（3），湿热蕴于脾胃（3），火湿阻滞脾胃（3），脾胃湿热上蒸（2），脾胃湿热熏蒸（2），脾胃湿热蕴结（2），脾胃湿热浊气上泛（2），湿热郁蒸，脾胃气滞（2），此脾胃湿热（1），分化脾胃湿热（1），脾胃被湿热所困（1），脾胃皆为湿热所困（1），脾胃湿热上蕴（1），脾胃湿热下注（1），脾胃湿热壅遏（1），脾胃湿热郁蒸（1），脾胃湿热蕴蒸（1），脾胃湿热蕴蒸发黄（1），脾胃素有湿浊化热（1），脾中蕴有湿热，转输其湿热于胃（1），湿热互滞脾胃（1），湿热内困脾胃（1），湿热内蕴，阻滞脾胃（1），湿热内蕴脾胃（1），湿热蕴遏以致脾不运胃不降（1），湿热蕴结脾胃，脾失健运，胃失和降（1），湿热蕴结于脾胃，气机不和（1），湿热蕴阻脾胃（1），湿热阻于脾胃（1），是湿热中焦脾胃之病（1）。

79. 心脉痹阻

心血瘀阻（35），心脉瘀阻（16），心脉痹阻（10），心血痹阻（6），心脏血脉瘀滞（5），产后败血攻心（5），心血瘀滞（4），心脉瘀滞（2），心血内瘀（2），心血瘀阻（2），病系心血瘀阻胸痹证（2），心脉淤阻（1），心窍闭塞（1），心窍闭阻（1），瘀血冲心（1），导致心血瘀阻（1），痹阻心脉（1），痹阻心脉血络（1）。

80. 胃阳虚

胃阳虚（31），胃阳不足（11），胃气虚寒（6），胃阳式微（6），胃阳衰（6），此胃阳已弱（3），胃阳大伤（3），胃阳衰微（3），胃阳中虚（3），胃阳大虚（2），胃阳日薄（2），胃有虚寒（2），胃阳大乏（1），胃阳顿衰（1），胃阳乏极（1），胃阳复惫（1），胃阳久弱（1），胃阳久伤（1），胃阳气弱（1），胃阳伤（1），胃阳微（1），胃阳欲衰（1），胃阳之弱（1），胃阳中弱（1），胃中虚寒（1），胃中虚冷（1）。

81. 肾精虚

肾精不足（33），肾虚精亏（14），肾精亏损（10），肾精亏虚（5），补肾填精（4），肾精亏乏（3），肾虚精耗髓空骨痿（3），精亏肾损（2），肾精虚（2），肾精虚弱精关不固（2），肾虚精室不充（2），补肾益精润燥（1），肾精必早损（1），肾精耗损（1），肾精内伤（1），肾精虚乏（1），肾精亦伤（1），肾虚精败（1），肾虚精耗（1），肾虚精亏，髓海不足（1），肾虚精冷（1）。

82. 痰火扰心

痰火扰心（7），痰火蒙蔽包络，神明无主（6），痰火袭入心包（6），痰热扰心（6），痰火湿浊内蕴，上蒙心包（4），痰热迷窍，秽浊上蒙直迫心包（4），痰随火升上忤心包（4），痰火蒙蔽包络（3），痰火扰动于中君主被蒙（3），痰火扰神（3），痰热蒙闭心窍（3），痰热扰于心神（3），痰火蒙蔽清窍（2），痰火扰动心神为患（2），痰火扰其神明，蒙其心窍（2），痰火上蒙心窍导致心神不守（2），痰火上升神明为之蔽障（2），痰热扰心心神被痰浊所蒙（2），痰热上扰神明（2），痰热上忤心包（2），痰随火升，蒙蔽心包（2），痰随气上入心包络（2），痰火迷神（1），痰火迷心（1），痰火内发而上扰心神（1），痰火内郁，扰乱心神（1），痰火扰乱心主（1），痰火扰心型（1），痰火塞其心窍（1），痰火上逆，蒙蔽神明（1），痰火上逆心包神明蔽障（1），痰火上扰痰阻心窍（1），痰火上扰心神（1），痰热交阻蒙蔽心窍（1），痰热蒙蔽心包（1），痰热弥漫心包（1），痰热扰神（1），痰热上扰心神（1），痰热阻窍心神被蒙（1），痰随火升闭其心窍（1）。

83. 脾胃有热

脾胃蕴热（20），脾胃有热（10），脾胃积热上蒸（6），脾胃郁热（6），热犯脾胃（5），脾胃积热，火热上炎（4），脾胃燔热炽盛（3），脾胃伏火（3），脾胃伏热（3），脾胃伏热未清（3），脾胃火炽（3），脾胃积热上熏（3），脾胃热（3），脾胃热达（3），脾胃素有蕴热（3），脾胃蕴热已久（3），脾胃积火（2），脾胃积热上攻（2），脾胃积热无疑（2），脾胃热盛（1）。

84. 冲任亏损

冲任亏损（30），冲任失养（29），冲任虚损（28）。

85. 肺虚

肺虚（30），肺元自虚（7），肺虚不降（6），肺虚，浊阴不降（2），肺虚不能行水（2），肺虚不能降气（2），肺虚不能生水（2），肺虚而气不下降（2），肺虚降令不及（2），肺虚于上（2），肺虚遇风（2），肺虚则气不化痰（2），肺虚招风（2），肺亦虚（2），肺金素虚（1），肺虚不能固表（1），肺虚不能收摄（1），肺虚不能通调水道故也（1），肺虚不能卫外（1），肺虚不能下荫于肾（1），肺虚不足（1），肺虚极（1），肺虚节制不行（1），肺虚咳喘（1），肺虚咳嗽，气机失畅（1），肺虚气不能外卫（1），肺虚气不卫外（1），肺虚少降（1），肺虚也（1），肺虚于下，金水枯燥（1），肺虚与上（1），肺虚则不能布津四行（1），肺虚则高原不行（1），肺虚则咳嗽（1），肺虚治节不行（1），肺脏虚损（1）。

86. 木火刑金

木火刑金（64），木火凌金（12），木火上炎于金（3），木火刑金之象（2），木火灼金（2），木火扣金（1），木火凌犯于金（1），木火上逆扣金（1）。

87. 脾不统血

脾不统血（56），脾失统血（7），脾虚不能摄血（4），脾虚气不摄血（2），脾虚气陷，统摄无权，血不循经（2），脾虚失统血，扶脾益气摄血（2），脾虚统血功能障碍（2），脾脏虚弱，失于统血（2），脾失统血之司（1），脾失统血之职（1），脾统血，统摄无权（1），脾统血，虚则血不摄（1），脾统血之源告竭矣（1），脾虚不能统摄血液（1），脾虚不统血（1），脾虚统血无力（1），脾元虚乏，难以统血（1）。

88. 元气虚

元气不足（14），元气大亏（6），元气大伤（5），元气虚弱（5），元气亏损（4），元气欲脱（4），元气大虚（3），元气耗损（3），元气已衰（3），元气亏虚（2），元气内伤（2），元气虚馁（2），元气已虚（2），元气被伤（1），元气不复（1），元气不支（1），元气大惫之症（1），元气大耗（1），元气大衰（1），元气既伤（1），元气浸衰（1），元气亏（1），元气亏弱（1），元气亏损已极（1），元气亏虚之象（1），元气日损（1），元气散失纳（1），元气伤（1），元气受伤（1），元气衰惫（1），元气衰残（1），元气衰微（1），元气损（1），元气太虚（1），元气虚（1），元气虚败而不支（1），元气虚惫（1），元气虚不能输化（1），元气虚乏（1），元气虚累（1），元气虚怯（1），元气业已大亏（1），元气愈觉难支（1），元气愈虚（1）。

89. 膀胱有热

热结膀胱（15），膀胱有热（8），膀胱蕴热（7），膀胱积热（6），膀胱郁热（4），热入膀胱（4），热注膀胱（4），膀胱热积伤络（3），膀胱蓄热动血（3），热迫膀胱（3），此膀胱有热（2），膀胱积热，气化不行（2），膀胱结热（2），膀胱热（2），膀胱蓄热（2），膀胱蓄热化火气化不行（2），热积膀胱（2），热结于膀胱（2），热壅膀胱水道，无以通调（2），热郁膀胱（2），热在膀胱（2），膀胱热结（1），热邪流注于膀胱（1），热灼膀胱（1），积热内蕴，燔灼膀胱（1）。

90. 热极生风

热极生风（27），化火生风（8），热盛生风（8），化热生风（4），热盛动风

（4），热则生风（3），化火化风（2），化火化风，燔燥煽动（2），化热动风（2），火盛风炽（2），火旺而风生（2），热甚肝风内动（2），热盛风旋（2），肝经热盛动风（2），火盛生风（2），火郁生风（2），化火动风（1），火甚生风（1），火盛风行（1），热甚动风（1），热甚风动（1），热胜风生，引动风阳（1），热盛则生风（1），阳盛动风（1），阳盛风动（1）。

91. 脾肾气虚

脾肾气虚（59），脾肾气伤（4），脾肾气虚，无力统摄血液以归其经（3），脾肾气亏（2），脾肾之气衰弱（2），脾肾之气已伤（2），肾脾气虚不固（2），症属脾肾气虚之症（2）。

92. 肾不纳气

肾不纳气（37），肾气不纳（28），肾虚不能纳气（9），肾虚纳气无权（1），肾虚气不能纳（1）。

93. 胞宫血瘀

胞脉瘀阻（7），血瘀胞宫（7），胞脉瘀滞（4），经血滞于胞中（4），瘀血停于胞宫（3），瘀阻胞宫（3），瘀阻胞脉（3），胞宫寒阻瘀血（2），血淤胞宫（2），血瘀，胞脉凝滞（2），血滞胞宫（2），淤血停于胞宫（2），瘀结胞宫（2），瘀血阻滞胞脉（2），瘀阻胞络（2），胞宫积血之区（1），胞宫络脉受损，淤血阻滞其经（1），胞宫凝瘀（1），胞宫停淤（1），胞宫血滞（1），胞宫瘀血内阻（1），胞宫瘀血滞留（1），胞宫瘀滞秽浊下流（1），胞宫瘀浊（1），胞宫瘀阻（1），胞络血瘀（1），胞脉瘀积（1），胞中瘀结（1），血脉瘀滞积于胞宫（1），血瘀胞中（1），淤血残留胞宫（1），淤血阻滞胞宫（1），淤阻胞络（1），瘀块蓄积胞宫（1），瘀停胞宫（1），瘀血闭阻胞宫（1），瘀血留滞子宫（1），瘀血停滞于胞宫（1），瘀血阻滞胞宫胞络（1），瘀滞凝塞子宫（1），瘀阻胞脉而成癥瘕（1），经血滞于胞宫（1）。

94. 痰迷心窍

痰迷心窍（18），痰蒙心窍（10），痰浊蒙蔽清窍（5），痰浊蒙蔽心窍（5），痰扰神明（3），痰蒙心神（2），痰随气升蒙蔽清窍扰乱神明（2），痰涎蒙蔽心窍（2），痰浊蒙闭清窍（2），痰浊蒙蔽，心神失守（2），痰浊内阻，心包被蒙（2），痰浊上蒙清窍（2），痰蒙心包（1），痰蒙心窍所致也（1），痰迷蒙于心窍（1），痰迷清窍（1），痰扰神明，蒙蔽心窍。（1），痰邪蒙闭心包（1），痰饮之邪，迷蒙轻窍，清窍被蒙，则神机不运（1），痰郁则迷塞心窍（1），痰浊蒙闭心窍（1），痰浊蒙蔽，扰其神明（1），痰浊蒙蔽，清窍不灵。（1），痰浊蒙窍（1），痰浊蒙心（1），痰浊内阻蒙蔽心窍（1），痰浊内阻神明被蒙（1），痰浊上扰清窍（1），痰浊上壅，蒙蔽清窍（1），顽痰作祟，蒙蔽清窍（1）。

95. 心阴虚

心阴不足（28），心阴亏损（8），心阴虚（5），心阴不足，心阳独亢（3），心阴损伤（3），心阴虚损（3），心阴不足，心阳偏亢（2），心阴亏虚（2），心阴内亏（2），补心阴（1），耗损心阴（1），属于心阴虚型者（1），心阴不足为本（1），心阴不足证（1），心阴过亏（1），心阴耗散（1），心阴久耗（1），心阴亏耗（1），心阴内耗（1），心阴伤（1），心阴虚而心阳亢（1），心阴虚亏重证（1），心阴虚弱（1），心阴亦衰（1），心阴早亏（1），心阴之亏（1）。

96. 脾胃不和

脾胃不和（69），脾胃不合（2），脾胃不和，运化失调（1）。

97. 肝气滞血瘀

肝郁血滞（18），肝郁血瘀（12），肝郁气滞血瘀（10），肝气郁久化火（3），肝气郁结，血瘀不行（2），肝气郁结夹瘀（2），肝气郁结血滞不行（2），肝气郁滞挟有瘀血（2），肝气郁滞则血瘀（2），肝郁血淤（2），肝郁则气滞血瘀（2），肝脏气滞血瘀（2），肝瘀气滞（1），肝郁挟瘀（1），肝郁夹瘀（1），肝郁气滞，血行受阻（1），肝郁血淤证（1），肝郁血瘀之发热（1），肝郁则气滞血凝（1），肝脏气血瘀滞（1），肝脏气血郁滞（1）。

98. 中气下陷

中气下陷（52），中气下陷，火不暖土（2），中气下陷不能统血（2），中气虚陷（2），中气下陷，固摄失司（1），中气下陷，脾失健运（1），中气下陷，脾土失职（1），中气又陷（1），此中气下陷（1）。

99. 中焦阳虚

中焦虚寒（47），中焦阳虚（6），中焦虚冷（2），中焦阳气衰也（2），中焦阳气已弱（2），证属中焦虚寒（1）。

100. 肺胃阴虚

肺胃阴虚（11），肺胃阴伤（8），肺胃干槁（7），肺胃阴亏（4），肺津胃液俱乏（3），肺胃皆燥（3），肺胃阴伤络损（3），肺津胃酸皆亏（2），肺津胃液耗尽（2），肺津胃液皆夺（2），肺胃阴津亏乏（2），肺胃阴气已虚（2），肺胃阴衰（2），肺胃阴虚所致（2），肺胃之阴俱伤（2），肺胃之阴已伤（2），肺胃之阴欲复而未能（2）。

101. 肝胆气滞

肝胆气郁（15），肝胆气滞（14），肝胆郁滞（10），肝胆之气壅塞不通（3），肝胆气机不舒（2），肝胆气郁，枢机不利（2），肝胆气郁，抑而不伸（2），肝胆气郁不伸（2），肝胆气郁不舒（2），肝胆气滞不舒（2），肝胆郁结（2），肝胆之气郁结（2），肝郁胆滞（1）。

102. 肝肾精血两虚

肝肾精血亏损（16），肝肾精血内亏（6），肝肾精血不足（4），肝肾精血内损（4），肝肾之精血损伤（4），肝肾精亏（3），肝肾精血亏虚筋骨失养（3），肝肾精血衰少（3），肝肾精血暗亏（2），肝肾精血不足致损（2），肝肾精血残惫（2），肝肾精血交损（2），肝肾精血内耗（2），肝肾精血伤损（2），肝肾之精血受损（2），肝肾精血既亏（1），肝肾两精之精血又为下夺所损（1）。

103. 肝阳化风

肝阳化风（28），肝阳化风上扰（7），肝阳化风上冒（3），肝阳化风内煽（2），肝阳化风上升（2），肝阳内风上旋蒙窍（耳聋目下）（2），肝阳内风旋动（2），肝阳偏盛，内风动（2），肝阳上亢，阳化风动（2），肝阳上亢，阳极化风（2），肝阳化风上腾（1），肝阳化风旋动（1），肝阳化内风（1），肝阳内动，化风上扰（1），肝阳内风（1），肝阳偏旺，阳亢则风暗动（1），肝阳旺而生风（1）。

104. 胃有湿热

胃中湿热（12），湿热蕴蓄于胃（5），湿热久积于胃（3），湿热久结于胃（3），湿热聚胃（3），湿热郁于胃（3），湿热郁于胃中（3），湿热蕴结胃腑（3），湿热蕴于胃（3），湿热之郁于胃（3），胃中湿火（3），胃中湿热必重（3），胃中湿热久伏（3），胃中有湿热（3），胃中之湿热熏蒸（3），湿热蕴胃（2），湿热留着于胃（1）。

105. 大肠湿热

肠夹湿滞郁热（4），湿热下迫大肠（4），湿热滞郁于大肠（4），肠中久有湿热，热下注（3），大肠湿热（3），湿热下注大肠（3），湿热蕴结大肠（3），肠道湿热羁留，传导气滞（2），肠道湿热壅盛（2），肠间湿热（2），肠中湿热（2），肠中湿热郁积（2），大肠湿热夹积（2），肠道湿热余毒未尽（1），肠火湿热（1），肠火湿热下注（1），肠热湿火（1），肠热未清，湿浊溜恋（1），肠中湿热不清（1），肠中湿热蕴阻，传导失常（1），大肠火炽挟湿热（1），大肠湿热下注（1），湿火注于大肠（1），湿热不清下注大肠（1），湿热交蒸大肠（1），湿热交阻，下迫大肠（1），湿热内生，下迫大肠（1），湿热下注于大肠（1），湿热邪迫大肠

（1），湿热蕴留大肠（1），湿热蕴于大肠（1），湿热滞积大肠（1），湿热注于大肠（1），湿热注于大肠所致（1），湿入大肠（1）。

106. 肝经湿热

肝经湿热下注（27），肝经湿热（11），肝经湿热蕴结（4），肝经湿火下注（3），肝经湿热闭阻（3），肝经湿热火旺（3），肝经湿热火旺而致（3），肝经蕴有湿热（3），肝经湿热结滞（1）。

107. 脾气下陷

脾虚气陷（24），脾气下陷（16），脾虚下陷（6），此脾气下陷故也，故肺失养，而汗出（2），脾虚则中气下陷（2），脾虚中气下陷（2），脾虚，气陷于下（1），脾虚则气陷（1），脾脏气虚下陷（1），中气不支，脾气下陷（1）。

108. 脾阳不振

脾阳不振（56）。

109. 胃肠有湿

肠胃湿滞（16），肠胃湿郁（4），肠胃湿浊未清（4），湿邪蕴蓄肠胃（4），湿滞郁于胃肠（4），湿滞蕴结肠胃（4），湿浊留滞肠胃间（4），湿浊停积肠胃（4），肠胃湿滞未能尽化（3），湿滞互阻胃肠（3），湿浊阻于肠胃升降失常（3），湿滞互阻肠胃（2）。

110. 心阳虚

心阳不足（16），心阳虚（9），心阳衰微（4），心阳虚损（3），心阳式微水气上凌（2），心阳早衰（2），心阳耗损（1），心阳亏虚之证（1），心阳衰（1），心阳衰弱（1），心阳虚惫（1），心阳虚不能外卫（1），心阳虚弱（1），心阳虚衰（1），心阳虚衰于上，坐镇无权（1），心阳虚脱（1），心阳虚证（1），心阳已虚（1），心阳欲绝（1），心阳欲脱（1），心阳欲脱之重症（1），心阳稚弱（1），心脏阳气偏虚（1），心之阳气不足（1），阳气衰竭，心失温煦（1）。

111. 胃气虚

胃气虚（6），胃气虚弱（5），胃气中虚（5），胃气虚馁（4），胃气弱（3），胃气损伤（3），病久胃气弱（2），胃气大虚（2），胃气衰（2），胃气已虚（2），胃气益惫（2），产后胃气虚薄（1），胃气极弱（1），胃气既虚（1），胃气久弱（1），胃气就衰（1），胃气怯弱（1），胃气日减（1），胃气日馁耳（1），胃气太虚（1），胃气虚乏（1），胃气虚升降失司（1），胃气虚衰（1），胃气虚损（1），胃气已伤（1），胃气益疲（1），胃气益虚（1），胃气欲绝（1），胃虚气弱（1）。

112. 肝脾气滞

肝脾气滞（27），肝脾气郁（14），肝脾气结（5），肝脾气滞不通（3），肝脾气机郁结（2）。

113. 肾阴阳两虚

肾阴阳俱虚（11），肾阴阳两虚（11），肾水阴阳交损（2），肾阴肾阳俱虚（2），肾阴阳双虚（2），肾脏阴阳俱补（2），肾脏阴阳两虚（2），肾之阴阳具虚（2），肾之阴阳俱损（2），肾中真水竭真火衰（2），补肾之阴阳（1），肾阳不足，肾阴不足（1），肾阴不足，肾阳亦虚（1），肾阴亏耗，阳气亦衰（1），肾阴肾阳不足，气化失常（1），肾阴阳二虚（1），肾阴阳虚损（1），肾脏阴阳两亏（1），肾之阴阳两虚（1），肾中阴阳俱虚（1），肾中阴阳两虚（1），肾中阴阳两虚，气化无权津液不化（1），肾中原阴原阳虚损（1）。

114. 肺脾气虚

脾肺气虚（26），肺脾气虚（15），此肺脾气虚（2），脾肺之气虚（2），脾肺之气已虚（2），肺脾气馁（1），脾肺之气亦弱（1），气虚肺弱，脾气亦虚（1）。

115. 肾气不固

肾气不固（21），肾气不摄（15），肾虚不固（13）。

116. 肠有湿热

湿热壅阻肠间（4），湿热郁滞肠中（4），湿热蕴于二肠（4），湿热阻滞肠道（4），湿热内盛，胶凝肠道（3），湿热蕴结肠府（3），肠腑湿热积滞（2），湿热久结肠腑（2），湿热下注于肠（2），湿热壅滞肠道（2），湿热壅遏肠道（2），湿热蕴肠（2），湿热滞留肠间（2），湿热久积肠腑（1），湿热久羁肠腑（1），湿热恋肠（1），湿热内陷蕴结肠中（1），湿热郁积肠间（1），湿热运结肠中（1），湿热蕴结肠中（1），湿热蕴于肠中（1），湿热蕴阻肠道（1），湿热滞肠（1），湿热滞留肠道（1），湿热滞于肠间（1）。

117. 肝火犯胃

肝火郁于胃中（9），肝火犯胃（4），肝热犯胃（4），肝火上冲于胃（3），肝郁化热横逆犯胃（3），肝郁火盛上逆犯胃（3），肝火劫伤胃液（2），肝火冲击胃络（2），肝火冲胃（2），肝热乘胃（2），肝热上犯胃失和降（2），木火扰胃（2），木火上冲犯胃（2），木火易升，上凌胃土（2），动其肝火上干胃家（1），动其肝火上干与胃（1），肝火侮胃（1），肝火郁勃，胃络受灼（1），肝火郁胃（1），木火上冲于胃（1）。

中医「单元证」辨证研究

118. 心肾阴虚

心肾阴虚（16），心肾阴亏（14），心肾阴虚火旺（7），心肾阴虚虚火上炎（2），心肾之阴不足（2），补心肾之阴（1），心肾阴虚之体（1），心肾之阴不足，君相之火有余（1），心肾之阴久亏（1），心肾之阴气已衰（1），心肾之阴未充（1），心肾之阴已竭（1）。

119. 肺胃津亏

肺胃津伤（10），肺胃津亏（5），肺胃津液两虚，热炽阴空（4），肺胃津液更伤（3），肺胃两伤，阴气拖虚（3），肺胃液耗（3），肺胃亦燥（3），肺胃之津液损伤（3），肺胃津伤输化失职（2），肺胃津液渐有充复之机（2），肺胃津液皆为消灼（2），肺胃津液枯（2），肺胃津液亦伤（2），肺胃津燥（2），肺胃津液受伤（1）。

120. 心阳不振

心阳不振（47）。

121. 湿阻中焦

湿阻中焦（45）。

122. 脾胃有湿

湿困脾胃（9），脾胃湿盛（6），脾胃湿滞（6），湿阻脾胃（6），脾胃湿阻滞气（4），脾胃湿浊不化（3），脾胃受湿（3），湿气过盛，伤于脾胃（3），脾胃受湿所困（2），脾胃为湿所困（2）。

123. 痰湿阻肺

痰湿阻肺（12），痰湿伏肺（6），湿痰上阻肺络（3），湿痰蕴肺（3），痰湿蕴肺（3），湿痰久注于肺（2），湿痰凝肺（2），湿痰扰肺（2），湿痰郁肺（2），湿痰郁阻肺络（2），湿痰郁阻肺络，气机不得下降（2），湿痰阻肺，清肃无权（2），湿痰阻于肺络清肃之令不行（2），痰湿渍肺（1）。

124. 上焦有热

上焦有热（8），上焦郁热（8），上焦积热（4），上焦热郁（4），上焦有火（4），上焦火郁（3），此上焦热也（2），火气勃于上焦（2），上焦火盛（2），上焦热炽（2），上焦热象（2），上焦热象较盛（2）。

125. 水气凌心

水气凌心（21），水停心下（9），水饮凌心（4），水饮内停上泛凌心（3），水上凌心（2），水气凌心则悸（1），水气上犯凌心（1），水饮停留，上犯凌心（1），遂致水邪泛滥，凌于心（1）。

126. 冲任虚寒

冲任虚寒（42）。

127. 肺胃湿热

肺胃湿热（16），肺胃湿热久积（4），肺胃湿热上攻（4），肺胃湿热熏蒸（4），湿热蕴于肺胃（4），肺胃实热湿郁（4），肺胃湿热郁阻（3），湿热浊气壅塞上焦肺胃（3）。

128. 中焦湿热

湿热蕴结中焦（8），湿热蕴郁中焦（7），中焦湿热（3），湿热留恋中焦（3），湿热滞于中焦（3），湿热壅遏中焦（2），湿热蕴蓄中焦（2），湿热蕴于中焦（2），湿热阻于中焦（2），中焦湿热蕴遏（1），中焦有湿热（1），中焦有湿热弥漫（1），湿热结滞中焦（1），湿热壅滞中焦（1），湿热郁结中焦（1），湿热郁滞中焦（1），湿热蕴伏中焦（1），湿热蕴足中焦（1），湿热阻滞于中焦（1）。

129. 宫寒

寒客胞宫（6），宫寒（4），宫寒经迟不孕（3），寒凝胞宫（3），寒凝胞脉（3），宫寒不孕（2），宫寒经乱（2），寒克胞门痛经（2），寒气袭入胞中（2），寒邪侵袭胞宫（2），寒邪客于胞宫（2），宫冷不育（1），寒结胞宫之证（1），寒聚胞脉（1），寒客胞中（1），寒伤胞宫（1），寒滞胞宫（1），寒滞胞中（1），寒邪直客胞宫（1），寒郁胞宫（1）。

130. 大肠有热

热结大肠（5），热迫大肠（4），肠间积热（3），肠中积热未除（3），肠中有热（3），肠中伏热（2），肠中热（2），肠中热结（2），肠中蕴热（2），大肠热盛（2），热邪亦移入大肠（2），肠火炽甚（1），肠间滞热未尽（1），肠热致溃（1），肠中滞热（1），大肠火炽（1），大肠火郁（1），大肠热结（1），大肠实热证（1），大肠有积热（1）。

131. 风痰犯肺

风痰阻肺（6），风痰闭肺（4），风痰袭肺，肺胀（4），风痰结于肺底（3），风痰袭肺（3），风痰内阻肺经（2），风痰扰肺（2），风痰入肺（2），风痰壅遏肺气（2），风痰壅肺（2），风痰壅塞肺部（2），风痰郁肺（2），风痰阻郁肺气（2），风痰伏肺（1），风痰阻塞肺之小管（1）。

132. 肝经风热

肝经风热（24），肝经风热，（3），肝经风热下注（3），肝经风热证（3），肝经风火太甚（2），肝经风热上攻于目（2），肝经风火从而扰之（1）。

133. 脾经湿热

脾经湿热（27），脾经湿热日久（3），脾经有湿热（3），脾经蕴积湿热（3），脾经湿热交阻于中（1），脾经湿热熏蒸于胃口（1）。

134. 湿热中阻

湿热中阻（38）。

135. 水亏木旺

水亏木旺（37）。

136. 痰湿中阻

痰湿中阻（37）。

137. 肝脾失调

肝脾失调（36）。

138. 脾胃气滞

脾胃气滞（18），脾胃气郁（6），脾胃气困（5），脾胃气机阻滞（3），脾胃气结而不行（3），脾胃气窒不和（1）。

139. 胃中有痰

胃中有痰（19），胃中有痰饮（15），胃中有郁痰（2）。

140. 下焦虚寒

下焦虚寒（33），下焦虚寒太甚（2）。

141. 肺胃痰热

肺胃痰热（9），肺胃痰热湿滞蕴结，心营受扰（7），肺胃痰热熏蒸（4），肺胃中有痰热（4），肺胃痰火有余（3），肺胃痰火上盛（2），肺胃痰热未清（2），肺胃痰热郁滞（2），肺胃之痰热有余（2）。

142. 心肾阳虚

心肾阳虚（18），心肾阳衰（4），心肾阳气俱伤（3），心肾阳虚水泛（2），

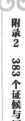

心肾阳气更虚（1），心肾阳气虚（1），心肾阳气虚馁（1），心肾阳气虚甚（1），心肾阳微（1），心肾阳虚，水气不化（1），心肾因而不交（1），心肾之阳衰（1）。

143. 风水相搏

风水相搏（14），风水浮肿（4），风水肿胀（3），风水泛滥（2），风水泛溢浸淫肌腠（2），风水为病（2），风水之候（2），风水皮水（1），风水为患（1），风水相搏（1），风水相激（1），风水型肾炎（1）。

144. 寒邪犯肺

寒邪束肺（4），寒凝肺表（3），寒邪入肺（3），寒邪束表，内闭于肺（3），寒邪客肺（3），肺受寒邪（2），寒邪遏肺（2），寒邪犯肺（2），寒邪由皮毛而入肺（2），肺受寒闭（1），肺受寒束（1），肺为寒郁（1），肺有寒邪（1），寒邪袭于肺卫（1），外寒束肺，失于开泄（1），外寒束伏，郁于肺部（1），寒邪迫肺（1），外寒犯肺（1）。

145. 胃寒

胃寒（21），客寒犯胃（6），胃寒凝结（2），寒邪直中胃腑（2），胃寒失降（1），客寒犯胃中（1）。

146. 胃虚

胃虚（30），属胃虚（2），本胃虚（1）。

147. 心肝血虚

心肝血虚（16），心肝血少（6），心肝之血虚衰（3），此肝心血亏也（2），肝心血虚（2），心肝血耗（2），心肝血虚型（2）。

148. 肝胆风热

肝胆风火（8），肝胆风火上郁（7），肝胆风火炽张（4），肝胆风火上扰（3），肝胆风热（3），肝胆风火上僭（2），肝胆风火上逆（2），肝胆风热上冒头面（2），肝胆风木化火（1）。

149. 土不生金

土不生金（21），土不生金，肺失清肃（2），土不生金肃令不降（2），土不生金土虚（2），土不生金之候（2），土虚不能生金（2），土不生金，肺气亦弱（1）。

150. 水气犯肺

水饮射肺（5），水饮久留不去，上干于肺（3），水饮上激于肺（3），水饮袭肺（3），水气凌肺（2），水气上凌犯肺（2），水气上迫于肺（2），水邪射肺（2），水邪壅肺（2），水邪在肺（2），水蓄肺窍（2），水射于肺（1），水饮泛滥横溢，上激于肺则喘（1），水饮上干于肺（1）。

151. 寒水射肺

水寒射肺（14），寒饮射肺（7），寒水射肺（3），寒饮内伏于肺（3），寒饮郁肺（3）。

152. 真阳虚

真阳外越（6），真阳不足（4），真阳式微（2），真阳不足，丹田有寒也（1），真阳大亏（1），真阳火衰（1），真阳亏（1），真阳离散（1），真阳气弱（1），真阳上脱（1），真阳上越（1），真阳式微也（1），真阳受损（1），真阳衰弱（1），真阳衰微（1），真阳衰于下（1），真阳脱出（1），真阳下衰（1），真阳下虚（1），真阳虚衰，阴寒内盛（1），此系真阳不足（1）。

153. 肺胃两虚

肺胃两伤（6），肺胃两虚（4），肺胃久虚（2），肺胃两亏（2），肺胃双亏（2），肺胃素虚（2），肺胃体虚（2），肺胃虚衰（2），肺胃亦虚（2），肺胃并损（2），肺胃交衰（2），肺胃俱困，虚势渐著（1）。

154. 寒湿困脾

寒湿伤脾（8），脾土为寒湿所遏，中阳受损运化无权（4），脾为寒湿所困，（3），脾虚寒湿发黄（3），寒湿困于中焦（3），脾虚寒湿（2），脾阳不振寒湿内留（2），脾失运化，寒湿停滞（1），脾失运化寒湿在里不解（1），脾受寒湿（1），脾土不健感受寒湿（1）。

155. 肺气阴两虚

此乃肺脏气阴不足（2），肺气、肺阴不足（2），肺气精液两伤（2），肺气阴两伤（2），肺气阴两虚（2），肺气阴虚（2），肺为娇脏气阴两伤（2），肺阴肺气皆受其伤（2），肺脏气阴积年亏虚（2），肺脏气阴两虚（2），肺之气阴暗耗（2），肺之气阴两虚（2），肺气虚肺阴虚（1），肺阴亏耗气阴二虚不能宣化（1），肺之气阴不足（1），肺之气阴已伤（1）。

156. 肺胃风热

风热蕴遏肺胃（8），风热蕴袭肺胃（8），风热互结肺胃（4），风热袭于肺胃（4），风热郁于肺胃（4）。

157. 肝胃气滞

肝胃气滞（28）。

158. 湿浊中阻

湿浊中阻（28）。

159. 水火不交

水火不济（8），水火不交（5），水火失交（3），水火不交于心肾（2），水火未济（2），水火不济，心肾不交，阴阳悖逆（1），水火不能交泰（1），水火不相既济（1），水火互脱之象（1），水火失济（1），水火遂成未济（1），水火之气不相交（1）。

160. 心脾有热

心脾热盛（6），心脾蕴热（6），热蕴心脾（3），心脾热炽（3），心脾蓄热（3），心脾有热（3），心脾之蕴热（3）。

161. 肺脾阳虚

肺脾虚寒（11），脾肺虚寒（6），脾肺虚寒也（3），肺脾阳虚（2），脾肺阳虚（2），脾肺之阳已亏（2）。

162. 脾阴虚

脾阴不足（3），脾阴耗灼（3），脾阴虚（3），脾阴大亏（2），脾阴内亏（2），脾阴弱（2），脾阴不足不能运食（1），脾阴耗（1），脾阴久虚（1），脾阴亏（1），脾阴亏虚（1），脾阴伤（1），脾阴受伤（1），脾阴受损（1），脾阴先伤（1），脾阴先虚（1），知其脾阴虚而脉失信也（1）。

163. 脾有湿热

脾有湿热（12），湿热袭脾（5），湿热壅于脾络（3），湿热浸脾（3），湿蒸化热，氤氲伤脾（2），湿热蕴脾（1）。

164. 水枯金燥

水枯金燥（26）。

165. 心脾积热

心脾积热（26）。

166. 肺经有热

肺经蕴热（6），肺经有热（5），肺经郁热（4），肺经积热（2），肺经热蕴成痈（2），肺经郁火不宣（2），肺经炽热（1），肺经极热（1），肺经热邪壅盛（1），肺经郁热迫血上行（1）。

167. 肺有湿热

湿热郁肺（5），湿热久克于肺（3），湿热郁遏在肺（3），湿热郁于肺络（3），湿热郁蒸于肺（3），湿热郁阻肺络（3），湿热蕴遏于肺（3），肺有湿热（2）。

168. 脾胃气阴两虚

脾胃气阴两虚（10），脾胃气液两虚（6），脾胃气阴盖伤（3），脾胃气阴两虚，升降失宜（3），脾胃中土气阴两虚（3）。

169. 热入心包

热入心包（11），热陷心包（3），热邪侵犯心包络（2），邪热侵扰心包（2），热入心包络（1），热入心包（1），热盛侵及心包（1），热邪内陷，逆传心包（1），热薰心包（1），邪热内陷心包（1），心包受邪，热入心包（1）。

170. 肝脾湿热

肝脾湿热（16），肝脾湿热内蕴（4），肝脾湿热上攻（4）。

171. 木乘土

木乘土（24）。

172. 胞宫虚寒

胞宫虚寒（5），子宫虚冷（4），胞宫虚冷（3），阳虚宫寒（3），胞门虚冷（2），胞室虚寒（2），阳虚不能温煦子宫（2），阳虚胞寒（1），子宫虚寒（1）。

173. 肺津亏

肺液受伤（3），肺津被燥药所耗（2），肺津耗伤（2），肺津伤灼（2），肺液久虚（2），肺液伤矣（2），肺液为木火所耗（2），肺液虚也（2），肺液已伤（2），肺津不足（1），肺津亏损（1），肺液被伤（1），肺液受灼（1）。

174. 脾肾阴虚

脾肾阴虚（17），脾肾阴亏（4），脾肾真阴将竭之兆（2）。

175. 脾胃积热

脾胃积热（23）。

176. 心肺阴虚

心肺阴虚（14），心肺阴亏（4），心肺阴亏，阳热上亢（3），心肺之阴亏虚（2）。

177. 心脾气虚

心脾气虚（19），补心脾之气（2），心脾气亏（2）。

178. 肺气上逆

肺气上逆（17），肺气逆（3），肺气逆而不降（2）。

179. 肝脾气滞血瘀

肝脾气血郁（14），肝脾气血多郁（4），肝脾气血皆滞（4）。

180. 肝肾阳虚

此肝肾虚寒也（2），肝肾阳亏（2），肝肾阳气不足（2），肝肾阳衰（2），肝肾阳虚不伸（2），肝肾之阳俱不足（2）。

181. 金水两虚

金水交亏（9），金水两亏（9），金水两伤（4）。

182. 心肺有热

心肺蕴热（8），心肺郁热（6），心肺火炽（2），心肺火盛（2），心肺热重（2），心肺之火上升（2）。

183. 心气阴两虚

心之气阴两虚（6），心气阴两伤（2），心气阴两虚（2），心气心阴俱虚（2），心气心阴两虚（2），心气虚，阴亦虚（2），心脏气阴两虚（2），心之气阴不足（2），心之气阴大伤（2）。

184. 肝虚

肝虚（21）。

185. 肝郁肾虚

肝郁肾虚（21）。

186. 下元阳虚

下元虚寒（14），下元虚冷（7）。

187. 心胃火热

心胃积热（5），心胃有热（3），心胃之热（3），心胃火盛（2），心胃火炎（2），心胃积热之发狂（2），心胃热邪上灼（2），心胃壅热上冲（2）。

188. 脾肾寒湿

脾肾湿寒（20）。

189. 心脾阳虚

心脾阳虚（14），心脾阳气不足（4），心脾阳衰（2）。

190. 燥邪犯肺

秋燥伤肺（4），肺金受燥（2），肺有燥邪（2），秋燥伤金（2），燥气犯肺（2），燥邪伤肺（2），秋燥犯肺（1），秋燥迫肺（1），秋燥烁金（1），秋燥证，燥气壅塞肺气（1），燥气侵肺（1），燥邪袭肺（1）。

191. 中焦痰湿

中焦有湿痰（6），中焦痰湿成极（4），中焦痰湿不化（3），中焦痰湿阻滞（3），中焦湿痰（2），中焦湿痰占据（2）。

192. 脾经有湿

脾经有湿（8），脾经蕴湿（6），脾经湿盛（4），脾经之湿（1）。

193. 下焦阴虚

产后下焦阴亏（6），下焦阴虚（4），下焦真阴大亏（4），产后下焦之阴更损（3），下焦真阴已亏（2）。

194. 肠道有湿

湿滞阻于肠腑（4），湿浊结于肠腑（3），湿浊蕴结肠府（3），肠中湿浊稽留（2），湿滞肠道（2），湿浊蕴结于肠中（2），湿滞互阻肠（1），湿浊留恋肠腑（1）。

195. 大肠津亏

肠汁干涸（3），大肠燥结（3），肠燥（2），肠燥便秘（2），肠燥津枯（2），肠燥便秘，养血润肠（1），肠燥失润（1），肠燥液亏（1），肠燥津亏（1），肠中津液枯槁（1），大肠阴津枯竭（1）。

196. 湿热困肾

湿热困肾（18）。

197. 胃有瘀血

胃络瘀阻（4），胃有瘀血（2），血瘀胃中（2），瘀结於胃，降化失常（2），瘀血留滞于胃（2），胃络瘀阻血行不畅（1），血瘀上干胃络（1），血瘀于胃（1），瘀血凝滞胃中（1），瘀血相互纠结于胃（1），瘀血阻滞胃中（1）。

198. 心肺两虚

心肺两虚（18）。

199. 脾胃寒湿

脾胃寒湿（6），脾胃受寒湿侵凌（4），脾胃为湿寒所困（4），脾胃寒湿过盛（2），脾胃属土，湿郁久则生寒（1）。

200. 脾胃阴虚

脾胃阴虚（10），脾胃阴虚，肝木相乘（3），脾胃阴虚之证（2），脾胃阴液亏损（1），胃脾阴虚（1）。

201. 痰浊中阻

痰浊中阻（17）。

202. 心脾阴虚

心脾阴虚（9），心脾阴亏（6），心脾阴伤（2）。

203. 肺胃有痰

肺胃痰浊不清（3），肺胃痰浊留恋不化（3），肺胃痰浊尚炽（3），肺胃有痰（3），肺胃有痰浊阻室（3），肺胃痰实，痰涎之内蔽者方深（1）。

204. 肝胃湿热

肝胃湿热（16）。

205. 木侮金

木反乘金（4），木反侮金（4），木邪乘金（2），木反凌金（1），木反辱金（1），木反刑金（1），木行乘金（1），木旺克金（1），木旺上乘肺金（1）。

206. 热邪犯肺

邪热蕴肺（4），邪热恋肺（3），邪热犯肺（2），邪热结于肺部（2），邪热壅于肺（2），邪热灼肺（2），邪热壅肺（1）。

207. 心肝阴虚

心肝阴虚（4），心肝虚火上炎（3），心肝虚热（3），心肝阴亏，浮阳上亢（3），心肝阴亏，阳亢化火（3）。

208. 心脾气血两虚

心脾气血两虚（8），心脾气血不足（3），心脾气血俱虚（2），心脾气血两亏（2），心脾气血素虚（1）。

209. 心虚

心虚（13），补心安神（2），补心必补血（1）。

210. 中焦有痰

中焦有痰（10），中焦有痰积（4），中焦痰盛（2）。

211. 中阳不振

中阳不振（16）。

212. 肺肾气虚

肺肾气虚（6），肺肾气虚为本（3），肺肾气弱（2），肺肾气虚不纳（2），肺气亏而肾气虚（1），肺肾之气日伤（1）。

213. 肝胆气逆

肝胆气逆（12），肝胆之气上逆（3）。

214. 肝胆痰热

肝胆痰热内蕴（12），肝胆痰热已深（3）。

215. 脑热

脑热也（4），脑热（2），脑热暗泄（2），脑热鼻渊（2），脑热内蕴（2），脑热则流秽涕（2），脑热有清窍以泄（1）。

216. 热扰心神

热扰心神（15）。

217. 胃肠津亏

胃肠津亏（4），肠胃津液一齐剥蚀（4），肠胃津液干枯（3），胃肠燥热（2），肠胃枯燥（2）。

218. 中焦气滞

中焦气滞（8），气滞中焦（4），中焦气阻（3）。

219. 中土虚

中土受伤（3），中土大亏（2），中土素虚（2），中土大虚，不能制水（1），中土亏损（1），中土衰微（1），中土虚弱（1），中土虚衰（1），中土虚衰，调脾（1），中土已败（1），中土已亏（1）。

220. 胞宫有寒

胞脉寒凝（3），胞宫寒冷（2），胞宫积寒（2），证属寒凝胞宫（1），证属寒入胞宫（1），子宫寒冷（1），子宫寒凉（1），胞宫清冷（1），胞宫有寒（1），胞中有寒（1）。

221. 大肠有湿

大肠湿滞（4），肠道湿邪留滞传导失司（2），湿邪恋于大肠（2），湿注大肠（2），湿浊恋于大肠（2），湿浊下注大肠（2）。

222. 肝肺气滞

肝肺气郁（12），肺肝两郁（2）。

223. 寒痰阻肺

寒痰壅肺，气失肃降（3），寒痰闭肺（2），寒痰伏肺（2），寒痰恋肺（2），寒痰留伏于肺（2），寒痰壅肺（2），寒痰闭肺窍（1）。

224. 寒邪犯胃

寒气入胃（3），寒邪犯胃（3），寒客于胃（2），寒凉阻胃（2），寒凉损胃（1），寒气客于胃（1），寒邪伤胃（1），寒邪客居胃腑（1）。

225. 胃肠气滞

肠胃气滞（9），肠胃气窒（1），肠胃气阻（1），胃肠气机阻滞（1），胃肠气壅（1），胃肠气滞（1）。

226. 胃气滞

胃气壅滞（14）。

227. 肝胃虚寒

肝胃虚寒（13）。

228. 寒凝肝脉

寒滞肝脉（10），寒凝肝脉（2），寒气袭入于肝（1）。

229. 痰饮阻肺

痰饮阻肺（9），肺宿痰饮（2），肺有痰饮（2）。

230. 胃肠虚弱

肠胃虚弱（13）。

231. 胃肠阳虚

肠胃虚寒（11），胃肠虚寒（2）。

232. 元阳虚

元阳气虚（2），元阳虚损（2），元阳不足（1），元阳亏损（1），元阳内虚（1），元阳失散真火飞越（1），元阳衰惫（1），元阳衰微（1），元阳素亏（1），元阳虚惫（1），元阳虚馁（1）。

233. 胆胃湿热

胆胃湿热（8），胆胃湿热尚甚（4）。

234. 肺胃火毒

肺胃热毒（5），肺胃毒火（3），肺胃火毒（2），肺胃热毒蕴盛（2）。

235. 肝肾气血两虚

肝肾气血不足（3），肝肾气血俱亏（3），肝肾气血亏耗（3），肝肾气血亏虚（3）。

236. 脾热

脾热（6），脾热上炽（2），脾热熏蒸（2），脾热则口甘（2）。

237. 胃脘气滞

胃气郁滞（8），胃气滞（2），胃气郁闭（1），胃脘气滞（1）。

238. 下焦寒湿

下焦寒湿（3），下焦寒湿流经（3），下焦寒湿郁结（3），下焦湿寒（3）。

239. 肝肺阴虚

肝肺液亏（6），肝肺阴虚而火旺（3），肝肺阴虚（2）。

240. 肝经气滞血瘀

肝经气血郁而不畅（4），肝经气血两郁（2），肝经气血郁滞（2），肝经气滞血阻（2），肝经气滞血瘀（1）。

241. 肝肾气虚

肝肾气虚（8），肝肾气衰（2），肝肾气馁（1）。

242. 膀胱有湿

膀胱湿浊（2），膀胱湿浊自当从郁阻（2），膀胱之湿（2），湿注膀胱（2），湿浊下注膀胱（2），膀胱湿浊不化（1）。

243. 心气血两虚

心经气血不足（2），心气亏损血虚（2），心气弱兼心血虚（2），心气心血不足（2），心脏气血不足（2），补血养心益气安神（1）。

244. 心热移于小肠

心热移于小肠（11）。

245. 肺胃气阴两虚

肺胃气液皆虚（4），肺胃之气阴日耗（4），肺胃之津气两虚（2）。

246. 肝气犯肺

肝气上逆于肺，升于巅顶，窜及经络（2），肝气犯肺（1），肝气横逆，上犯于肺（1），肝气上乘于肺，肺气不降（1），肝气上逆于肺（1），肝气升扰，过胁犯肺（1），肝旺射肺（1），肝郁乘肺（1），肝脏失调侮肺（1）。

247. 水湿困脾

水湿困脾（5），水湿侵脾（3），水湿伤脾（2）。

248. 小肠湿热

湿热郁于胸膈，阻其升降之气（4），湿热伤及小肠之络（3），湿热下移于小肠（1），湿热住于小肠（1），湿热郁于小肠（1）。

249. 真气虚

真气大亏（1），真气渐衰（1），真气亏极矣（1），真气亏损（1），真气内损（1），真气上脱（1），真气衰惫（1），真气衰弱形气不足（1），真气虚（1），真气有亏（1）。

250. 真元虚

真元就衰（1），真元亏损（1），真元亏损虚火上升（1），真元内亏（1），真元衰竭（1），真元衰弱（1），真元素虚（1），真元已亏（1），真元已伤（1），真元之损（1）。

251. 胞宫湿热

湿热下注胞宫（5），湿热内蕴于胞宫（3），湿热客于胞宫（1）。

252. 肺胃有热

热邪迫于肺胃（3），火扰于肺胃（2），积热内蕴肺胃（2），热结肺胃（2）。

253. 肝肺气逆

肝肺气逆（6），肝肺气逆，血随气升（3）。

254. 肝肺有热

此肺肝蕴热（3），火郁肺肝（3）。

255. 肝脾血虚

肝脾血虚（9）。

256. 肝脾阳虚

肝脾阳虚阴盛（9）。

257. 肝脾有热

肝脾结热（6），肝脾热重（3）。

258. 肝肾阴阳两虚

肝肾阴阳亏虚（6），肝肾阴阳亏损（3）。

259. 脾气滞

脾气郁结（4），脾气郁滞（2），脾土气滞（2），脾气不舒（1）。

260. 痰蒙清窍

痰蒙清窍（7），痰蒙清窍（2）。

261. 胆热犯胃

胆热乘胃（3），胆热乘于胃（3），胆热犯胃（2）。

262. 肺肾阳虚

肺肾阳虚（4），肺肾虚寒也（2），肺肾阳气衰弱（2）。

263. 肺胃阳虚

肺胃阳虚，饮居为咳（4），肺胃阳虚饮聚（4）。

264. 肝经气滞

肝经气滞（4），肝经气郁（3），肝经气机郁滞（1）。

265. 肝肾虚寒

肝肾虚寒（8）。

266. 胃肠水停

水停肠胃（6），水饮潴留胃肠之故（2）。

267. 胃肠有寒

肠胃寒积（4），肠胃寒滞（4）。

268. 中焦有湿

中焦湿郁（2），中焦湿浊内蕴（2），中焦湿浊未化（2），中焦湿阻（2）。

269. 肝肾湿热

肝肾湿热（4），肝肾湿热下注相搏滞留肌肤（3）。

270. 肝肾血虚

肝肾血虚（5），肝肾血液内亏（2）。

271. 上焦风热

风热蕴伏上焦，清肃失司（4），风热蕴遏上焦（3）。

272. 肾精气两虚

肾气肾精亏虚（2），肾脏精气两亏（2），肾脏精气两损（2），肾脏精气内夺（1）。

273. 水停于胃

水饮停留胃腑（3），水停于胃（2），水蓄在胃（2）。

274. 心肾气虚

心肾气虚（3），此心肾气虚（2），心肾之气不足（2）。

275. 胞宫寒湿

寒湿之邪袭于胞宫（2），寒湿注于胞宫（2），寒湿阻胞（2）。

276. 肠道有热

肠腑炽热所致（2），肠热便秘（2），肠腑热结（1），肠有滞热（1）。

277. 胆气郁结

胆气郁滞（4），胆气郁结（1），胆气阻塞（1）。

278. 肺脾气阴两虚

肺脾津气两伤（3），脾肺气阴两虚（3）。

279. 肺胃气虚

肺胃气弱（2），肺胃气虚（2），肺胃之气重绝（2）。

280. 肝肺津亏

肝肺之液已枯（3），肝肺之液已虚（3）。

281. 肝火扰心

肝热扰神（3），肝火上攻干扰心神（2），肝热扰心（1）。

282. 肝脾血瘀

肝脾血瘀（6）。

283. 肝气虚

肝气虚（3），肝气虚弱不能条达，郁于胁下作疼（2），肝气虚损（1）。

284. 膀胱寒湿

膀胱寒湿（3），膀胱寒湿凝滞（3）。

285. 脾经积热

脾经积热（2），脾经积热上炽（2），脾经蕴热（2）。

286. 脾经痰湿

脾经湿痰（3），脾经痰湿（3）。

287. 脾肾阴阳两虚

脾肾两脏之阴阳俱虚（3），脾肾阴阳两虚（3）。

288. 脾胃受寒

脾胃受寒作吐，治宜温中降逆（4），脾胃受寒（2）。

289. 上焦气虚

上焦气虚（6）。

290. 心肺气虚

心肺气虚（6）。

291. 心肝阳虚

心肝阳气不足（4），心肝虚寒（2）。

292. 心阴阳两虚

补益心阴心阳（2），心阴心阳两亏（2），心脏阴阳两伤（2）。

293. 中焦风热

风热在中焦（6）。

294. 中焦寒湿

中焦寒湿（3），寒湿阻遏中焦（3）。

295. 胆胃火热

胆胃有热（3），胆胃火热上逆（2）。

296. 肺经痰热

肺经痰火症（3），肺经痰热入络（2）。

297. 肺胃气津两虚

肺胃津气既虚（3），肺胃津气两伤（2）。

298. 痰饮阻胃

痰饮阻胃（5）。

299. 胞宫气滞血瘀

气滞血瘀内挺于胞宫（2），气滞血瘀于胞宫（2）。

300. 胆气上逆

胆气上逆（4）。

301. 胆气虚

胆气亏虚（1），胆气匮乏（1），胆气虚（1），胆气虚怯（1）。

302. 胆虚

胆虚中正无权（2），胆虚（1），胆虚神怯（1）。

303. 胆有湿热

湿热蕴结胆经，凝结成石（4）。

304. 肺经气虚

肺经气虚（4）。

305. 肺经有痰

肺经有痰（2），肺经有浊痰（2）。

306. 肺胃气逆

胃肺气逆（2），胃气转而上逆并迫肺气上逆（2）。

307. 肺胃痰湿

肺胃湿痰（4）。

308. 风燥犯肺

风燥易伤肺（2），风燥之邪伤肺（2）。

309. 肝肺毒火

肝肺毒火（4）。

310. 肝肺两虚

肝肺皆虚（2），肝肺两损（2）。

311. 肝经虚寒

肝经虚寒（2），肝经虚冷（2）。

312. 肝经血虚

肝经血虚（3），肝经血虚失养（1）。

313. 肝脾气虚

此肝脾之气虚也（2），肝脾气虚（2）。

314. 肝肾火毒

肝肾火毒内炽（4）。

315. 肝胃阴虚

肝胃阴虚（2），肝胃之阴暗耗（2）。

316. 肝有瘀血

瘀血郁肝（2），肝络血瘀（2）。

317. 脾胃痰湿

脾胃湿痰（4）。

318. 湿邪阻肺

湿邪内侵入肺（2），湿邪侵肺（2）。

319. 痰湿困脾

痰湿困脾（4）。

320. 胃肠寒湿

寒湿阻于胃肠（4）。

321. 胃肠火毒

毒火蕴结在肠胃（4）。

322. 胃肠血瘀

肠胃瘀滞之血（4）。

323. 心肝两虚

久而致心，肝两虚（4）。

324. 心肝气阴两虚

心肝气阴两亏（4）。

325. 心脾气阴两虚

心脾气阴两虚（2），心脾之气阴两乏（2）。

326. 心胃气阴两虚

心胃气阴两虚（4）。

327. 中焦痰饮

中焦痰饮（4）。

328. 中焦有热

中焦蕴热（3），热蕴中焦（1）。

329. 胞宫有热

热郁胞宫（2），热入胞宫（1）。

330. 大肠痰湿

痰湿下迫大肠（3）。

331. 大肠虚寒

大肠虚寒（3）。

332. 肺经湿热

肺经湿热内蕴（3）。

333. 肺脾有热

脾肺蕴热（3）。

334. 肺胃有湿

肺胃湿郁（3）。

335. 肝胆有湿

湿阻肝胆（3）。

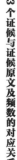

336. 肝火乘脾

肝火犯脾（2），肝火遂乘于脾（1）。

337. 肝经毒热

肝经毒热（3）。

338. 肝脾气逆

肝脾气逆（3）。

339. 肝脾气陷

肝脾气陷（3）。

340. 肝脾气血两虚

肝脾气血均虚（3）。

341. 寒客下焦

寒邪滞于下焦（2），寒邪中于下焦（1）。

342. 膀胱蓄水

水蓄膀胱（3）。

343. 膀胱阳虚

膀胱虚寒，下亢不固（1），膀胱虚冷（1），膀胱阳虚而冷淋（1）。

344. 脾胃水湿

水湿蕴于脾胃（3）。

345. 胃肠痰湿

肠胃湿痰壅滞（3）。

346. 下元阴虚

下元阴虚（3）。

347. 心肺气阴两虚

心肺气阴不足（3）。

348. 心肾气阴两虚

心肾气阴两虚（3）。

349. 中焦水湿

水湿留滞中焦（3）。

350. 中焦水饮

水饮停滞中焦（3）。

351. 胞宫痰湿

痰湿下注胞宫（1），痰湿相阻胞宫（1）。

352. 胞宫血虚

子宫血虚（2）。

353. 胞宫有湿

湿浊下陷胞宫（2）。

354. 肠道阴虚

肠腑枯燥，阴伤（2）。

355. 大肠气滞

大肠气滞（2）。

356. 胆气犯胃

胆气犯胃（2）。

357. 肺经受风

肺经受风（2）。

358. 肺脾阴虚

肺脾阴虚（2）。

359. 肺胃风寒

风寒入肺胃（2）。

360. 肺有毒热

毒热内攻于肺（1），毒热壅阻于肺（1）。

361. 肝胆两虚

肝胆有虚（2）。

362. 肝经气逆

肝经气逆（2）。

363. 肝脾阴虚

肝脾两阴俱损（2）。

364. 寒客上焦

寒郁上焦（2）。

365. 寒客中焦

寒邪阻遏中焦（2）。

366. 膀胱有寒

寒阻膀胱（2）。

367. 肾气阴两虚

肾气阴亏损（2）。

368. 胃阴阳两虚

胃中阴阳俱损（2）。

369. 胃有湿邪

湿浊积于胃中（2）。

370. 下元精虚

下元精亏（2）。

371. 心肺阳虚

心肺阳虚（2）。

372. 心火犯肺

此心火甚而乘肺（2）。

373. 中焦阴虚

中焦阴虚（2）。

374. 肠道气滞

肠腑气滞（1）。

375. 胆胃气滞

胆胃气滞（1）。

376. 肺经受寒

肺经受寒（1）。

377. 肝胆寒湿

肝胆寒湿（1）。

378. 脾经阳虚

脾经阳虚（1）。

379. 胃气滞血瘀

气滞血瘀于胃（1）。

380. 下焦有热

热在下焦（1）。

381. 心胆气虚

心胆气虚（1）。

382. 中焦气虚

中焦气弱（1）。

383. 中焦虚弱

中焦虚弱（1）。